栄養・食品機能と
トランスポーター

日本栄養・食糧学会
監修

竹谷　豊・薩　秀夫・伊藤美紀子・武田　英二
責任編集

建帛社
KENPAKUSHA

Transporters for the Function of Foods and Nutrients

Supervised by
JAPANESE SOCIETY OF
NUTRITION AND FOOD SCIENCE

Edited by
Yutaka Taketani
Hideo Satsu
Mikiko Ito
Eiji Takeda

©Yutaka Taketani et al. 2011, Printed in Japan

Published by
KENPAKUSHA Co., Ltd.
2-15 Sengoku 4-chome, Bunkyoku, Tokyo 112-0012, Japan

序　文

　言うまでもなく，栄養素や食品成分が生体内で作用するためには，消化管において吸収されなければならず，さらには各臓器・細胞へ運ばれ細胞内に取り込まれる必要がある。多くの栄養素や食品成分が外界から細胞内へ輸送されるためには，細胞膜を通過しなければならず，脂溶性の高い成分を除き，多くの成分が細胞膜を通過するために特定のトランスポーターと呼ばれる細胞膜タンパク質を必要とする。したがって，栄養素や食品成分の生体内の作用を理解する上で，輸送を担うトランスポーターの分子実体ならびに生理機能を理解することは生命科学の最も基本的な課題のひとつである。トランスポーターについては，古くより生理学的な手法によりその存在や輸送様式が明らかにされてきたが，分子実体の解明は1980年代末からの分子生物学的手法の発展によるところが大きい。また，2003年のヒト全ゲノム配列解明以降は，遺伝学的な解析手法による新たなトランスポーターの同定も進んでいる。さらには，トランスポーター機能複合体としてのトランスポートソームという新たな概念も生まれ，平成17～21年度までの5年間，「生体膜トランスポートソームの分子構築と生理機能」が科研費の特定領域研究として大阪大学の金井好克教授を中心に展開され，多くの成果が上げられた。一方，社会において生活習慣病の克服が喫緊の課題となるなか，栄養素や食品成分のトランスポーターと生活習慣病との関係についての研究がクローズアップされるようになってきた。

　このような背景のもと，平成22年〈2010年〉5月に開催された第64回日本栄養・食糧学会大会（徳島市）では，シンポジウム「トランスポーター研究から生活習慣病克服を目指す」が企画され，生活習慣病の病態の理解やその克服を目指した機能性食品の開発などの取り組みについてトランスポーター研究の視点から議論する場が設けられた。トランスポーターという視点で企画されたシンポジウムは，日本栄養・食糧学会大会ではこれまでほとんどなく，当日

は，多くの栄養学・食品学の研究者が来場し，熱心な討論がなされた。本書は，これらのシンポジウムの内容を踏まえ，初学者にもわかりやすいように，主要な栄養素・食品成分のトランスポーターについて編纂されたものである。栄養学・食品学，医学，農学，薬学などの関連領域の専門家だけでなく，学部学生，大学院生，管理栄養士・栄養士，医師，薬剤師，食品・製薬企業研究者の卒前・卒後教育や日常業務にも役立つものと自負している。

本書の趣旨に賛同いただき，ご多忙の所，ご執筆いただきました著者各位に感謝いたしますとともに，出版物として本書を刊行することにご尽力いただきました建帛社の筑紫恒男氏に深甚の謝意を表します。

2011年3月

責任編集者　竹谷　豊
　　　　　　薩　秀夫
　　　　　　伊藤美紀子
　　　　　　武田　英二

目　次

序章　栄養素トランスポーター：その研究の進展と今後の課題
〔金井　好克〕

1．はじめに ……………………………………………………………………… 1
2．トランスポーターの種類と構造 …………………………………………… 1
　(1) トランスポーターの分類と機能　1
　(2) トランスポーターの分子同定　4
　(3) トランスポーターの結晶構造　5
3．トランスポーターの分子クローニングがもたらしたインパクト ……… 7
　(1) 栄養素の吸収と体内動態の分子機構の解析　7
　(2) 疾患との関連づけ　11
　(3) トランスポーターを標的とした栄養動態制御の創薬　11
4．分子クローニングでは解けなかった問題―今後の課題 ………………… 13
5．おわりに ……………………………………………………………………… 16

第1章　グルコーストランスポーター
〔保坂　利男〕

1．はじめに ……………………………………………………………………… 19
2．GLUT ………………………………………………………………………… 20
　(1) 概説　20
　(2) GLUT1　21
　(3) GLUT2　22
　(4) GLUT3　22
　(5) GLUT4　23
　(6) GLUT4トランスロケーションのシグナル伝達機構　24
　(7) GLUT5　26
　(8) その他のGLUT（GLUT6-12, HMIT, GLUT14）　26
3．SGLT ………………………………………………………………………… 29
　(1) 概説　29
　(2) SGLT1　30
　(3) SGLT2　31

(4) SGLT3—SGLT6, SMIT　31
　　(5) SGLT阻害薬　31
　4．おわりに ……………………………………………………………… 32

第2章　アミノ酸のトランスポーター　〔永森　收志〕

1．はじめに ……………………………………………………………… 39
2．アミノ酸トランスポーターの輸送機構 …………………………… 41
3．生体内におけるアミノ酸トランスポーターの分布
　　―細胞膜型と細胞小器官型トランスポーター― ……………… 44
4．がん細胞のアミノ酸トランスポーター …………………………… 48
5．アミノ酸シグナルとmTOR（manmalian target of rapamycin）……… 50
6．D-アミノ酸のトランスポーター …………………………………… 50
7．アミノ酸トランスポーターと補助因子 …………………………… 51
8．アミノ酸トランスポーターと疾患 ………………………………… 52
9．結晶構造 ……………………………………………………………… 55

第3章　ペプチドトランスポーターの機能と生理作用　〔宮本　賢一〕

1．はじめに ……………………………………………………………… 63
2．ペプチドトランスポーターファミリー …………………………… 64
　　(1) PEPT1　65
　　(2) PEPT2　66
　　(3) PHT1, PHT2　66
3．ペプチドトランスポーターの基質認識性 ………………………… 67
4．ペプチドトランスポーターの生理学的意義 ……………………… 68
　　(1) ペプチド体とアミノ酸の吸収機構の違い　68
　　(2) ペプチド輸送担体欠損マウスの特徴　70
　　(3) 薬物輸送とペプチトランスポーター　70
　　(4) 各種疾患とペプチトランスポーター　71
5．ペプチドトランスポーターの発現調節機構 ……………………… 73
　　(1) 食事中タンパク質　73
　　(2) 絶食　74
　　(3) レプチン　74
　　(4) 甲状腺ホルモン　75

(5) インスリン　75
　(6) 酪酸　75
　(7) 日内変動　75
　(8) 線虫におけるPEPT1の生理作用　76
6．おわりに ………………………………………………………………… 76

第4章　脂質のトランスポーター　　　　　〔松尾　道憲〕

1．はじめに ………………………………………………………………… 81
2．コレステロールのトランスポーター …………………………………… 81
　(1) 体内のコレステロール代謝　81
　(2) ABCA1　83
　(3) ABCA7　86
　(4) ABCG1　86
　(5) ABCG4　87
　(6) ABCG5/ABCG8　88
　(7) NPC1L1　89
　(8) SR-BIとCD36（Scavenger receptor B cluster determinant 36）　93
3．リン脂質と胆汁酸のトランスポーター ………………………………… 93
4．脂肪酸のトランスポーター ……………………………………………… 94
5．おわりに ………………………………………………………………… 95

第5章　生理活性脂質のトランスポーター　　〔安西　尚彦〕

1．はじめに ………………………………………………………………… 105
2．PGの生合成と分解 ……………………………………………………… 106
3．PGトランスポーター …………………………………………………… 106
　(1) PGT（Prostaglandin transporter）　107
　(2) OATs（Organic anion transporters）　109
　(3) NPT4（Type I Na$^+$-dependent phosphate transporter 4）　111
　(4) MRP4（Multidrug resistance-associated protein 4）　111
　(5) OSTα-OSTβ　112
4．LTの生合成と分解 ……………………………………………………… 113
5．LTトランスポーター …………………………………………………… 114
　(1) MRPs　115

(2) OATPs（Organic anion transporting polypeptides）　115

第6章　核酸のトランスポーター　　〔井上　勝央〕

1. はじめに ……………………………………………………………………… 121
2. ヌクレオシドトランスポーター ……………………………………………… 122
   (1) 促進拡散型ヌクレオシドトランスポーター　122
   (2) Na^+依存性ヌクレオシドトランスポーター　128
3. 核酸塩基トランスポーター …………………………………………………… 131
   (1) 促進拡散型核酸塩基トランスポーター　131
   (2) Na^+依存性核酸塩基トランスポーター　131
4. 心臓血管系における核酸トランスポーターの役割 ………………………… 133
5. 小腸における核酸トランスポーターの役割 ………………………………… 134
6. 腎臓における核酸トランスポーターの役割 ………………………………… 136
7. おわりに ……………………………………………………………………… 137

第7章　尿酸のトランスポーター　　〔松尾　洋孝〕

1. はじめに ……………………………………………………………………… 145
2. ヒトにおける尿酸動態の特徴 ………………………………………………… 146
   (1) 尿酸動態の種差　146
   (2) ヒトの尿酸輸送機構とトランスポーター病　146
3. 尿酸再吸収トランスポーター ………………………………………………… 149
   (1) URAT1/SLC22A12　149
   (2) GLUT9/SLC2A9　150
   (3) 腎性低尿酸血症1型および2型　153
4. 尿酸排泄トランスポーター …………………………………………………… 154
   (1) ABCG2/BCRPと痛風・高尿酸血症　154
   (2) ABCG2以外の尿酸排泄トランスポーター　157
5. 尿酸トランスポーター研究の現状 …………………………………………… 158
   (1) ゲノムワイド解析と尿酸トランスポーター　158
   (2) トランスポーター機能を指標とした臨床遺伝学的解析　160
6. おわりに ……………………………………………………………………… 161

第8章　脂溶性ビタミンのトランスポーター　〔高田　龍平〕

1．はじめに …………………………………………………………… 167
2．ビタミンE ………………………………………………………… 167
　(1) ABCA1　168
　(2) SR-BI　169
　(3) NPC1L1　170
　(4) MDR3/ABCB4　171
3．ビタミンD ………………………………………………………… 171
4．ビタミンA ………………………………………………………… 173
5．ビタミンK ………………………………………………………… 176
6．おわりに …………………………………………………………… 178

第9章　水溶性ビタミンのトランスポーター　〔米澤　淳〕

1．はじめに …………………………………………………………… 183
2．チアミントランスポーター THTR1, 2/SLC19A2, 3 …………… 185
　(1) チアミンについて　185
　(2) チアミントランスポーター THTR の同定　185
　(3) チアミントランスポーター THTR の構造，発現，機能　186
　(4) チアミントランスポーター THTR の生理的役割　186
　(5) チアミントランスポーター THTR の遺伝子多型と病態生理　186
3．リボフラビントランスポーター RFT1-3 ………………………… 187
　(1) リボフラビンについて　187
　(2) リボフラビントランスポーター RFT の同定　188
　(3) リボフラビントランスポーター RFT の構造，発現，機能　189
　(4) リボフラビントランスポーター RFT の生理的役割　190
　(5) リボフラビントランスポーター RFT の遺伝子多型と病態生理　190
4．葉酸トランスポーター RFC1/SLC19A1, PCFT/SLC46A1 …… 190
　(1) 葉酸について　190
　(2) 葉酸トランスポーター RFC, PCFT の同定　191
　(3) 葉酸トランスポーター RFC, PCFT の構造，発現，機能　192
　(4) 葉酸トランスポーター RFC, PCFT の生理的役割　192
　(5) 葉酸トランスポーター RFC, PCFT の遺伝子多型と病態生理　192
5．アスコルビン酸トランスポーター SVCT1, 2/SLC23A1, 2 …… 193

(1)　アスコルビン酸について　193
　(2)　アスコルビン酸トランスポーター SVCT の同定　193
　(3)　アスコルビン酸トランスポーター SVCT の構造, 発現, 機能　193
　(4)　アスコルビン酸トランスポーター SVCT の生理的役割　194
　(5)　アスコルビン酸トランスポーター SVCT の遺伝子多型と病態生理　195
6．おわりに　195

第10章　カルシウム・リンのトランスポーター　〔伊藤　美紀子〕

1．はじめに　199
2．Ca トランスポーター　200
　(1)　Ca と栄養　200
　(2)　Ca 代謝調節機構　200
　(3)　Ca トランスポーターの種類と機能　202
　(4)　Ca 関連疾患　205
3．リントランスポーター　208
　(1)　リンと栄養　208
　(2)　リン代謝調節機構　209
　(3)　リントランスポーターの種類と機能　211
　(4)　リン代謝の破綻と生活習慣病とのかかわり　215
4．おわりに　217

第11章　ミネラル・微量元素のトランスポーター　〔竹谷　豊〕

1．はじめに　225
2．マグネシウムのトランスポーター　226
　(1)　マグネシウムの役割と吸収・代謝　226
　(2)　TRPM6 および TRPM7　226
　(3)　MgtE-like マグネシウムトランスポーター　227
　(4)　Claudin-16/paracellin-1　228
3．鉄のトランスポーター　228
　(1)　鉄の吸収・代謝　228
　(2)　DMT1 および Nramp2　229
　(3)　HCP-1　231
　(4)　HRG-1　231

(5) ferroportin（FPN1/MTP-1/IREG1）　232
　4．銅のトランスポーター……………………………………………………　233
　　(1) 銅の吸収・代謝　233
　　(2) CTR1およびCTR2　233
　　(3) ATP7AおよびATP7B　235
　5．亜鉛のトランスポーター…………………………………………………　236
　　(1) 亜鉛の吸収・代謝　236
　　(2) ZnTファミリー　237
　　(3) ZIPファミリー　239
　6．おわりに……………………………………………………………………　240

第12章　機能性食品成分とトランスポーター　〔薩　秀夫〕

　1．はじめに……………………………………………………………………　247
　2．フラボノイドについて……………………………………………………　248
　3．腸管上皮細胞におけるフラボノイドの吸収・動態………………………　249
　4．フラボノイドとSLCトランスポーターの相互作用……………………　251
　　(1) グルコーストランスポーター　251
　　(2) モノカルボン酸トランスポーター　252
　　(3) 有機アニオントランスポーターおよび
　　　　有機アニオントランスポーターペプチド　256
　5．フラボノイドとABCトランスポーターの相互作用……………………　256
　　(1) MDR1　257
　　(2) MRP2　258
　　(3) BCRP　259
　6．フラボノイドと相互作用するその他のトランスポーター………………　260
　　(1) Bilitranslocase　260
　7．おわりに……………………………………………………………………　260

第13章　食品生産におけるトランスポーター　〔藤原　徹〕

　1．元素循環と食品……………………………………………………………　265
　　(1) 栄養と生物　265
　　(2) 栄養摂取と元素循環　265
　2．植物の必須元素と動物の必須元素, 有害元素……………………………　267

(1) 植物の必須元素　267
　(2) 動物の必須元素と植物の必須元素　267
　(3) 植物によるミネラルの蓄積と食品　269
　(4) 植物による有害金属の吸収　269
3. 植物による必須元素の吸収と地上部への輸送 …………………………… 270
　(1) 植物による必須元素の吸収とトランスポーター　270
　(2) 栄養条件に応じた栄養輸送能力の調節とトランスポーター　270
　(3) 植物のエネルギー依存的な栄養吸収　271
　(4) 細胞を横切る栄養輸送の仕組み　272
　(5) 導管を通じた栄養の輸送　272
　(6) 光合成産物の輸送と篩管　273
4. 無機元素トランスポーターの研究例—ホウ素を例に …………………… 274
　(1) ホウ素の生理機能と分布　274
　(2) 植物によるホウ酸吸収と再転流の特徴　275
　(3) ホウ素トランスポーターの同定　275
　(4) ホウ素トランスポーターの応答と制御　277
5. トランスポーターを利用した植物の生育改善やミネラル蓄積の改善　279
　(1) ホウ素トランスポーターを利用した植物生産の向上　279
　(2) 鉄と亜鉛の含量を増やす試み　280
　(3) 有害元素を減少させる試み　281

付表1　ABCトランスポーターファミリー ……………………………………… 286
付表2　SLCトランスポーターファミリー ……………………………………… 286

索　　引 ………………………………………………………………………………… 288

序章　栄養素トランスポーター：その研究の進展と今後の課題

金井　好克[*]

1. はじめに

　トランスポーターは，低分子化合物の細胞膜透過を可能にする膜タンパク質であり，細胞膜脂質二重層の疎水的環境を通過できない糖，アミノ酸，ビタミン，ミネラル等の親水性の栄養素の細胞膜透過（トランスポーターの研究領域では，これを「膜輸送」あるいは単に「輸送」という）において重要な役割を果たす。また，最近では，長鎖脂肪酸やコレステロール等の脂質もトランスポーターによって輸送されることが明らかになり，トランスポーターは，栄養素全般の吸収と体内動態において必須の因子として位置づけられている（図序-1）。本章では，本書の序章として，トランスポーター全般についての基本的概念の解説を含めて今までの栄養素トランスポーターの研究を振り返り，この分野が今後目指すべき方向性について思い描いてみたい。

2. トランスポーターの種類と構造

（1）トランスポーターの分類と機能

　トランスポーターは多数回膜貫通構造を持つ膜タンパク質であり，栄養素の膜輸送に携わるトランスポーターは，ABC（ATP-binding cassette）トランスポーターとSLC（solute carrier）トランスポーターに分類される（図序-2）。

---

[*]　大阪大学大学院医学系研究科

2　序章　栄養素トランスポーター：その研究の進展と今後の課題

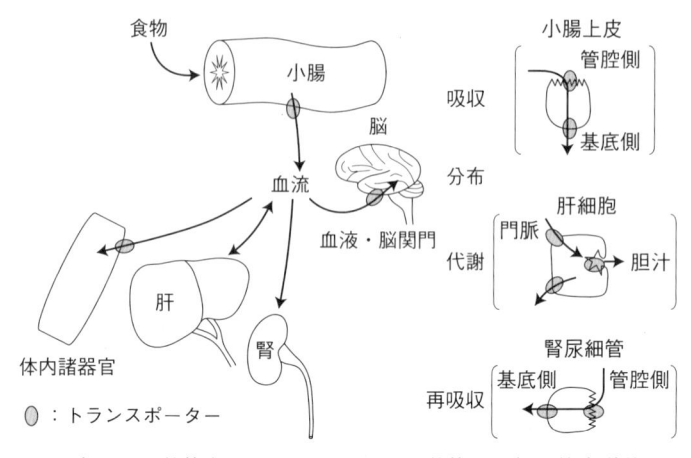

図序－1　栄養素トランスポーターと栄養の吸収，体内動態

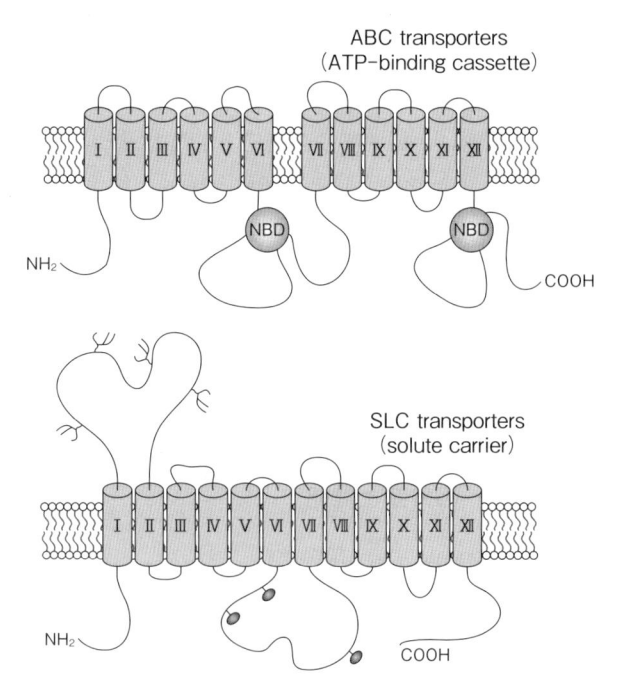

図序－2　ABC トランスポーターと SLC トランスポーター
ABC トランスポーターは，ATP 結合部位（図中の NBD）を持つ。
SLC トランスポーターは，ATP 加水分解活性を持たない。

ABCトランスポーターは，ATP結合部位を持ち，ATPを加水分解して能動輸送を行うものであり，複数のコレステロールのトランスポーターを含む。SLCトランスポーターは，ABCトランスポーターとイオンポンプを除いたトランスポーターの総称であり，ATP結合部位を持たず，ATPの加水分解活性は無い。SLCトランスポーターには，多くのファミリーが属し，現時点は51のファミリー，378のトランスポーターが登録されている[1]。個々のファミリーや個々のトランスポーターについての詳細な情報は，HUGO Gene Nomenclature Committee の SLC Table（http://www.bioparadigms.org/slc/menu.asp）で得ることができる（巻末付表参照）。

　SLCトランスポーターは，単一の基質を輸送するもの（uniporter），複数の基質を共輸送するもの（symporter あるいは co-transporter），または複数の基質を対向輸送（交換輸送）するもの（antiporter あるいは exchanger）からなる[1,2]（図序-3）。uniporter は，基質の細胞内外の電気化学ポテンシャルの勾配（グルコースのような電荷の無い基質では濃度勾配）によって駆動される（受動輸送）。co-transporter は，Na^+ や H^+ と有機基質の共輸送を行うものが多く，Na^+ や H^+ の細胞膜を介する電気化学ポテンシャルの勾配を利用して有機基質の上り坂輸送（電気化学ポテンシャルの勾配に逆らった輸送）を行い，有機基質を細胞内に濃縮することができる[2]。これは，濃度勾配に逆らって，栄養素を細胞内に取り込む際に有用である。co-transporter は，ABCトランスポーターとは異なり直接ATP加水分解は行わないが，細胞膜を介した Na^+ や H^+ の電気化学ポテンシャルの勾配として蓄えられた自由エネルギーを消費して有機基質の上り坂輸送を行うものであり，これも能動輸送である[2]。Na^+ の勾配は Na^+/K^+-ATPase がATPを加水分解して形成し，H^+ の勾配は，一般に，この Na^+ の勾配を用いて Na^+/H^+ exchanger が形成するため（図序-3），Na^+ との共役による有機基質の能動輸送は二次性能動輸送，H^+ との共役による有機基質の能動輸送は三次性能動輸送と呼ばれる[1,2]。栄養素の体内動態においては，小腸上皮と腎尿細管上皮の管腔側膜に二次性，三次性能動輸送を行うトランスポーターがあり，ここにおいて栄養素が能動的に体内に取り

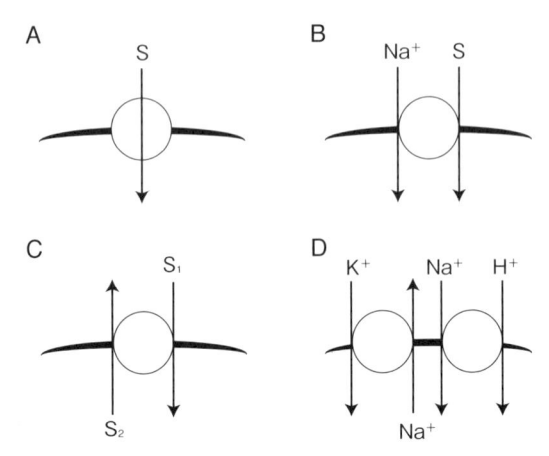

図序－3 輸送モードによるトランスポーターの分類
A：uniporter，B：symporter/co-transporter．ここでは，Na^+ 共役トランスポーターを示した。C：antiporter/exchanger．S は，基質。D：Na^+/K^+-ATPase と Na^+/H^+ exchanger．細胞膜を介する Na^+ の勾配は，Na^+/K^+-ATPase が形成する。さらにその Na^+ の勾配を使用して Na^+/H^+ exchanger が H^+ の勾配を形成する。

込まれ，それ以降の過程は，多くが受動的に進行して，栄養素が体内に分布し，全身の細胞に供給され利用される。

（2）トランスポーターの分子同定

栄養素を含む有機溶質の膜輸送の研究は，放射能標識した基質の取り込みを指標に速度論的な解析に基づいて行われるが，単離が容易で大量な試料が調整できる赤血球を用いたグルコース取り込みの解析がまずは成果を上げ，ミカエリス-メンテン型のキネティクスに従うグルコースの受動輸送が明らかにされた。これが，赤血球膜（赤血球ゴースト）を用いたタンパク質の精製，哺乳類のトランスポーターの最初の分子クローニングへとつながる研究となる[3]。この1980代半ばに行われた赤血球膜の受動輸送型（促進拡散型）グルコーストランスポーター GLUT1（glucose transporter 1）の分子クローニングにより，トランスポーターが実体を持った膜タンパク質であることが実証された。

これに続き，1987年には，小腸上皮管腔側膜のNa^+/グルコーストランスポーター SGLT1（sodium/glucose co-transporter 1）の分子同定が，機能発現クローニング法により成し遂げられた[4]。SGLT1の機能発現クローニングは，栄養吸収の生理学に大きな寄与をしたのみならず，タンパク質精製や抗体作製を経ずに，アフリカツメガエル卵母細胞に発現する輸送機能を指標にトランスポーターのcDNAをクローニングできることを示したことで，タンパク質の精製が困難な多くの哺乳類のトランスポーターの分子実体解明に大きな希望を与え，1990年代のアミノ酸，脂質，ビタミン，ミネラルのトランスポーターを含むトランスポーターのクローニングラッシュを導くこととなった[1]。SGLT1は，トランスポーター遺伝子異常の解析においても先駆けとなり，いち早く遺伝性疾患であるグルコース/ガラクトース吸収不全症の患者にSGLT1の遺伝子変異が見いだされ，その変異によるタンパク質機能の低下が発現系で確認された[5]。

（3）トランスポーターの結晶構造

膜タンパク質であり多量のタンパク質の精製が容易でないトランスポーターの結晶構造解析は困難を極め，未だに哺乳類のトランスポーターの結晶構造は発表されていない。しかし，細菌のトランスポーターでは結晶構造解析が成功しており，哺乳類のSLCトランスポーターに相当するものに関しては，現在3つの基本構造が明らかになっている。まずは，前述のGLUT1が属するmajor facilitatorと呼ばれるグループの細菌のトランスポーター（ラクトーストランスポーター LacY[6] やグリセロールリン酸トランスポーター GlpT[7]）に代表される構造である。LacYでは，基質が結合した状態で結晶が取れており，基質結合部位の存在が結晶構造上で明示された。それによると基質結合部位は，膜のおよそ中間にあり，膜の片側（解析されたLacYの結晶では内側）のみに開いている[6]。これは，膜輸送の生化学的解析によって得られたalternating access modelと呼ばれるトランスポーターの作動機序に関する仮説と矛盾しないものである（図序-4）[8]。基質結合部位に基質が結合すると，トラン

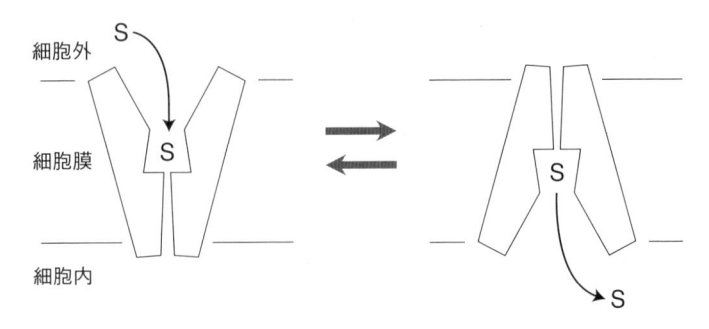

図序-4 トランスポーターの Alternating access model
基質結合部位は，膜のおよそ中間にあり，基質結合部位が膜の外側のみからアクセスできるコンフォメーションと内側のみからアクセスできるコンフォメーションを交互に入れ替えながら，基質の輸送が行われる。

スポータータンパク質のコンフォメーションが変化し，基質結合部位の空間的な位値を変えずに，基質結合部位が膜の反対側に開くようになる。その後，基質が基質結合部位から離れ，膜輸送が完了する。これが alternating access model であり，基質結合部位が膜の外側のみからアクセスできるコンフォメーションと内側のみからアクセスできるコンフォメーションを交互に入れ替えながら，基質の輸送が行われる。major facilitator の結晶構造は，alternating access model がトランスポーターの動作メカニズムを説明し得ることを強く支持した[8]。

トランスポーターの第2の基本構造は，哺乳類の SLC1 ファミリー（High-affinity glutamate and neutral amino acid transporter family）に相当する細菌のグルタミン酸トランスポーター Glt_{Ph}[9]に代表されるものであり，第3の基本構造は，哺乳類の SLC6 ファミリー（Sodium- and chloride-dependent neurotransmitter transporter family）に相当する細菌のロイシントランスポーター $LeuT_{Aa}$[10]に代表されるものであるが，両者ともに，major facilitator とは，三次元構造と基質輸送にともなう予想されるコンフォメーション変化が非常に異なるにもかかわらず，基質結合部位が，膜の外側あるいは内側の一方のみからアクセスできる構造を交互にとることで基質輸送が行われる点では一致

している[9,10]。このことは，alternating access model はトランスポーターの動作原理を普遍的に説明できるものであることを示している。

3. トランスポーターの分子クローニングが もたらしたインパクト

(1) 栄養素の吸収と体内動態の分子機構の解析

　トランスポーターの分子実体の解明により，栄養素の吸収と体内動態の研究に，分子生物学が持ち込まれた。トランスポーターの cDNA クローニングは，タンパク質精製が困難なトランスポーターについても，in vitro の遺伝子発現系を用いた単一分子のトランスポーターの機能解析を可能とした。SGLT1 のような起電性のトランスポーターにおいては，アフリカツメガエルの卵母細胞に発現させ，電位固定法により，詳細な電位依存性キネティクスがわかるようになった[11]。さらに，核酸プローブや抗ペプチド抗体の作製を可能とし，組織分布や細胞内局在を詳細に知ることができるようになった。

　これらの機能解析手法や発現解析手法を用いて，栄養吸収機能については個々のトランスポーターの分子機能と配置，栄養吸収の調節や変動については，個々のトランスポーター分子の機能調節，配置の調節，遺伝子発現調節あるいはそれらの変動といった要素に分けて詳細な解析が可能となった。

　例えば，吸収上皮からのグルコースの吸収については，従来の生理学的な検討により，腎臓の近位尿細管の近位部（糸球体に近い部分）に低親和性で高容量の輸送系，近位尿細管遠位部（糸球体から遠い部分）に高親和性で低容量の輸送系があり，小腸には高親和性の輸送系があるとされていた[12]。また，遺伝性疾患であるグルコース／ガラクトース吸収不全症の患者が腎性糖尿となる（腎尿細管のグルコース再吸収不全のために尿糖が出現する）ことから，腎臓と小腸に共通の高親和性輸送系があること，そして，腎臓にはそれに加えて腎臓特異的な低親和性の輸送系があると考えられていた[12]。はたして，分子クローニングにより，2つの Na^+／グルコーストランスポーター SGLT1[4] と

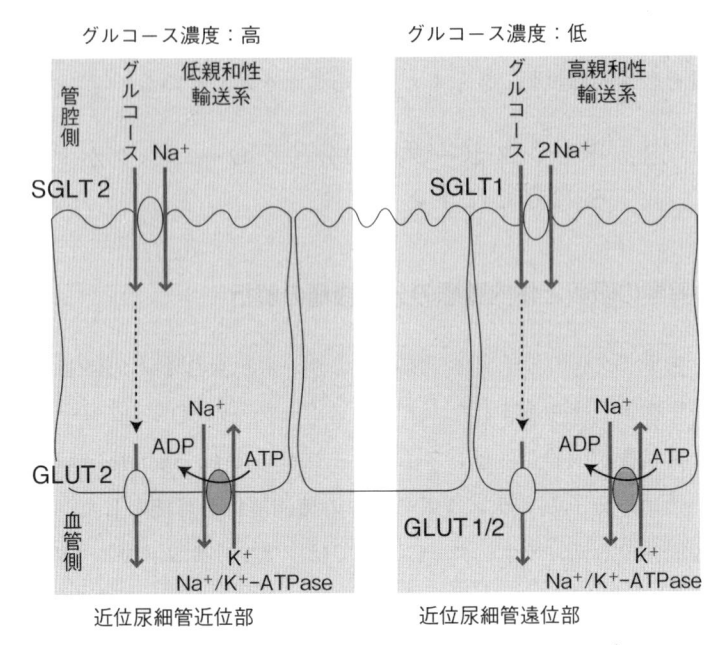

図序−5 腎近位尿細管におけるグルコースの再吸収

腎近位尿細管の近位部には，管腔側に低親和性で1個のNa^+と共役するSGLT2，血管側にはuniporterであるGLUT2がある。腎近位尿細管の遠位部には，管腔側に低親和性で2個のNa^+と共役するSGLT1，血管側にはuniporterであるGLUT1およびGLUT2がある。

SGLT2[13]が同定され，SGLT1が小腸と腎に共通の高親和性のトランスポーター，SGLT2が腎特定的な低親和性のトランスポーターであり，腎では，想定どおり，SGLT2が近位尿細管の近位部に大量に存在し，SGLT1が近位尿細管の遠位部に低レベルで存在していることが，分子プローブを用いた検討により示された[12-14]（図序−5）。さらに，in vitroの発現系での解析により，SGLT1が2個のNa^+と共役するのに対して，SGLT2は1個のNa^+と共役することが明らかになった[13,14]（図序−5）。この共役の化学量論（stoichiometry）の違いは，生体標本を用いた研究からも予想はされていたが，やはりNa^+結合比の異なる2つの分子が存在することを実証し得たのは，分子生物学の威力であった。

この確証のもとに，腎尿細管のグルコース再吸収について，非常に合理的な

議論が展開し得る。1個のNa^+と共役するSGLT2については，基質の輸送に伴う系の自由エネルギーの変化は，$\Delta G = RT \ln ([Glc]_i / [Glc]_o) + [RT \ln ([Na^+]_i / [Na^+]_o) + VF]$（ただし，$[Glc]_i$，$[Glc]_o$，$[Na^+]_i$，$[Na^+]_o$は，それぞれ細胞内グルコース濃度，細胞外グルコース濃度，細胞内Na^+濃度，細胞外Na^+濃度，Tは絶対温度，Rはガス定数，Fはファラデー定数，Vは細胞内外の電位差（膜電位））となるため，平衡状態（$\Delta G = 0$）における細胞内外の濃度比として表現されるトランスポーターの濃縮能力は，$[Glc]_i / [Glc]_o = [Na^+]_o / [Na^+]_i \exp(-VF/RT) = \sim 140$となる（図序-6）。すなわち，SGLT2は，フルに機能すると，細胞外に対して細胞内に約140倍の濃度になるまで，グルコースを濃縮輸送できる。これに対して，2個のNa^+と共役するSGLT1ついては，基質の輸送に伴う自由エネルギーの変化は，$\Delta G = RT \ln ([Glc]_i / [Glc]_o) + 2 [RT \ln ([Na^+]_i / [Na^+]_o) + VF]$となるため，濃縮能力は$[Glc]_i / [Glc]_o = \{[Na^+]_o / [Na^+]_i \exp(-VF/RT)\}^2 = \sim 140^2 = \sim 19{,}600$となる。したがって，SGLT1は，約20,000倍の濃縮能力を持つ非常に強力なトランスポーターとなり，しかも高親和性であるため低濃度でもグルコースを結合し得るため，管腔内のグルコース濃度が低下した近位尿細管遠位部で，わずかに残ったグルコースを完全に吸収し尽くす目的に適している[12]。

図序-6 トランスポーターを介する基質の輸送に伴う自由エネルギーの変化

電荷$\delta 1$を持つ基質Xのm分子と電荷$\delta 2$を持つ基質Yのn分子の共役輸送を行うトランスポーターにおいて，これらの基質が図の細胞外から細胞内へ輸送される際の系の自由エネルギーの変化は，$\Delta G = m[RT \ln([X]_i/[X]_o) + \delta_1 VF] + n[RT \ln([Y]_i/[Y]_o) + \delta_2 VF]$と表される。ただし，$[X]_i$，$[X]_o$，$[Y]_i$，$[Y]_o$は，それぞれ細胞内のXの濃度，細胞外のXの濃度，細胞内のYの濃度，細胞外のYの濃度，Tは絶対温度，Rはガス定数，Fはファラデー定数，Vは細胞内外の電位差（膜電位）。トランスポーターの濃縮能力は，平衡状態（$\Delta G=0$）における細胞内と細胞外の濃度比として表現される。

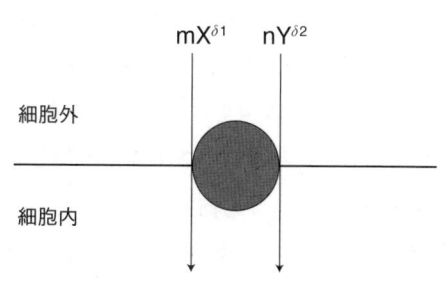

$mX^{\delta 1}$ $nY^{\delta 2}$

細胞外

細胞内

$\Delta G = m[RT \ln([X]_i/[X]_o) + \delta_1 VF] + n[RT \ln([Y]_i/[Y]_o) + \delta_2 VF]$

それでは，1個のNa^+と共役するのみであるため，SGLT1に比して濃縮能力の低いSGLT2の利点は何か。Na^+共役トランスポーターが共役基質の上り坂輸送をすることができるのは，細胞膜を介するNa^+の電気化学ポテンシャルの勾配として蓄えられた自由エネルギーをこのトランスポーターが共役基質の輸送の際に使用するためである。その際，2個のNa^+と共役するSGLT1の方が，1個のNa^+と共役するSGLT2より，1分子のグルコースの輸送の際に多くの自由エネルギーを消費することになる（図序-5）。言い換えると，SGLT1では，1分子のグルコースを取り込むごとに2個のNa^+が細胞内に流入するため，それをNa^+/K^+-ATPaseによってくみ出して恒常性を保つために多くのATPを要するが，SGLT2では，1分子のグルコースとともに流入するNa^+は1個のみであり，それをくみ出すために少量のATP消費で済む。このように，SGLT2は，1分子のグルコースを取り込むために消費する自由エネルギーは少量で済むため，SGLT1に比して，経済的なトランスポーターであるといえる。グルコース濃度の高い近位尿細管の近位部で，濃縮能力は低いがエネルギー消費の少ないSGLT2によっておおまかなグルコースの再吸収を行い，残った少量のグルコースを近位尿細管の遠位部においてエネルギーを多少余分に消費しながらも濃縮性の高いトランスポーターによって完全に回収し尽くす，経済性と完璧性を備えた巧妙な二段階吸収のシステムができあがっている[12]（図序-5）。

　以上のような分子同定後の解析手法が多くの輸送システムに適用され，栄養吸収機構についての分子的理解が深まったが，また，その反面で，些末的な解析に終始し全体像を見失った研究を生みだす弊害ももたらした。観察される個々の分子の事象は明確であるとしても，栄養の吸収と体内動態へのその寄与を評価し，統合する研究が必要となる。これによって，はじめて分子レベルの研究の成果を「栄養の吸収と動態」の生理学と連結できる。これは，後述の「分子クローニングでは解けなかった問題」とも関連するが，それには，細胞膜上での存在量と生体内での分子の機能を網羅的に評価できるポストゲノムの新しい研究手法に頼らざるを得ない。細胞膜上のトランスポーターの網羅的な

定量解析を可能にするプロテオミクスや，後述の生体内での機能を捉えるメタボロミクスを組み合わせた分子と生体を橋渡しする研究分野の確立が求められる．

（2）疾患との関連づけ

すでに述べたように，各トランスポーターのcDNAがクローニングされ，ゲノムDNAが明らかになると，その遺伝子変異解析は容易に行うことができ，前述のSGLT1の変異であるグルコース／ガラクトース吸収不全症[5]をはじめとして，多くのトランスポーターの変異に起因する遺伝性疾患が解明され，「トランスポーター病」が確立された．その詳細は，各章にゆずる．

（3）トランスポーターを標的とした栄養動態制御の創薬

トランスポーターのcDNAがクローニングされ，*in vitro*の発現系で機能解析が可能になると，その作用薬物の探索やデザインが容易となる．さらに，遺伝子改変動物を解析することにより，トランスポーター異常による病態が明らかになり，薬物標的としての意義が明確となってくる．このような背景のもとに，トランスポーターを標的としたいわゆるゲノム創薬による新しい発想からの創薬デザインが，水面下で多く試みられている．

実際，臨床で長い間用いられてきた薬物の中に，トランスポーターを標的とした薬物が散見される．利尿薬のうち，サイアザイド系利尿薬とループ利尿薬は，それぞれ腎尿細管のNa^+/Cl^-トランスポーター，$Na^+/K^+/2Cl^-$トランスポーターの阻害薬である[15]．さらに，尿酸排泄薬であるプロベネシド，ベンズブロマロン，ロサルタン等は，腎尿細管の尿酸再吸収を担う尿酸トランスポーターを阻害する[16]．また，三環系抗うつ薬をはじめとする各種抗うつ薬は，モノアミントランスポーターを標的としている[17]．比較的新しいものとして，抗高脂血症薬エゼチニブは，小腸からのコレステロールの吸収を担うトランスポーターNPC1L1（Niemann-Pick C1-like 1）を阻害する[18]．

以上は，薬効が先行した例であるが，これとは異なるアプローチとして，ト

ランスポーターを積極的に分子標的としようとする創薬についても多くの試みがなされている.現在のところ,糖尿病の治療薬として,Na$^+$/グルコーストランスポーター阻害薬が臨床試験の途上にある.腎尿細管のグルコース再吸収を担う Na$^+$/グルコーストランスポーターを選択的に阻害し,グルコースの再吸収を抑制して血糖値を下げ,高血糖による障害を改善しようというものである[19,20].

以上のようなトランスポーターの生理機能を抑制する薬物は,トランスポーターの生理機能を制御することにより病態下でアンバランスとなった生体内物質分布を改善しようとするものである.トランスポーターは,もともとは個々の細胞が生きるための栄養素の吸収と不要な代謝産物の排出のために成立し進化してきたものであるが,多細胞生物ではさらに組織の中に組み込まれ,「組織の機能」の一端を担うようになる.前述の薬物は,トランスポーターのこの後者の役割を標的とする.これに対して,トランスポーターの前者の役割,すなわち「個々の細胞の生存を維持する役割」を標的する薬物も可能である.

がん細胞では,亢進した細胞内代謝と持続的な増殖を保障するために,栄養の取り込みが亢進している.これは,糖やアミノ酸のトランスポーターの発現の上昇によって実現されている.もし,がん細胞特異的でしかも栄養供給を担う主要なトランスポーターを同定でき,そしてその特異的な抑制薬を創製できれば,新しい作用機序の抗腫瘍薬となり得ると期待される.アミノ酸トランスポーターにおいてこれが実現できる可能性がある.SLC7 ファミリーに属するLAT1(L-type amino acid transporter 1)は,多くの悪性腫瘍でその強発現が確認されている[21-23].正常組織には mRNA は低レベルで検出されるが一部の組織を除いてタンパク質は検出されず,腫瘍特異性が非常に高い.これは,LAT1 選択的基質である L-[3-^{18}F]-α-methyltyrosine(^{18}F-FMT)が,肺がん患者における PET(positron emission tomography)解析において,がん特異性の高い集積を示したことにより支持される[24].LAT1 の基質認識機構の解析がなされ,それに基づいて LAT1 選択的であり正常細胞のトランスポーターに作用しない抑制薬 KYT0353 が合成された[25,26].動物実験においてこの化合

物は抗腫瘍効果を発揮しており，少なくともがん細胞の栄養トランスポーターを標的とするがんの増殖制御が可能であることが実証された[26]。

4. 分子クローニングでは解けなかった問題―今後の課題

　トランスポーターの分子クローニングは，1990年代の10年間を中心として，非常に短期間に目覚ましい成果を上げた。これは，分子生物学的アプローチが「1分子-1機能」（あるいは「1機能-1分子」）という単純化されたストラテジーに依拠しており，実験科学の論理構造とうまくフィットするため，分子クローニング技術の大衆化とともに一挙に研究が進んだことによる。分子同定がおおかた終了した今，残されている問題は，分子生物学的アプローチでは解けなかった一筋縄ではいかない問題であることは容易に想像がつく。それは，トランスポーターの機能がどのような構造上の基盤によって現出されるかという問題と，トランスポーターが実際の生体内でどのように働いているのかといった問題である。この前者の問いについては，構造生物学がその解答を与えていくが，後者の問題は，恐らく以下の2つの要素に分けて今後，研究が行われる。

　第1は，分子の機能からどのように細胞の機能を理解していくかという問題であり，これは，細胞レベルでの膜輸送現象の素過程（機能単位）は何かという問題に帰着する。個々のトランスポーター分子のそれぞれの機能の総和としてのみでは，細胞レベルの膜輸送現象は説明できない。個々のトランスポーター分子の機能のみからは説明できないより高次のことが細胞内で起こっている。したがって，個々のトランスポーター分子の機能の理解だけでは不十分であり，分子と細胞をつなぐ中間の階層を把握することが問題解決の鍵となる。実際，トランスポーターが，その調節分子，代謝酵素，足場タンパク質等の他の要素とともに形成する分子集積（「トランスポートソーム」）が，膜輸送現象の機能単位となっていることが明らかになってきている（図序-7）。この分子集積の中でそれぞれの構成要素が近接することで，トランスポーター同士の

14　序章　栄養素トランスポーター：その研究の進展と今後の課題

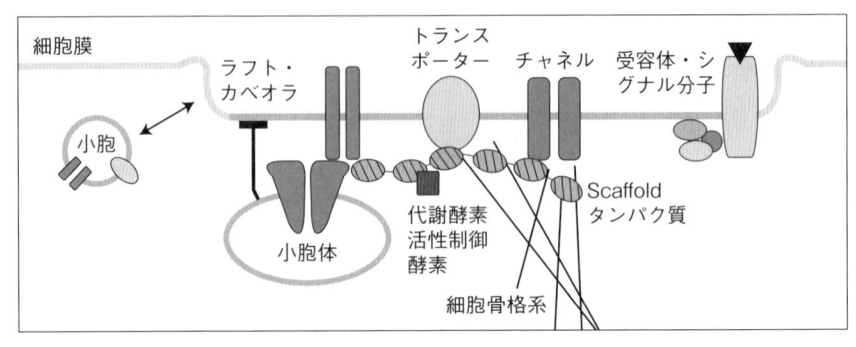

図序-7　トランスポートソーム

トランスポートソームは，トランスポーターが，その調節分子，代謝酵素，足場タンパク質等の他の要素とともに形成する分子集積であり，膜輸送現象の機能単位となる。この分子集積内で，構成分子が相互に近接しあうことにより，相互の共役が効率的に行われる。

図序-8　尿酸トランスポートソーム

腎臓の近位尿細管の管腔側膜の尿酸輸送システムは，交換輸送体である尿酸トランスポーターURAT1と，URAT1を駆動する交換基質（乳酸，ニコチン酸等の有機アニオン：図のOA）をURAT1に供給するNa$^+$共役トランスポーター（図のSMCT）を含んだ複合体として形成される。これらは，PDZタンパク質PDZK1により連結されて集積する。

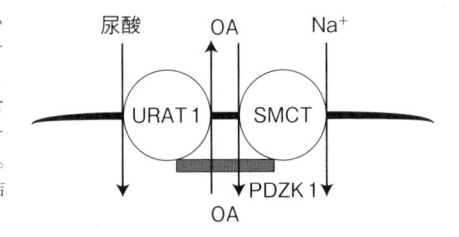

機能共役，トランスポーターと代謝酵素の共役（輸送―代謝共役）等が効率よく行われ，複合体全体として，単一分子では成し得ない高次の機能を発揮することが可能となる。腎近位尿細管の管腔側膜には，PDZタンパク質を足場タンパク質とするトランスポートソームが形成されており，例えば，exchangerである尿酸トランスポーターURAT1とそれを駆動する交換基質をURAT1に供給するトランスポーターSMCTの効率の良い機能共役を可能としている[27,28]（図序-8）。また，アルギニンのトランスポーターが，カベオリンを介して一酸化窒素合成酵素（NOS）とトランスポートソームを形成し，トランスポーターにより取り込んだアルギニンを効率良くNO生成に使用する機構も明らかになっている[29]。現在，トランスポートソームのいくつかの基本型が見いだされているが，それを参照して，新たなトランスポートソームの発見

やトランスポートソームの新たな構成因子の同定が行われ，その延長上に細胞の輸送現象の分子的背景の理解が達成されるものと期待される．

　第2は，今までの「当て物的」な研究を脱し，いかにして生体内での実際の機能を正確に捉えるかという問題であり，これには網羅的な解析手法の適用が必須となる．分子クローニング後のトランスポーター機能の解析は，単離したcDNAをアフリカツメガエル卵母細胞や哺乳類培養細胞等の遺伝子発現系に導入してその機能を放射能標識した基質の取り込みで評価するものであるが，こういった in vitro の解析は，どうしても研究者の選択した予想基質に限定された検討となってしまい，恣意的な要素を排除できない点が限界であった．したがって，生体内で，そのトランスポーターが，実際，何を輸送しているのかといった問題については，別の観点からの研究がなされなければならない．

　現在，キャピラリー電気泳動と質量分析計を連結させたCE-MS (capillary electrophoresis-mass spectrometry) 法により，微量試料を用いた定量的なメタボロミクスが可能となっており[30]，ノックアウトマウスと野生型マウスのメタボロームデータの比較により，トランスポーターの生体内での役割の解明において，成果を上げはじめている[31]．得られた情報は，今までの in vitro の機能解析研究からは，予想されなかったものを含むが，これはメタボロミクスの網羅的な性格による．メタボロミクス技術は，トランスポーターの生体内での機能の把握において，今後，革新的な成果を生みだしていくものと期待される．また，ノックアウトマウスと野生型マウスのメタボロームの比較によるトランスポーターの生体内機能のデータベースの構築が，システムバイオロジーへのトランスポーターの組み入れの1つの道でもある．さらに，本章でも少し触れたが，特異基質をプローブとしたPET等によるトランスポーターの描出と生体内での輸送機能のキネティクス解析を加え，時空間的に高精度の定量性を備えたトランスポーターの描像を確立することが，トランスポーターの今後の統合的生物学における位置づけを確固とするために必要とされる．

5. おわりに

　栄養素トランスポーターの研究は，細胞の栄養素取り込み機構についての生化学分野での酵素学的研究と，小腸上皮や腎尿細管からの栄養素の吸収についての生理学の研究が別個に行われ，分子クローニングの成果により，両者が統合された。今や，ゲノムワイドにトランスポーターファミリーの全体像が把握され，個々の分子について，構造，機能，病態関連性の解析が進行しており，すでにいくつかのトランスポーターを分子標的とした栄養制御の創薬が試みられている。ポストゲノムの新技術の適用により，この分野にさらに質的な変革が生じ，機能の構造的基盤や生体機能／病態との関連性の理解に大きな進展が見られている。これにより，トランスポーターの今までとは違った側面，あるいは生体機能・病態の今までとは違った側面が浮き彫りにされてきている。幸いにも，この研究分野において，日本人研究者が非常に重要な役割を果たしてきており，今後も引き続きこの分野をリードする重要な成果が生みだされていくものと期待される。

文　献

1) Hediger M.A., Romero M.F., Peng J.B. et al：The ABCs of solute carriers：physiological, pathological and therapeutic implications of human membrane transport proteins-Introduction. Pflugers Arch 2004；447；465−468.
2) Lodish H., Berk A., Kaiser C.A. et al：Transmembrane transport of ions and small molecules（Chapter 11）. In Molecular Cell Biology. 6th Edition. W.H. Freeman and Company, New York, 2008, 437−478.
3) Mueckler M., Caruso C., Baldwin S.A. et al：Sequence and structure of a human glucose transporter. Science 1985；229；941−945.
4) Hediger M.A., Coady M.J., Ikeda T.S. et al：Expression cloning and cDNA sequencing of the Na^+/glucose co-transporter. Nature 330；379−381；1987.
5) Turk E., Zabel B., Mundlos S. et al：Glucose/galactose malabsorption caused by a defect in the Na^+/glucose cotransporter. Nature 350；354−356；1991.

6) Abramson J., Smirnova I., Kasho V. et al : Structure and mechanism of the lactose permease of *Escherichia coli*. Science 2003 ; 301 ; 610 – 615.
7) Huang Y., Lemieux M.J., Song J. et al : Structure and mechanism of the glycerol-3-phosphate transporter from Escherichia coli. Science. 2003 ; 301 ; 616 – 620.
8) Locher K.P., Bass R.B., Rees D.C. : Structural biology. Breaching the barrier. Science 2003 ; 301 ; 603 – 604.
9) Yernool D., Boudker O., Jin Y. et al : Structure of a glutamate transporter homologue from *Pyrococcus horikoshii*. Nature 2004 ; 431 ; 811 – 818.
10) Yamashita A., Singh S.K., Kawate T. et al : Crystal structure of a bacterial homologue of Na^+/Cl^--dependent neurotransmitter transporters. Nature 2005 ; 437 ; 215 – 223.
11) Loo D.D., Hazama A., Supplisson S. et al : Relaxation kinetics of the Na^+/glucose cotransporter. Proc Natl Acad Sci USA 1993 ; 90 ; 5767 – 5771.
12) Hediger M.A., Rhoads D.B. : Molecular physiology of sodium-glucose cotransporters. Physiol Rev 1994 ; 74 ; 993 – 1026.
13) Kanai Y., Lee W.S., You G. et al : The human kidney low affinity Na^+/glucose cotransporter SGLT2. Delineation of the major renal reabsorptive mechanism for D-glucose. J Clin Invest 1994 ; 93 ; 397 – 404.
14) Lee W.S., Kanai Y., Wells R.G. et al : The high affinity Na^+/glucose cotransporter. Re-evaluation of function and distribution of expression. J Biol Chem 1994 ; 269 ; 12032 – 12039.
15) 金井好克：利尿作用の分子機序．成人病と生活習慣病 2007 ; 37 ; 883 – 888.
16) 金井好克：尿酸トランスポーターの局在と機能．日本臨床 2008 ; 66 ; 659 – 666.
17) 金井好克：連載・臨床に必要な神経薬理「脳のトランスポーターと薬理（2）」モノアミントランスポーター．Clinical Neuroscience 2000 ; 18 ; 246 – 247.
18) Altmann S.W., Davis H.R. Jr, Zhu L.J. et al : Niemann-Pick C1 Like 1 protein is critical for intestinal cholesterol absorption. Science 2004 ; 303 ; 1201 – 1204.
19) Oku A., Ueta K., Arakawa K. et al : T-1095, an inhibitor of renal Na^+-glucose cotransporters, may provide a novel approach to treating diabetes. Diabetes 1999 ; 48 ; 794 – 800.
20) Jabbour S.A., Goldstein B.J. : Sodium glucose co-transporter 2 inhibitors : blocking renal tubular reabsorption of glucose to improve glycaemic control in patients with diabetes. Int J Clin Pract 2008 ; 62 ; 1279 – 1284.
21) Kanai Y, Endou H. : Heterodimeric amino acid transporters : molecular biology and pathological and pharmacological relevance. Curr Drug Metab 2001 ; 2 ;

339-354.
22) Fuchs B.C., Bode B.P. : Amino acid transporters ASCT2 and LAT1 in cancer : partners in crime? Semin Cancer Biol 2005 ; 15 ; 254-266.
23) Kaira K., Oriuchi N., Imai H. et al : L-type amino acid transporter 1 and CD98 expression in primary and metastatic sites of human neoplasms. Cancer Sci 2008 ; 99 ; 2380-2386.
24) Kaira K., Oriuchi N., Otani Y. et al : Fluorine-18-alpha-methyltyrosine positron emission tomography for diagnosis and staging of lung cancer : a clinicopathologic study. Clin Cancer Res 2007 ; 13 ; 6369-6378.
25) Uchino H., Kanai Y., Kim D.K. et al : Transport of amino acid-related compounds mediated by L-type amino acid transporter 1 (LAT1) : insights into the mechanisms of substrate recognition. Mol Pharmacol 2002 ; 61 ; 729-737.
26) Oda K., Hosoda N., Endo H. et al : L-type amino acid transporter 1 inhibitors inhibit tumor cell growth. Cancer Sci 2010 ; 101 ; 173-179.
27) Enomoto A., Kimura H., Chairoungdua A. et al : Molecular identification of a renal urate anion exchanger that regulates blood urate levels. Nature 2002 ; 417 ; 447-452.
28) Anzai N., Miyazaki H., Noshiro R. et al : The multivalent PDZ domain-containing protein PDZK1 regulates transport activity of renal urate-anion exchanger URAT1 via its C terminus. J Biol Chem 2004 ; 279 ; 45942-45950.
29) McDonald K.K., Zharikov S., Block E.R. et al : A caveolar complex between the cationic amino acid transporter 1 and endothelial nitric-oxide synthase may explain the "arginine paradox". J Biol Chem 1997 ; 272 ; 31213-31216.
30) Monton M.R., Soga T. : Metabolome analysis by capillary electrophoresis-mass spectrometry. J Chromatogr A 2007 ; 1168 ; 237-246 ; discussion 236.
31) Kato Y., Kubo Y., Iwata D. et al : Gene knockout and metabolome analysis of carnitine/organic cation transporter OCTN1. Pharm Res 2010 ; 27 ; 832-840.

第1章　グルコーストランスポーター

保坂　利男*

1. はじめに

　三大栄養素の中でもグルコースは生体にとって最も重要なエネルギー源であり，細胞で利用されるためには細胞膜を通過し取り込まれる必要がある。この細胞膜での取り込みにかかわっているのが糖輸送担体と呼ばれている膜タンパク質であり，すべての細胞に存在する。糖輸送担体は，細胞内外のグルコース濃度差によってグルコースを取り込む促通拡散型糖輸送担体（GLUT）と，Na^+の勾配を利用してグルコース濃度勾配に逆らって，グルコースを取り込むNa^+/グルコース共輸送担体（SGLT）の2つに大別される[1]。

　GLUTは，それらの組織分布や生理的な機能から糖尿病との関連についての研究が行われてきた。なかでも，糖尿病群と非糖尿病群間でのGLUTの発現量，局在，活性の検討，さらに培養細胞を使っての分子レベルでの研究や，ノックアウトマウスの作製による研究などが精力的に行われてきた。一方，SGLTの生理的意義も明らかとなってきており，小腸からの糖吸収抑制や腎臓からの糖再吸収を阻害することで血糖低下をはかるSGLT阻害剤も新規の抗糖尿病薬として開発されている。また，遺伝子異常により，腎性糖尿やグルコース-ガラクトース吸収不良症候群をきたす家系が見いだされている。

* 徳島大学大学院ヘルスバイオサイエンス研究部

2．GLUT

(1) 概　　説

　GLUT は 1985 年に GLUT1 がクローニングされて以来，現在までのところ遺伝子構造の特徴から 3 つのサブクラスに分類された 14 種類のアイソフォームからなる遺伝子ファミリーを形成している（表 1 - 1）[1]。膜を 12 回繰り返し貫通する膜タンパク質であり，その N 末端，C 末端はいずれも細胞内に位置している 2 次元構造が明らかとなっている。また，14 種類のアイソフォームは表 1 - 1 に示すように 477 から 629 のアミノ酸からなり，そのアミノ酸組成には 30 〜 79％の相同性が認められている。

　その構造と機能については，アイソフォーム間のキメラ GLUT やアミノ酸変異を導入した GLUT の解析により研究が進められた。岡らは GLUT1 の deletion 解析から，GLUT は細胞膜の外側と内側にゲートを持つ一種のグルコースゲート・チャネルであり，内部にはグルコースを特異的に認識する結合部位があり，外側と内側のゲートが交互に開閉して選択的なグルコースの通過を制御しているという機構を提唱した[2]。

　基質特異性でみると GLUT5 は，フルクトースを特異的に取り込むことがわかっているが，GLUT2 は，グルコースだけでなく，フルクトースも取り込む。GLUT2 においては，フルクトースを取り込まない GLUT3 とのキメラタンパク質の実験から，GLUT2 の第 7 膜貫通部位にフルクトースを特異的に認識する部位が示唆された。GLUT5，GLUT2 以外のグルコースのみを取り込む GLUT には，第 7 膜貫通部位にグルタミン−ロイシン−セリンの配列が存在する。GLUT2 に上記配列を組み込むことにより，フルクトース取り込み活性が低下し，さらに，GLUT3 から上記配列を別の配列に置き換えることにより，フルクトース取り込み活性が認められたことから，第 7 膜貫通部位のグルタミン−ロイシン−セリンの配列がグルコースを特異的に認識するセンサーのとして

表1-1 GLUTとその特徴

名称	アミノ酸数		主な発現組織	特徴
GLUT1	492	I	赤血球, 脳, 腎臓, その他ほとんどの組織	基礎状態と脳血液関門のグルコース取り込み
GLUT2	524	I	肝臓, 膵β細胞, 腎臓, 小腸	グルコース低親和性
GLUT3	496	I	脳, 胎盤, 血小板, 精巣, 骨格筋	神経系の糖輸送に関与
GLUT4	509	I	骨格筋, 脂肪細胞, 心筋, 脳, 腎臓	インスリン依存性グルコース取り込み
GLUT5	501	II	空腸, 精巣, 腎臓, 脳, 脂肪組織	フルクトース取り込み
GLUT6	507	III	脾臓, 白血球, 脳	グルコースに低親和性
GLUT7	524	II	小腸, 大腸, 精巣, 前立腺	フルクトース取り込み
GLUT8	477	III	精巣, 脳, 副腎, 骨格筋, 脂肪組織, Blastocyst	精子の成熟化へのグルコース供給, Blastocystでのインスリン依存性グルコース取り込み
GLUT9	511/540	II	腎臓, 肝臓, 胎盤	グルコース取り込み
GLUT10	541	III	肝臓, 膵臓	グルコース, ガラクトースの取り込み
GLUT11	496	II	心筋, 骨格筋	筋肉特異的, フルクトース取り込み
GLUT12	617	III	心筋, 骨格筋, 脂肪組織, 腎臓, 小腸, 乳腺	インスリン依存性グルコース取り込み？乳がん細胞増殖
HMIT/GLUT13	618/629	III	脳	神経でのミオイノシトール取り込み
GLUT14	497/520	?	卵巣, 精巣, 脳（すべてmRNAでの発現）	?

働くことが示唆された[3]。しかしながら，この配列を持たないGLUT2でもグルコースを取り込むことから，これ以外の部位にもグルコースを認識する配列が存在することは明らかであるが，未だわかってはいない。

(2) GLUT1

GLUT1（SLC2A1）は1970年代にタンパク質の一部が赤血球から精製され，1985年に遺伝子がクローニングされた初めてのGLUTであり，HepG2/赤血球型糖輸送担体とも呼ばれている。492個のアミノ酸からなるタンパクである。グルコースとのK_mが1mM—5mMと親和性が高いことから，基礎状態における糖輸送にかかわっていると考えられている。グルコース以外では，ガラクトース，マンノース，グルコサミン，デヒドロアスコルビン酸を輸送する。赤血球，胎児組織，脳，腎臓，その他多くの組織に存在しているが，脂肪，筋組

織では発現量は低い。

(3) GLUT2

GLUT2 (SLC2A2) は肝細胞型糖輸送担体とも呼ばれ 524 アミノ酸からなる。他の GLUT と比べて，第 1，第 2 膜貫通ドメイン間の細胞外ループの部分が長い特徴が認められる。肝，腎，小腸，脳，膵に発現しており，特に膵臓では免疫組織染色から β 細胞にのみ存在していることが示されている[4]。他のアイソフォームに比べグルコースに対する親和性が低く (K_m : 20 mM-40 mM)，肝へのグルコースの取り込みおよび放出を調整しており，高血糖状態で発現が増加する。また，高血糖時の膵 β 細胞へのグルコース取り込み後のインスリン分泌機構にかかわっている。腸管上皮細胞，腎尿細管細胞では，基底膜側に発現しており，吸収または再吸収されたグルコースの血管内への取り込みに関与している。GLUT の概論で述べたグルコース選択性に重要と考えられている第 7 膜貫通部位のグルタミン-ロイシン-セリンの配列が GLUT2 には存在しないが，逆にこの配列が無いことが GLUT2 のグルコサミン高親和性にも関与している[5]。

GLUT2 は膵 β 細胞に発現していることから，インスリン分泌機能低下との関係についての検討が行われた。自然発症の種々の糖尿病モデル動物において，膵 β 細胞での GLUT2 発現の減少が報告されたことから[6]，GLUT2 が膵 β 細胞におけるグルコース応答性インスリン分泌の律速タンパク質として重要ではないかと注目された。しかし，GLUT2 のグルコース輸送機能を考慮すると，報告されている発現量の減少ではグルコース応答性インスリン分泌反応の障害を説明することはできないと考えられ，現在では GLUT2 よりもむしろグルコキナーゼが律速タンパクとして機能していると考えられている。

(4) GLUT3

GLUT3 (SLC2A3) は，クローニングされた組織由来の胎児骨格筋型糖輸送担体とも呼ばれ，496 アミノ酸からなるタンパク質である。GLUT1 と同様に

グルコースの親和性が高いことから基礎状態における糖輸送にかかわっていると考えられる。グルコース以外にガラクトース，マンノース，マルトース，キシロース，デヒドロアスコルビン酸も取り込む。GLUT3 は，胎児組織に発現が認められ，胎児の成長に関与しているため GLUT3 ノックアウトマウスは胎生期にアポトーシスを起こして生まれてこないらしい[7]。GLUT3 の mRNA は，ほとんどのすべての組織に認めるが，タンパク質は，マウス，ラットでは脳のみ，ヒトでは，脳組織に発現が多く，胎盤，血小板，精巣，一部の骨格筋にも発現を認める。神経細胞では，細胞膜と神経伝達物質分泌顆粒とは違った細胞内小胞にも発現を認めており[8]，生理的な機能は未だ不明だが興味深い。また，血小板でも細胞内小胞に存在しており，トロンビン刺激で細胞膜に移動することがわかっており[9]，血小板の活性化によるエネルギー需要の増加に対応したグルコース取り込み増加に関与していると考えられる。

(5) GLUT4

GLUT4 (SLC2A4) は，筋／脂肪型糖輸送担体とも呼ばれ，509 のアミノ酸から構成され，構造的にはアミノ基末端の細胞内に出ている部分が他のアイソフォームに比べて長いという特徴が認められる。グルコース以外には，デヒドロアスコルビン酸とグルコサミンを取り込む。GLUT4 は，骨格筋，脂肪細胞，心筋といったインスリン応答性臓器に特異的に発現しており，通常はその大部分は細胞内に存在している。これは，通常，大部分が細胞膜に存在している GLUT1 とは対照的である。インスリン刺激によりインスリンレセプター以降のシグナルが伝わり，GLUT4 が細胞内プールから細胞膜表面へ動員され（トランスロケーション），細胞膜の GLUT4 量が増加し，インスリン応答性のグルコース取り込み増加が惹起される。運動時にも，インスリンを必要としない機構で GLUT4 は，細胞膜にトランスロケーションされる。また，最近では脳組織，腎臓にも発現していることがわかっている[10]。

(6) GLUT4 トランスロケーションのシグナル伝達機構（図1－1）

2型糖尿病患者では，骨格筋でのGLUT4の発現には変化がなく，脂肪細胞でのGLUT4の発現の低下が報告されている[11]。以前は，糖尿病やインスリン抵抗性の病態におけるグルコース取り込み低下を，脂肪細胞でのGLUT4の発現量の低下だけでは説明することは一般的に不可能と考えられていた。現在では，脂肪細胞特異的GLUT4ノックアウトマウスの結果から発現量低下の程度にはよるが脂肪細胞でのGLUT4の発現量低下とインスリン抵抗性の関与が示唆されている。しかしながら，インスリン抵抗性の状態には，細胞膜でのGLUT4量の低下，言い換えれば，GLUT4のトランスロケーションの障害が注目されており，インスリン刺激からGLUT4トランスロケーションまでのシグナル伝達の研究やインスリン抵抗性のそれぞれの病態におけるシグナル伝達障害の解明が多くの研究者の間で進められている。

インスリンがインスリン受容体に結合後，受容体のチロシンキナーゼ活性が活性化される。インスリン受容体の基質としては数種類が見いだされているが，その中でもIRSsが糖輸送シグナルにかかわっていると考えられている。IRSsファミリーは，現在までのところ4種類が報告されており，そのうちIRS-1，2，3の3種類が糖輸送シグナルに関与していることが判明している。IRS-1の構造には多くのチロシンリン酸化部位，様々なタンパク質との結合領域が存在しており，モチーフ（pYXXM）はPI3キナーゼと結合することがわかっている。

PI3キナーゼは2つのサブユニット（アダプターサブユニットであるp85，および触媒サブユニットであるp110）から構成され，各サブユニットはいくつかの機能ドメインを含んでいる。多くの研究報告からPI3キナーゼの活性化がインスリン刺激によるグルコース取り込み促進の必要条件であると考えられる。しかしながら，PI3キナーゼの活性化だけでは不十分と考えられており，PI3キナーゼの細胞内活性局在や下流のシグナルとの相互作用が糖輸送促進に重要と考えられ，現在では，GLUT4小胞のトランスロケーションは，細胞内

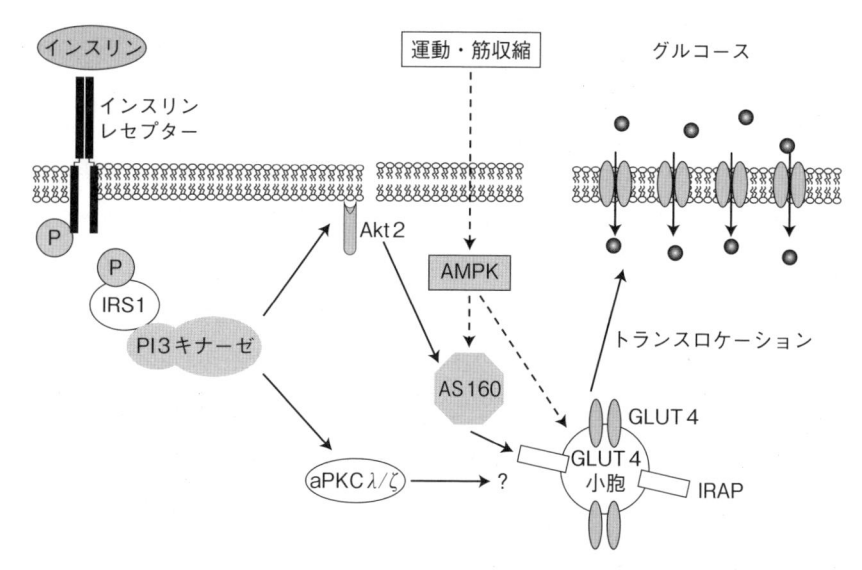

図1-1 GLUT4トランスロケーションのシグナル伝達機構

からの細胞膜への移動と移動後のGLUT4小胞の膜融合から結合の2つのステップでPI3キナーゼの役割の違いが明らかになりつつある[12]。

GLUT4のトランスロケーションを起こすPI3キナーゼ下流のシグナルについてはいろいろな候補が挙げられたが、現在ではAkt、atypical PKC（lambda/zeta）が関与していると考えられている。特にAktの基質であるAS160はGLUT4小胞構成タンパク質であるIRAP（insulin responsive aminopeptidase）を通してGLUT4小胞に結合してGLUT4小胞のトランスロケーションに関与している[10]。

運動時の骨格筋内でのインスリン非依存性GLUT4トランスロケーションに関しては、運動時に活性化されるAMPキナーゼが重要と考えられており、多くの研究がなされている。活性化されたAMPキナーゼがインスリンシグナル下流と共通のAS160をリン酸化させることでGLUT4のトランスロケーションが起こると推測されている[13]。運動ではAS160非依存性の機構も存在すると考えられているが、運動とインスリンの機構が収束するのであれば大変興味

深い。

(7) GLUT5

GLUT5 (SLC2A5) は, 501 アミノ酸からなるタンパク質であり, 空腸, 精巣に大変多く, 腎臓, 骨格筋, 脂肪組織, 脳にわずかながら発現が認められる[14]。グルコースに対しては極めて親和性が低く, フルクトースに高い親和性が認められる。生理的には空腸の絨毛上皮側に多いが基底膜側にも発現しており, 食事による腸管からのフルクトースの取り込みにかかわっている。また, 脳血液関門にも発現しており, おそらくフルクトースの脳内移行にかかわっているのであろう。2型糖尿病や肥満で発現が増加することもわかっているがその意義, メカニズムは依然不明である[15]。

(8) その他のGLUT (GLUT6-12, HMIT, GLUT14)

GLUT6 (SLC2A6) は, クローニングされた当初は, GLUT9と呼ばれていたGLUTであり, 脾臓, 白血球, 脳に発現を認める[16]。GLUT2同様にグルコースに対する親和性は低い。N末端にソーティングモチーフであるdi-ロイシンモチーフが存在する。糖鎖結合部位が第1, 2膜貫通部位には存在せず, 第9-10膜貫通部位に存在する。定常状態では, 細胞膜, 細胞質両方に局在する。N末端のdi-ロイシンモチーフを変異させると細胞膜に発現が亢進する。脂肪細胞にGLUT6を発現させるとGLUT4と同じように細胞内にとどまり, リサイクリングに関与しているダイナミンの変異体を同時に発現させるとGLUT6は細胞膜に局在する[17]。このことからGLUT6はダイナミン依存性にリサイクリングを行っていると考えられるが, フォルボールエステル, インスリン, 高浸透圧刺激では局在に変化はなく, どのような刺激や機序で動くのかは未だにまったくわかっていない。

GLUT7 (SLC2A7) は, 一番最近クローニングされたGLUTであり, GLUT5と遺伝子の同一性が最も高い。グルコースとフルクトースに高親和性がある。発現は, 小腸, 大腸, 精巣, 前立腺に認められる。腸管上皮細胞で

は，絨毛側に発現を認める。腸ではグルコースとフルクトースが生理的に吸収される部位以外にも発現していることから別の炭水化物の取り込みも推測されているが今のところ見つかっていない[18]。

GLUT8 (SLC2A8) は，精巣に強く発現しており，弱いながらも小脳，海馬，副腎，その他多くの組織で発現が認められ，インスリン感受性臓器である心筋，骨格筋にも発現している[19]。グルコースに高親和性であり，C末端が一般的な GLUT1—5 より短い以外は，di-ロイシンモチーフ，糖鎖結合部位，細胞内局在，リサイクリングシステムなどは GLUT6 と同様である。インスリンの刺激による影響は，GLUT6 と同様に脂肪細胞では認めないが blastocyst では認められその機序は不明である[17, 20]。ただ，blastocyst で発現を抑制するとアポトーシスが亢進することから，blastocyst のグルコース利用には重要なGLUTと考えられている[21]。精巣ではグルコースをエネルギーとした精子の成熟化の際のグルコース取り込みに関与していると考えられ，乳腺ではグルコースから乳糖を作る際のグルコース取り込みに重要なGLUTと考えられている[22]。GLUT8 ノックアウトマウスは普通に生まれて糖代謝も正常であるが，海馬の神経形成と心機能の低下を認めており，それらの組織におけるグルコース取り込みにも重要な役割を持っているのであろう[23]。

GLUT9 (SLC2A9) は，540 アミノ酸からなる full length GLUT9[24] と N 末端が短い 511 アミノ酸からなる GLUT9DeltaN の 2 つのアイソフォームにサブ分類され，グルコースを取り込むことがわかっている[25]。ヒトでは full length GLUT9 は腎臓と肝臓で発現が多く，その他の組織にも弱いながら発現が認められる。GLUT9DeltaN は，腎臓と胎盤のみで発現を認めている。腎臓では，GLUT9 は，近位尿細管上皮に発現している（尿酸トランスポーターとしての役割については，第 7 章を参照）。

GLUT10 (SLC2A10) は，肝臓，膵臓に発現量が多く，心筋細胞，肺，脳，骨格筋，胎盤などほとんどすべての臓器に発現している[26, 27]。基質特異性としては，グルコースの親和性が高く（K_m; ～0.3 mM），ガラクトースも取り込む。GLUT10 の遺伝子が 20 番染色体長腕にコードされており，以前よりその

場所が2型糖尿病の候補染色体位置と考えられていたため，GLUT10の遺伝子多系が探索されたが，今までの報告ではアメリカ白人などでの2型糖尿病との関連は認めていない[28,29]。一方で，結合組織異常が原因と考えられている大動脈症候群の1つである動脈ねじれ症候群（arterial tortuosity syndrome；ATS）でGLUT10の遺伝子変異が見つかっている[30,31]。

GLUT11（SLC2A11）は，GLUT5と遺伝子配列で高い相同性（42%）があり[32,33]，ヒトではN末端の長さの違いで3つのサブタイプ（GLUT11-A, GLUT11-B, GLUT11-C）が存在する[33-35]。すべてのGLUT11は共通してフルクトースとグルコースを取り込むが，ガラクトースは取り込まない。それぞれのサブタイプで発現部位も違っており，GLUT11-Aは，心筋，骨格筋，腎臓に，GLUT11-Bは，胎盤，脂肪組織，腎臓に，GLUT11-Cは，脂肪組織，骨格筋，膵臓に発現している。

GLUT12（SLC2A12）は，N末端，C末端の両方にdi-ロイシンモチーフを持っている構造をしており，グルコースを取り込む[36]。ヒトでは，正常組織では，心筋，骨格筋，脂肪細胞，腎臓，小腸に発現している。GLUT12は，腎細胞株では，定常状態で核周囲に存在し，グルコースや血清刺激で上皮膜側に移動すると報告されている[37]。一方，骨格筋培養細胞株では，GLUT4と同様にPI3キナーゼ依存的にインスリン刺激で細胞膜に発現が増えることが細胞膜分画の実験より示唆される[38]。特に骨格筋細胞などのインスリン感受性臓器でGLUT4の機能を代償するGLUTかどうかの真偽のほどは今後の研究が証明してくれるであろう。一方で，乳がん細胞でもGLUT12の発現は見つかっており[39]，がん細胞の増殖のためのグルコース取り込みに重要なGLUTであれば，治療のターゲットにもなる可能性がある。

HMIT（proton-coupled H^+/myo-inositol transporter）/GLUT13（SLC2A13）は，ミオイノシトールのみを基質とするプロトン共輸送担体としてクローニングされた[40]。脳に強く発現が認められ，その中でも海馬，視床下部，小脳，大脳基底核に特に強い。発現は低いが褐色脂肪細胞，白色脂肪，腎臓にも認める。プロトン共輸送のため細胞外pHが低くなると輸送能があがる。神経細胞

では,ニューロン,グリア細胞に発現を認め,細胞内小胞に局在して脱分極,PKC活性,細胞内カルシウムの増加にともない細胞膜に動員される[41]。ミオイノシトールはフォスファチジルイノシトール前駆体であり,神経細胞でのフォスファチジルイノシトールの多彩な細胞内作用にHMITは重要な役割を担っていると考えられる。

GLUT14(SLC2A14)は,GLUT3と高い相同性があり(94.5%),精巣に発現している。N末端が違ったlong formとshort formが存在する。グルコースを取り込むと推測されるが,クローニングのみの報告で生体における機能などに関しては未だ不明である[42]。

3. SGLT

(1) 概説

1987年にWrightらのグループから最初にクローニングされたSGLT1は,現在230以上あるといわれているナトリウム共輸送担体の中で初めてクローニングされたタンパク質である[43]。その中でもSGLTファミリーは現在少なくとも7つ存在することがわかっており,GLUTとはまったくホモロジーはなく異なった糖輸送ファミリーであると考えられている[44](表1-2)。2次構造や機能ドメインに関してはSGLT1での解析が進んでおり,SGLT1は,N末

表1-2 SGLTとその特徴

名称	アミノ酸数	主な発現組織	特徴
SGLT1	664	小腸,腎臓	小腸からのグルコース,ガラクトース取り込み
SGLT2	672	腎尿細管	腎尿細管でのグルコース再吸収
SGLT3	659	腸神経叢,神経筋結合部	グルコースセンサー
SGLT4	612	膵臓	グルコース低親和性
SGLT5	675	腎皮質	基質不明
SGLT6	610	脳,腎臓,腸管	ミオイノシトール高親和性
SMIT1	718	腎臓髄質	ミオイノシトール取り込み

端は細胞膜外に存在し，14個の膜貫通部分が存在し，C末端は細胞膜に埋もれている構造が提唱されている[45]。また，キメラタンパク質や一部欠損したSGLTの研究から第10膜貫通から第14膜貫通ドメインが糖輸送路にかかわる部分であると考えられている[46]。SGLT1以外のSGLTファミリー間での構造や機能ドメインが保存されているかは今後の研究が待たれる。

(2) SGLT1

SGLT1（SLC5A1）は，小腸と腎臓近位尿細管に主に発現している。小腸では，刷子縁側に発現しており食事からのグルコースの吸収に働いており，腎臓では，管腔側に発現しており尿からのグルコースの再吸収を行っている[47]。グルコースに高親和性（0.5 mM）であり，ガラクトースも取り込むが，フルクトースは取り込まず，2分子のナトリウムと共役して取り込みを行う[48]。

水チャネルではないが，SGLT1もナトリウムのイオン勾配を利用して浸透圧勾配に逆らって有機溶質に水和した形で能動的に水を輸送する[49]。1モルのグルコースに対して約264モルの水を輸送すると推測されている。この機能を利用して熱中症などや経管栄養患者の水分補給にナトリウム，グルコースを含有した経口補水液が臨床で利用され始めている。また，消化管ホルモンであるGLP-2が腸管でのSGLT1グルコース輸送活性をあげることも興味深い[50]。

SGLT1の変異によりグルコース-ガラクトース吸収不良症候群をきたす症例が報告されている。グルコース-ガラクトース吸収不良症候群は，常染色体劣性遺伝の疾患であり，出生後よりグルコース，ガラクトースの吸収障害のための下痢，脱水をきたす疾患である。家系の中にはノンセンス，フレームシフト，スプライシング，ミスセンス変異が認められ，すべての変異について程度の違いはあるものの，糖輸送活性の低下が示されている。SGLT1のミスフォールディングが起こり細胞膜にうまく動員されないこと，グルコースの親和性低下，グルコース結合後の構造変化不全などにより輸送活性の低下をきたすと考えられている[51]。

(3) SGLT2

SGLT2（SLC5A2）は，低親和性のSGLTであり，ガラクトースは取り込まない[52,53]。多くの臓器で発現はしているが，特に腎尿細管管腔側でグルコースの再吸収に主要な働きを担っている[52-54]。SGLT2のホモおよびヘテロのノンセンス変異は，常染色体劣性遺伝である家族性腎性糖尿の原因遺伝子である[55,56]。

(4) SGLT3―SGLT6, SMIT

SGLT3（SLC5A4）は，腸神経叢のコリン作動性神経や神経筋接合部に発現している。アフリカツメガエルの卵母細胞に発現させると細胞膜に発現はするがグルコース取り込みは認められない。電気生理学的解析を行うとグルコース結合後にナトリウム依存性の脱分極が起こることから，グルコーストランスポーターではなくてグルコースセンサーとして考えられている[57]。センサーとしてのアゴニストとしてイミノ糖なども見つかっており[58]，生理的な役割を今後，明らかにする必要は残されている。

SGLT4（SLC5A9）は，マンノース，グルコースを取り込む低親和性のSGLTであり，膵臓など多くの組織に発現しており[59]，SGLT5（SLC5A10）は，腎皮質に特異的に発現していることはわかっているが，未だ基質，機能などに関しては不明である[60]。SGLT6（SLC5A11）は，高親和性のミオイノシトール輸送体であり，グルコースに対しては低親和性であり，脳，腎臓，腸管に発現している[61]。ミオイノシトールトランスポーターとして腎臓髄質からクローニングされたSMIT（Na^+/myo-inositol）1（SLC5A3）もグルコースを取り込むことがわかっておりSGLTのファミリーに分類されるが，機能的にはミオイノシトール輸送に関して研究がなされている[62,63]。

(5) SGLT阻害薬

SGLT2は，腎臓でのグルコースの再吸収に主要な働きをしていることから，

SGLT2を阻害することでグルコースの再吸収が抑制され,結果として血糖を低下させる薬剤の開発が行われた。フロリジンは,リンゴの木の根から精製されたSGLTを阻害する物質であり,SGLTのグルコース輸送能の研究にも広く使われている。実際,ヒトでフロリジンを投与することで血糖が低下することが報告されているが[64],経口で投与するとすぐに腸管で分解されることで吸収量が減ることなどから,治療薬としては適していない。その後,フロリジンの構造を利用してSGLT2特異的阻害剤が開発されている。数社から阻害剤が開発されており,一部は臨床治験の段階まで進んでおり新規糖尿病薬として使われる日が近いうちにくるであろう[65]。今までわかっていることは,空腹時血糖を抑制して,グルコースを排泄することでカロリー減にもつながり体重が低下するようである。SGLT1に対しての作用が無いため,下痢などの副作用は少ないと考えられている。また,低血糖も有意には起こらないようである。SGLT2をブロックすることから腎臓からの電解質排泄,水分の排泄などによる血清での電解質異常,脱水なども懸念されるが,それらが原因で逆に血圧が低下するとも報告されている[66,67]。最も懸念されるのは,尿糖増加による尿路系の感染症であり,今後,患者に長期投与されるようになって合併率などのデータが蓄積されてくるのであろう。

4. おわりに

遺伝子操作技術の進歩により,過去20数年の間に糖輸送担体が次々にクローニングされたが,ここ数年は新規の報告はなく,ほとんど見つかったのではないかと思われる。糖尿病との関係ではGLUTが,糖の吸収などの栄養学的面ではSGLTが重要と考えられた。今後は,さらなる遺伝子操作技術を駆使した分子レベルの研究が精力的に行われ,糖輸送担体の活性,制御などの機能面解明への発展を期待する。さらにこれらの解明から糖尿病をはじめとする疾患群治療アプローチへの展開も期待する。

文 献

1) Zhao F. Q., Keating A. F. : Functional properties and genomics of glucose transporters. Curr Genomics 2007 ; 8 ; 113-128.
2) Oka Y., Asano T., Shibasaki Y. et al : C-terminal truncated glucose transporter is locked into an inward-facing form without transport activity. Nature 1990 ; 345 ; 550-553.
3) Seatter M. J., De la Rue S. A., Porter L. M. et al : QLS motif in transmembrane helix Ⅶ of the glucose transporter family interacts with the C-1 position of D-glucose and is involved in substrate selection at the exofacial binding site. Biochemistry 1998 ; 37 ; 1322-1326.
4) Orci L., Thorens B., Ravazzola M. et al : Localization of the pancreatic beta cell glucose transporter to specific plasma membrane domains. Science 1989 ; 245 ; 295-297.
5) Uldry M., Ibberson M., Hosokawa M. et al : GLUT2 is a high affinity glucosamine transporter. FEBS Lett 2002 ; 524 ; 199-203.
6) Thorens B., Weir G. C., Leahy J. L. et al : Reduced expression of the liver/beta-cell glucose transporter isoform in glucose-insensitive pancreatic beta cells of diabetic rats. Proc Natl Acad Sci USA 1990 ; 87 ; 6492-6496.
7) Thorens B., Mueckler M. : Glucose transporters in the 21st Century. Am J Physiol Endocrinol Metab 2010 ; 298 ; E141-145.
8) Thoidis G., Kupriyanova T., Cunningham J. M. et al : Glucose transporter Glut3 is targeted to secretory vesicles in neurons and PC12 cells. J Biol Chem 1999 ; 274 ; 14062-14066.
9) Heijnen H. F., Oorschot V., Sixma J. J. et al : Thrombin stimulates glucose transport in human platelets via the translocation of the glucose transporter GLUT-3 from alpha-granules to the cell surface. J Cell Biol 1997 ; 138 ; 323-330.
10) Pilch P. F. : The mass action hypothesis : formation of Glut4 storage vesicles, a tissue-specific, regulated exocytic compartment. Acta Physiol (Oxf) 2008 ; 192 ; 89-101.
11) Garvey W. T., Maianu L., Hueckstaedt T. P. et al : Pretranslational suppression of a glucose transporter protein causes insulin resistance in adipocytes from patients with non-insulin-dependent diabetes mellitus and obesity. J Clin Invest 1991 ; 87 ; 1072-1081.

12) Zaid H., Antonescu C. N., Randhawa V. K. et al : Insulin action on glucose transporters through molecular switches, tracks and tethers. Biochem J 2008 ; 413 ; 201-215.
13) Cartee G. D., Wojtaszewski J. F. : Role of Akt substrate of 160 kDa in insulin-stimulated and contraction-stimulated glucose transport. Appl Physiol Nutr Metab 2007 ; 32 ; 557-566.
14) Kayano T., Burant C. F., Fukumoto H. et al : Human facilitative glucose transporters. Isolation, functional characterization, and gene localization of cDNAs encoding an isoform (GLUT5) expressed in small intestine, kidney, muscle, and adipose tissue and an unusual glucose transporter pseudogene-like sequence (GLUT6). J Biol Chem 1990 ; 265 ; 13276-13282.
15) Douard V., Ferraris R. P. : Regulation of the fructose transporter GLUT5 in health and disease. Am J Physiol Endocrinol Metab 2008 ; 295 ; E227-37.
16) Doege H., Bocianski A., Joost H. G. et al : Activity and genomic organization of human glucose transporter 9 (GLUT9), a novel member of the family of sugar-transport facilitators predominantly expressed in brain and leucocytes. Biochem J 2000 ; 350 Pt 3 ; 771-776.
17) Lisinski I., Schurmann A., Joost H. G. et al : Targeting of GLUT6 (formerly GLUT9) and GLUT8 in rat adipose cells. Biochem J 2001 ; 358 ; 517-522.
18) Cheeseman C. : GLUT7 : a new intestinal facilitated hexose transporter. Am J Physiol Endocrinol Metab 2008 ; 295 ; E238-41.
19) Ibberson M., Uldry M., Thorens B. : GLUTX1, a novel mammalian glucose transporter expressed in the central nervous system and insulin-sensitive tissues. J Biol Chem 2000 ; 275 ; 4607-4612.
20) Carayannopoulos M. O., Chi M. M., Cui Y. et al : GLUT8 is a glucose transporter responsible for insulin-stimulated glucose uptake in the blastocyst. Proc Natl Acad Sci USA 2000 ; 97 ; 7313-7318.
21) Pinto A. B., Carayannopoulos M., Hoehn O. et al : Glucose transporter 8 expression and translocation are critical for murine blastocyst survival. Biol Reprod 2002 ; 66 ; 1729-1733.
22) Zhao F. Q., Miller P. J., Wall E. H. et al : Bovine glucose transporter GLUT8 : cloning, expression, and developmental regulation in mammary gland. Biochim Biophys Acta 2004 ; 1680 ; 103-113.
23) Membrez M., Hummler E., Beermann F. et at. : GLUT8 is dispensable for embryonic development but influences hippocampal neurogenesis and heart

function. Mol Cell Biol 2006 ; 26 ; 4268-4276.
24) Phay J. E., Hussain H. B., Moley J. F. : Cloning and expression analysis of a novel member of the facilitative glucose transporter family, SLC2A9 (GLUT9). Genomics 2000 ; 66 ; 217-220.
25) Augustin R., Carayannopoulos M. O., Dowd L. O. et al : Identification and characterization of human glucose transporter-like protein-9 (GLUT9) : alternative splicing alters trafficking. J Biol Chem 2004 ; 279 ; 16229-16236.
26) McVie-Wylie A. J., Lamson D. R., Chen Y. T. : Molecular cloning of a novel member of the GLUT family of transporters, SLC2a10 (GLUT10) , localized on chromosome 20q13.1 : a candidate gene for NIDDM susceptibility. Genomics 2001 ; 72 ; 113-117.
27) Dawson P. A., Mychaleckyj J. C., Fossey S. C. et al : Sequence and functional analysis of GLUT10 : a glucose transporter in the Type 2 diabetes-linked region of chromosome 20q12-13.1. Mol Genet Metab 2001 ; 74 ; 186-199.
28) Bento J. L., Bowden D. W., Mychaleckyj J. C. et al : Genetic analysis of the GLUT10 glucose transporter (SLC2A10) polymorphisms in Caucasian American type 2 diabetes. BMC Med Genet 2005 ; 6 ; 42.
29) Rose C. S., Andersen G., Hamid Y. H. et al : Studies of relationships between the GLUT10 Ala206Thr polymorphism and impaired insulin secretion. Diabet Med 2005 ; 22 ; 946-949.
30) Coucke P. J., Willaert A., Wessels M. W. et al : Mutations in the facilitative glucose transporter GLUT10 alter angiogenesis and cause arterial tortuosity syndrome. Nat Genet 2006 ; 38 ; 452-457.
31) Drera B., Guala A., Zoppi N. et al : Two novel SLC2A10/GLUT10 mutations in a patient with arterial tortuosity syndrome. Am J Med Genet A 2007 ; 143 ; 216-218.
32) Doege H., Bocianski A., Scheepers A. et al : Characterization of human glucose transporter (GLUT) 11 (encoded by SLC2A11), a novel sugar-transport facilitator specifically expressed in heart and skeletal muscle. Biochem J 2001 ; 359 ; 443-449.
33) Sasaki T., Minoshima S., Shiohama A. et al : Molecular cloning of a member of the facilitative glucose transporter gene family GLUT11 (SLC2A11) and identification of transcription variants. Biochem Biophys Res Commun 2001 ; 289 ; 1218-1224.
34) Scheepers A., Schmidt S., Manolescu A. et al : Characterization of the human

SLC2A11 (GLUT11) gene : alternative promoter usage, function, expression, and subcellular distribution of three isoforms, and lack of mouse orthologue. Mol Membr Biol 2005 ; 22 ; 339-351.
35) Wu X., Li W., Sharma V. et al : Cloning and characterization of glucose transporter 11, a novel sugar transporter that is alternatively spliced in various tissues. Mol Genet Metab 2002 ; 76 ; 37-45.
36) Rogers S., Macheda M. L., Docherty S. E. et al : Identification of a novel glucose transporter-like protein-GLUT-12. Am J Physiol Endocrinol Metab 2002 ; 282 ; E733-738.
37) Wilson-O'Brien A. L., Dehaan C. L., Rogers S. : Mitogen-stimulated and rapamycin-sensitive glucose transporter 12 targeting and functional glucose transport in renal epithelial cells. Endocrinology 2008 ; 149 ; 917-924.
38) Stuart C. A., Howell M. E., Zhang Y. et al : Insulin-stimulated translocation of glucose transporter (GLUT) 12 parallels that of GLUT4 in normal muscle. J Clin Endocrinol Metab 2009 ; 94 ; 3535-3542.
39) Rogers S., Docherty S. E., Slavin J. L. et al : Differential expression of GLUT12 in breast cancer and normal breast tissue. Cancer Lett 2003 ; 193 ; 225-233.
40) Uldry M., Ibberson M., Horisberger J. D. et al : Identification of a mammalian $H^{(+)}$-myo-inositol symporter expressed predominantly in the brain. EMBO J 2001 ; 20 ; 4467-4477.
41) Uldry M., Steiner P., Zurich M. G. et al : Regulated exocytosis of an H^+/myo-inositol symporter at synapses and growth cones. EMBO J 2004 ; 23 ; 531-540.
42) Wu X., Freeze H. H. : Cloning and characterization of glucose transporter 11, a novel sugar transporter that is alternatively spliced in various tissues. Genomics 2002 ; 80 ; 553-557.
43) Hediger M. A., Coady M. J., Ikeda T. S. et al : Expression cloning and cDNA sequencing of the Na^+/glucose co-transporter. Nature 1987 ; 330 ; 379-381.
44) Wright E. M., Hirayama B. A., Loo D. F. : Active sugar transport in health and disease. J Intern Med 2007 ; 261 ; 32-43.
45) Turk E., Kerner C. J., Lostao M. P. et al : Membrane topology of the human Na^+/glucose cotransporter SGLT1. J Biol Chem 1996 ; 271 ; 1925-1934.
46) Panayotova-Heiermann M., Eskandari S., Turk E. et al : Five transmembrane helices form the sugar pathway through the Na^+/glucose cotransporter. J Biol Chem 1997 ; 272 ; 20324-20327.
47) Wright E. M. : The intestinal Na^+/glucose cotransporter. Annu Rev Physiol

1993 ; 55 ; 575 − 589.
48) Hirayama B. A., Lostao M. P., Panayotova-Heiermann M. et al : Kinetic and specificity differences between rat, human, and rabbit Na$^+$-glucose cotransporters (SGLT-1). Am J Physiol 1996 ; 270 ; G919 − 926.
49) Loo D. D., Zeuthen T., Chandy G. et al : Cotransport of water by the Na$^+$/glucose cotransporter. Proc Natl Acad Sci USA 1996 ; 93 ; 13367 − 13370.
50) Cheeseman C. I. : Upregulation of SGLT-1 transport activity in rat jejunum induced by GLP-2 infusion in vivo. Am J Physiol 1997 ; 273 ; R1965 − 1967.
51) Martin M. G., Turk E., Lostao M. P. et al : Defects in Na$^+$/glucose cotransporter (SGLT1) trafficking and function cause glucose-galactose malabsorption. Nat Genet 1996 ; 12 ; 216 − 220.
52) Kanai Y., Lee W. S., You G. et al : The human kidney low affinity Na$^+$/glucose cotransporter SGLT2. Delineation of the major renal reabsorptive mechanism for D-glucose. J Clin Invest 1994 ; 93 ; 397 − 404.
53) Wright E. M. : Renal Na$^{(+)}$-glucose cotransporters. Am J Physiol Renal Physiol 2001 ; 280 ; F10 − 18.
54) Wells R. G., Pajor A. M., Kanai Y. et al : Cloning of a human kidney cDNA with similarity to the sodium-glucose cotransporter. Am J Physiol 1992 ; 263 ; F459 − 465.
55) van den Heuvel L. P., Assink K., Willemsen M. et al : Autosomal recessive renal glucosuria attributable to a mutation in the sodium glucose cotransporter (SGLT2). Hum Genet 2002 ; 111 ; 544 − 547.
56) Kleta R., Stuart C., Gill F. A. et al : Renal glucosuria due to SGLT2 mutations. Mol Genet Metab 2004 ; 82 ; 56 − 58.
57) Diez-Sampedro A., Hirayama B. A., Osswald C. et al : A glucose sensor hiding in a family of transporters. Proc Natl Acad Sci USA 2003 ; 100 ; 11753 − 11758.
58) Voss A. A., Diez-Sampedro A., Hirayama B. A. et al : Imino sugars are potent agonists of the human glucose sensor SGLT3. Mol Pharmacol 2007 ; 71 ; 628 − 634.
59) Tazawa S., Yamato T., Fujikura H. et al : SLC5A9/SGLT4, a new Na$^+$-dependent glucose transporter, is an essential transporter for mannose, 1,5-anhydro-D-glucitol, and fructose. Life Sci 2005 ; 76 ; 1039 − 1050.
60) Zhao F. Q., Zheng Y. C., Wall E. H. et al : Cloning and expression of bovine sodium/glucose cotransporters. J Dairy Sci 2005 ; 88 ; 182 − 194.
61) Coady M. J., Wallendorff B., Gagnon D. G. et al : Identification of a novel Na$^+$/

myo-inositol cotransporter. J Biol Chem 2002 ; 277 ; 35219-35224.
62) Kwon H. M., Yamauchi A., Uchida S. et al : Cloning of the cDNa for a Na^+/myo-inositol cotransporter, a hypertonicity stress protein. J Biol Chem 1992 ; 267 ; 6297-6301.
63) Hager K., Hazama A., Kwon H. M. et al : Kinetics and specificity of the renal Na^+/myo-inositol cotransporter expressed in Xenopus oocytes. J Membr Biol 1995 ; 143 ; 103-113.
64) Chasis H., Jolliffe N., Smith H. W. : The Action of phlorizin on the excretion of glucose, xylose, sucrose, creatinine and urea by man. J Clin Invest 1933 ; 12 ; 1083-1090.
65) Neumiller J. J., White J. R. Jr., Campbell R. K. : Sodium-glucose co-transport inhibitors : progress and therapeutic potential in type 2 diabetes mellitus. Drugs 2010 ; 70 ; 377-385.
66) List, J. F. Woo V., Morales E. et al : Sodium-glucose cotransport inhibition with dapagliflozin in type 2 diabetes. Diabetes Care 2009 ; 32 ; 650-657.
67) Komoroski B., Vachharajani N., Feng Y. et al : Dapagliflozin, a novel, selective SGLT2 inhibitor, improved glycemic control over 2 weeks in patients with type 2 diabetes mellitus. Clin Pharmacol Ther 2009 ; 85 ; 513-519.

第2章　アミノ酸のトランスポーター

永森　收志*

1. はじめに

　アミノ酸は，生体を構成しているタンパク質の部品として重要であるが，近年それ以外にも生体反応を制御するシグナルとしても働きを持っていることが明らかになってきた[1,2]。タンパク質構成アミノ酸 proteogenic amino acids のうち，約半数が必須アミノ酸であるため，ヒトは食料からその必須アミノ酸を得る必要がある。食料として摂取されたタンパク質が消化によってペプチドに分解され，さらに小腸粘膜上皮刷子縁膜上でペプチダーゼによりアミノ酸となることで，アミノ酸は体内に吸収される。タンパク質が分解されてできたジペプチドやトリペプチドなどの短いペプチドの多くは，次節で詳しく述べられているようにペプチドトランスポーターによって，そのまま輸送され吸収される。小腸で吸収されるアミノ酸のうち，遊離アミノ酸としてアミノ酸トランスポーターによって輸送される正確な量は未だ不確定であるが[3]，遊離アミノ酸に比べてジペプチドやトリペプチドの場合，単位時間あたりに吸収されるアミノ酸総量の多いことが示されており，全体で6割ほどがペプチドとして取り込まれたものに由来すると考えられている。このジペプチドやトリペプチドは，一部がそのまま血液中に輸送されるが，残りは細胞内で分解され遊離アミノ酸となる。これらのトランスポーターによって管腔側 apical side から粘膜上皮細胞内に輸送されたアミノ酸は，一部が上皮細胞内で代謝される。細胞内で使用されなかった遊離アミノ酸は，基底膜側 basolateral side に存在するアミノ

*　大阪大学大学院医学系研究科

酸トランスポーター群によって血液中に輸送され，生体内の様々な臓器にそれぞれ存在するアミノ酸トランスポーターを介して運ばれる。

血液中に存在する遊離アミノ酸は，ヒトで1日に約50～70gもの量が腎臓の糸球体でろ過される[4]。したがって生体にとっては，それらの遊離アミノ酸を再吸収する機能が非常に重要である。腎臓の尿細管の管腔側には小腸同様に刷子縁膜構造が見られ，そこにもまたアミノ酸トランスポーター群が存在し遊離アミノ酸を再吸収しており，さらに基底膜側に存在するアミノ酸トランスポーター群によってそれらの再吸収された遊離アミノ酸が血液中に輸送される。

ひとくくりにアミノ酸といっても，その分子の性質は様々である。したがって，基質の多様性に対応しアミノ酸トランスポーター群もまた多様な分子群から成り立っている。遺伝子配列の相同性から分類した48のファミリーからなるSLC（solute carrier）[5]トランスポーター中，主にSLC1, 3, 6, 7, 16, 38, 43が細胞膜に存在するアミノ酸トランスポーターの属するファミリーである[6]。また，SLC17ファミリーのうち，いくつかは小胞型アミノ酸トランスポーターとして知られている[7]。

1960年代に始まったアミノ酸トランスポーターの研究は，輸送活性，つまり輸送されるアミノ酸の種類やイオン要求性に基づいて進められてきた。そのため，輸送活性を機能で分類（アミノ酸輸送システム）することが進んだ。これはChristensenの研究[8,9]とその流れをくむ研究に基づいたものである。この研究は，主に培養細胞株，赤血球や初代培養細胞を用いてアミノ酸の取り込みを解析したものであるため（**章末注1参照**），上皮細胞のような極性のある細胞におけるアミノ酸の動きを追ったものではない。小腸上皮や腎尿細管上皮などの極性細胞におけるアミノ酸の動きに関する研究は，Craneの研究にその開始を見ることができる[10]。その後の発展で，生体組織の標本や生体そのものでアミノ酸を観察することが可能になり，生理学的にアミノ酸の動きをとらえる研究が進んでいる。

この2つの流れを統合し，アミノ酸トランスポーターの生体における役割を

明らかにすることを実現したのが，遺伝子クローニングによるトランスポーター分子の同定である。金井らによるアフリカツメガエル卵母細胞を用いた発現クローニングによりグルタミン酸トランスポーター EAAC1 の同定[11]が哺乳類アミノ酸トランスポータークローニング時代の皮切りとなり（章末注２参照），1990 年代後半から次々にアミノ酸トランスポーターが同定されていった。アミノ酸トランスポーター分子の同定によって，その分子の基質選択性，イオン要求性を調べることが可能になった。それにより Christensen らの分類したアミノ酸輸送システムの分子実体が明らかにされ，それらの分子の極性細胞における局在を調べることによって極性細胞でのアミノ酸の動きを説明することが可能になった。先に述べた遺伝子配列に基づいた SLC 番号による分類は，当然，分子のクローニングがあって始めて可能になった。表２−１に Christensen の研究に基づくアミノ酸輸送システムの分類とそれに属する SLC ファミリー，明らかになっている輸送機構と代表的な基質を記載した。

2．アミノ酸トランスポーターの輸送機構

　アミノ酸トランスポーターは，物質の濃度勾配によって基質の輸送を行う二次性能動輸送 secondary active transport に分類される（二次性能動輸送のメカニズムについては序章参照）。本章で取り上げるアミノ酸トランスポーターの多くは細胞膜上に発現するものであり，これらはナトリウムイオン（Na^+）依存的なものと Na^+ 非依存的なものに分けられる。Na^+ 依存的トランスポーターは，細胞外の Na^+ 濃度が細胞内よりも高いことから生じる Na^+ 濃度勾配を利用し，Na^+ とアミノ酸を共輸送 symport することでアミノ酸を細胞内に取り込む。したがって，細胞内外のアミノ酸濃度にかかわらず，アミノ酸を細胞内に濃縮することができる。一方，Na^+ 非依存的アミノ酸トランスポーターは Na^+ 以外の物質の濃度勾配を利用して基質を輸送する。その多くは，細胞外のアミノ酸を取り込んで細胞内のアミノ酸を排出する交換輸送 exchange transport（対向輸送 antiport）によって，細胞外のアミノ酸を細胞内に取り込

第2章 アミノ酸のトランスポーター

表2－1　アミノ酸トランスポーター（細胞膜型）の分類 5, 6, 13)

アミノ酸輸送系	タンパク質名	Gene symbol	他の名称	主に発現する臓器
System A	SNAT1	SLC38A1	ATA1, GlnT, SAT1, NAT2	脳, 網膜, 心臓, 胎盤, 副腎
	SNAT2	SLC38A2	ATA2, SAT2	脳, 脊髄, 胎盤, 副腎, 精巣, 胸腺, 筋, 肝臓, 腸, 腎臓, 肺, 脂肪組織, 脾臓, 皮膚：(basolateral?)
	SNAT4	SLC38A4	ATA3, NAT3	肝臓, 骨格筋, 腎臓, 膵臓
System asc	4F2hc+asc1	SLC3A2+SLC7A10		脳, 心臓, 胎盤, 骨格筋, 腎臓
	??/asc2			脾臓, 腎臓(?)
System ASC	ASCT1	SLC1A4	SAAT1	広く発現
	ASCT2	SLC1A5	ATB^0	肺, 骨格筋, 大腸, 腎臓, 精巣, 脂肪組織(apical?)
System b$^{0,+}$	rBAT+b$^{0,+}$AT	SLC3A1+SLC7A9	NBAT+BAT1	小腸, 腎臓, 肺, 脳, 肝臓：(apical)
System B^0	B^{0}AT1	SLC6A19		腸, 腎臓：(apical)
	B^{0}AT2	SLC6A15	SBAT1	脳(amygdala, putamen, corpus callosum)
	B^{0}AT3	SLC6A18	XT2	腎臓：(apical)
System B$^{0,+}$	ATB$^{0,+}$	SLC6A14		肺, 気管, 下垂体, 唾液腺, 乳腺, 胃, 腸, 大腸：(apical)
System β	GAT1	SLC6A1		脳
	BGT1	SLC6A12		腎臓, 脳
	GAT2	SLC6A13		脳, 網膜, 肝臓, 腎臓
	GAT3	SLC6A11		脳
	TAUT	SLC6A6		広く発現
System Gly	GlyT1	SLC6A9		GLYT1a: 脳, 膵臓, 子宮, 胃, 脾臓, 肝臓, 肺〔GLYT1b,c: 脳〕
	GlyT2	SLC6A5		脊髄, 脳
System IMINO	SIT1	SLC6A20		腸, 腎臓, 脳, 卵巣：(apical?)
System L(L1)	4F2hc+LAT1	SLC3A2+SLC7A5		脳, 卵巣, 精巣, 胎盤, 血液脳関門, がん細胞
	4F2hc+LAT2	SLC3A2+SLC7A8	4F2hc-lc5	小腸, 腎臓, 脳, 胎盤, 卵巣, 精巣, 骨格筋(basolateral)
System L2	LAT3	SLC43A1		膵臓, 肝臓, 骨格筋, 腎臓
	LAT4	SLC43A2		胎盤, 腎臓, 腸
System N	SNAT3	SLC38A3	SN1	脳(astrocytes), 網膜, 肝臓, 腎臓, 脂肪組織：(basolateral)
	SNAT5	SLC38A5	SN2	胃, 脳, 肝臓, 肺, 小腸, 脾臓, 大腸, 腎臓
System T	TAT1	SLC16A10		腎臓, 腸, 胎盤, 心臓：(basolateral)
System X$^-_{AG}$	EAAC1	SLC1A1	EAAT3	脳(neurons), 腸, 腎臓, 肝臓, 心臓：(apical)
	GLT-1	SLC1A2	EAAT2	脳(astrocytes), 肝臓(basolateral?)
	GLAST	SLC1A3	EAAT1	脳(astrocytes), 心臓, 骨格筋, 胎盤
	EAAT4	SLC1A6		小脳(Purkinje cells)
	EAAT5	SLC1A7		網膜
System x^-_c	4F2hc+xCT	SLC3A2+SLC7A11		貪食細胞, 脳, 網膜, 肝臓, 腎臓(basolateral)
System y$^+$	CAT1	SLC7A1		肝臓以外で広く発現：(basolateral and intracellular membranes)
	CAT2A/B	SLC7A2		CAT-2A: 肝臓, 骨格筋, 膵臓　CAT-2B: 多くの組織で発現誘導
	CAT3	SLC7A3		胸腺, 卵巣, 精巣, 脳
	CAT4	SLC7A4		脳, 精巣, 胎盤
System y$^+$L	4F2hc+y$^+$LAT1	SLC3A2+SLC7A7		小腸, 腎臓, 白血球, 胎盤, 肺(basolateral)
	4F2hc+y$^+$LAT2	SLC3A2+SLC7A6		脳, 小腸, 精巣, 心臓, 腎臓, 肺, 胸腺：(basolateral)
(Assignment not yet clarified)	PAT1	SLC36A1		脳, 腸, 大腸, 腎臓, 肺, 肝臓, 脾臓：(apical/lysosome)
	PAT2	SLC36A2		肺, 心臓, 腎臓, 筋, 精巣, 脾臓, 副腎, 胸腺, 座骨神経

2. アミノ酸トランスポーターの輸送機構

輸送機構	輸送基質
1Na$^+$/アミノ酸共輸送	Gly, Ala, Ser, Cys, Gln, Asn, His, Met
	Gly, Pro, Ala, Ser, Cys, Gln, Asn, His, Met
	Gly, Pro, Ala, Ser, Cys, Gln, Met
交換輸送	Gly, Ala, Ser, Cys, Thr (D and L isoforms)
	Gly, Ala, Ser, Thr
Na$^+$依存性交換輸送	Ala, Ser, Cys
	Ala, Ser, Cys, Thr, Gln, Glu (at low pH)
交換輸送	Lys, Arg, Ala, Ser, Cys, Thr, Gln, Asn, His, Met, Ile, Leu, Val, Phe, Tyr, Trp, Cyst
Na$^+$/アミノ酸共輸送	Ala, Ser, Cys, Thr, Gln, Phe, Trp, Tyr
2Na$^+$/1Cl$^-$/アミノ酸共輸送	(Lys, Arg), Ala, Ser, Cys, (Thr, Gln, Asn), His, Met, Ile, Leu, Val, Phe, Tyr, Trp
2-3Na$^+$/1Cl$^-$/アミノ酸共輸送	GABA
	GABA, betaine, P, β-Ala
	GABA, betaine, taurine
	GABA, betaine
	Tau, β-Ala
2-3Na$^+$/1Cl$^-$/アミノ酸共輸送	Gly
	Gly
Na$^+$/アミノ酸共輸送	
交換輸送	(Gln), His, Met, Leu, Ile, Val, Phe, Tyr, Trp
	Ala, Ser, Cys, Thr, Gln, Asn, His, Met, Leu, Ile, Val, Phe, Tyr, Trp
促進拡散?	Leu, Ile, Val, Phe
	Leu, Ile, Val, Phe, Met
Na$^+$/AA-共輸送/H$^+$-交換輸送	Gln, Asn, His
	Gln, Asn, His, Ser, Gly
促進拡散?	Phe, Tyr, Trp
	Glu, Asp, Cys
	Glu, Asp
3Na$^+$/1H$^+$/アミノ酸共輸送/1K$^+$-交換輸送	Glu, Asp
	Glu, Asp
	Glu, Asp
交換輸送	Glu, Cyst (no Asp)
促進拡散	Arg, Lys, His
	Arg, Lys, His
	Arg, Lys
	?
Na$^+$-依存性交換輸送	Lys, Arg, Gln, His, Met, Leu
	Lys, Arg, Gln, His, Met, Leu, Ala, Cys
1H$^+$/アミノ酸交換輸送	Pro, Gly, Ala, β-Ala
	Pro, Gly, Ala

む。Na^+非依存的トランスポーターの中にはH^+依存的トランスポーターが存在し，これらのトランスポーターは細胞内外のプロトン勾配を利用してアミノ酸とプロトンを細胞内に共輸送する[12]。Na^+非依存的トランスポーターには，促進拡散 facilitate transport で基質を輸送するタイプも含まれる。また SLC7 ファミリーに含まれる System y^+L トランスポーターのように，塩基性アミノ酸の輸送には Na^+ 非依存的であるが中性アミノ酸の輸送には Na^+ を必要とし，Na^+ 依存的トランスポーターと Na^+ 非依存的トランスポーター双方の性質を持っている分子も存在する[14]。

序章で述べているように，二次性能動輸送を行うトランスポーターの輸送は，輸送基質の結合部位が細胞外に向いた状態から，細胞内に向けた状態に構造変化することを繰り返す alternating access model で説明される[15,16]。したがって，基質や他の化合物のトランスポーターへの結合を詳細に明らかにすることは，トランスポーターの機能を知るうえで重要である。輸送における基質とイオン分子の比（stoichiometry）は，同一ファミリー内でもトランスポーターの種類によって異なっており，また議論が分かれている場合もあるが，一部を表2－1に記載する。交換輸送をするトランスポーターには，必ず基質の交換を必要とする分子（obligate exchanger）と必ずしも交換基質を必要としない（facilitate transporter）分子の2種類が存在するが，アミノ酸の交換輸送における基質の stoichiometry は通常1：1であるとされている[17]。アミノ酸分子としては，1分子が細胞内に入り1分子が細胞外に出ることになり変化がないが，細胞内外の遊離アミノ酸組成の違いや後述のLAT1[18]とASCT2[19]の協調に見られるような他のトランスポーターとの機能的共役により，ある種のアミノ酸に関しては濃縮的に働くと考えられている[20-22]。

3．生体内におけるアミノ酸トランスポーターの分布
―細胞膜型と細胞内小器官型トランスポーター―

アミノ酸が生命活動にとって必須であるため，アミノ酸トランスポーターは生体内の様々な臓器に分布している。なかでも食料からアミノ酸を吸収する小

腸および尿からアミノ酸を再吸収する腎臓の粘膜上皮細胞には，多くのアミノ酸トランスポーターが存在する．図2-1は小腸上皮および腎尿細管におけるアミノ酸トランスポーターの局在を示したものである．管腔側と基底膜側のアミノ酸トランスポーターがそれぞれアミノ酸の取り込みと排出を行うことで，アミノ酸が血中に取り込まれ体内に行きわたる．

また，アミノ酸トランスポーターは中枢神経系で特に重要な役割を持っており，例えば，前述のグルタミン酸トランスポーター EAAC1 は中枢神経系で多く発現している（図2-2）．中枢神経系では，細胞表面に存在するトランスポーターだけではなく，細胞内小器官であるシナプス小胞に存在する小胞型アミノ酸トランスポーターが特に重要な機能を持っており，その研究も進んでいる．SLC17 ファミリーに属する小胞型アミノ酸トランスポーター VGLUT1, 2, 3[7] が，神経伝達物質であるグルタミン酸をシナプス小胞内に輸送し濃縮することで，シナプス小胞によるグルタミン酸の放出が可能になる．

中枢神経系である脳にアミノ酸が輸送されるためには，血液脳関門（Blood-brain-barrier）を通過しなければならない．血液脳関門の脳毛細血管内皮細胞には LAT1(SLC7A5)[18]，LAT2(SLC7A8)[23]，CAT1(SLC7A1)，EAAC1，ASCT2[19] などのアミノ酸トランスポーターが存在しており，脳内へのアミノ酸輸送を担っている．同様に，胎盤における血液胎盤関門（Blood-placenta-barrier）の合胞体栄養細胞にも，アミノ酸トランスポーターが存在し，血液組織関門のアミノ酸透過に寄与している．

細胞膜上のアミノ酸トランスポーター以外に，シナプス小胞のアミノ酸トランスポーターのような細胞内小器官に見られるアミノ酸トランスポーターも存在する．これらに関しては，シナプス小胞型以外は細胞膜型トランスポーターと比較して研究が進んでいない．細胞成長の制御など生命活動にとって重要な機能を持つリソソーム型アミノ酸トランスポーターも報告されており[24]，今後の研究の発展が期待される．また，ミトコンドリアに存在するトランスポーターの SLC25 ファミリーにもアミノ酸を輸送する分子があると考えられているが，詳細は不明である[25]．

第2章　アミノ酸のトランスポーター

中性アミノ酸

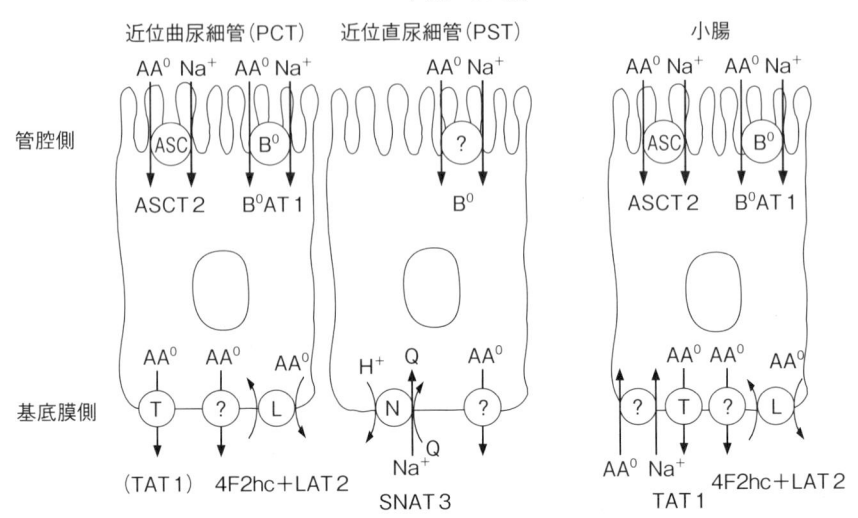

近位曲尿細管（PCT）　近位直尿細管（PST）　　　小腸

管腔側：
- PCT: AA^0 Na^+ (ASC) → ASCT2 ; AA^0 Na^+ (B^0) → B^0AT1
- PST: AA^0 Na^+ (?) → B^0
- 小腸: AA^0 Na^+ (ASC) → ASCT2 ; AA^0 Na^+ (B^0) → B^0AT1

基底膜側：
- PCT: AA^0 (T) ; AA^0 (?) ; AA^0 (L)　（TAT1）　4F2hc＋LAT2
- PST: H^+ Q (N) Na^+ Q ; AA^0 (?)　SNAT3
- 小腸: AA^0 (?) (T) (?) AA^0 (L) AA^0 ; AA^0 Na^+　TAT1　4F2hc＋LAT2

Proximal Convoluted Tubule (PCT), Proximal Straight Tubule (PST)

酸性アミノ酸

近位曲尿細管（PCT）　近位直尿細管（PST）　　　小腸

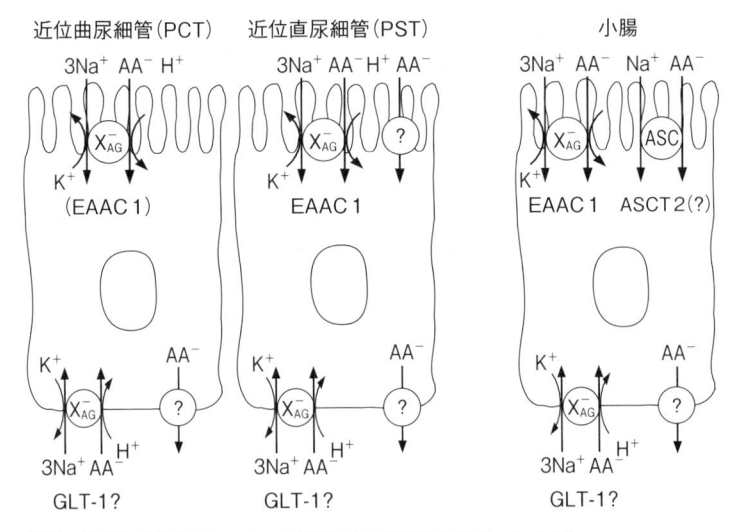

管腔側：
- PCT: $3Na^+$ AA^- H^+ (X_{AG}^-) K^+　（EAAC1）
- PST: $3Na^+$ AA^- H^+ AA^- (X_{AG}^-) (?) K^+　EAAC1
- 小腸: $3Na^+$ AA^- Na^+ AA^- (X_{AG}^-) (ASC) K^+　EAAC1　ASCT2(?)

基底膜側：
- PCT: K^+ (X_{AG}^-) $3Na^+$ AA^- H^+ ; AA^- (?)　GLT-1?
- PST: K^+ (X_{AG}^-) $3Na^+$ AA^- H^+ ; AA^- (?)　GLT-1?
- 小腸: K^+ (X_{AG}^-) $3Na^+$ AA^- H^+ ; AA^- (?)　GLT-1?

図2－1　腎臓（近位曲尿細管PCTと近位直尿細管PST）および小腸のアミノ酸トランスポーター〔その1〕

3. 生体内におけるアミノ酸トランスポーターの分布―細胞膜型と細胞内小器官型トランスポーター―　　47

塩基性アミノ酸

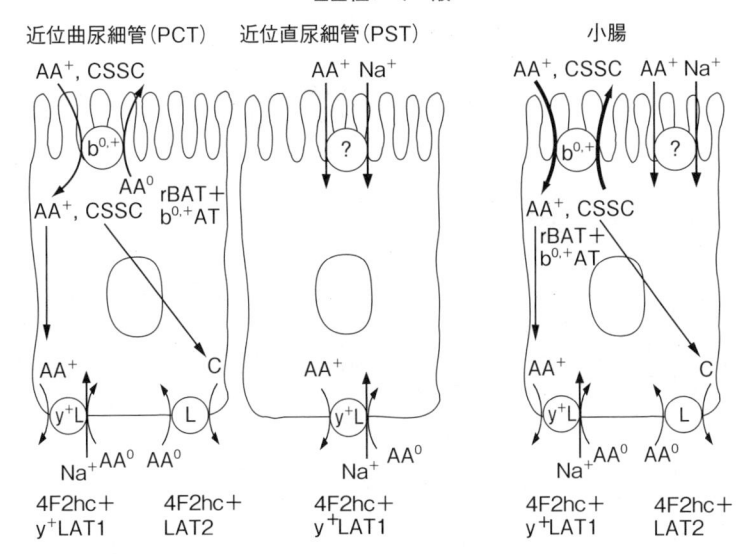

近位曲尿細管（PCT）　　近位直尿細管（PST）　　　　　小腸

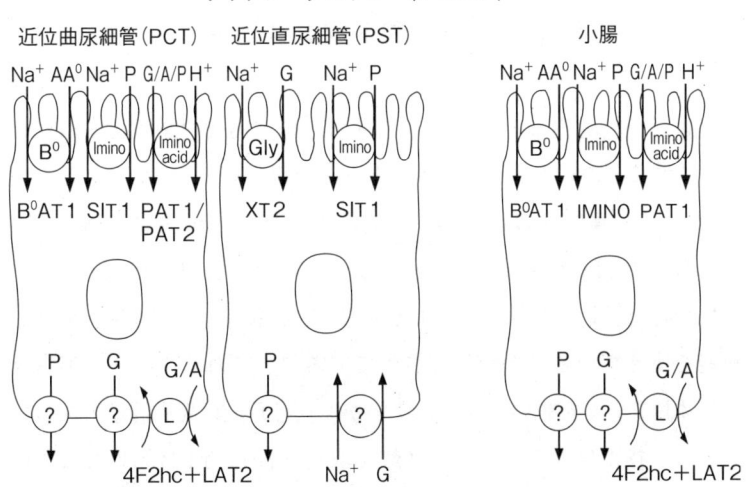

図2-1　腎臓（近位曲尿細管 PCT と近位直尿細管 PST）および
　　　　小腸のアミノ酸トランスポーター〔その2〕

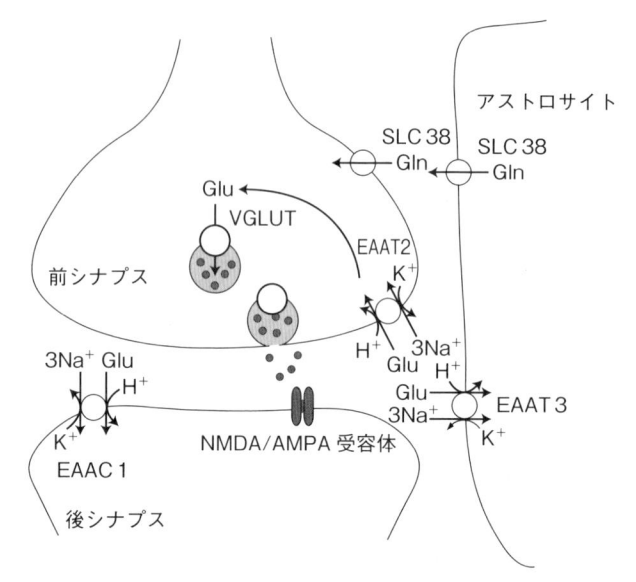

図２−２　中枢神経系のアミノ酸トランスポーター（グルタミン酸の輸送）

4．がん細胞のアミノ酸トランスポーター

　がん細胞では，その急速な細胞増殖や亢進した細胞内代謝を維持するために，糖やアミノ酸などの栄養トランスポーターの発現が高まっていることが明らかになっている（**章末注３参照**）。アミノ酸トランスポーターはLAT1 (SLC7A5) と LAT3(SLC43A1)[26]，ASCT2(SLC1A5)[27]，$ATB^{0,+}$(SLC6A14)[28]が，がん細胞で高発現しており，LAT1とASCT2が協調し，がん細胞の著しい細胞増殖能を支えていることが示唆されている[20]。これらのアミノ酸トランスポーターはおそらく疾患の原因ではないが，病態形成の促進因子となっている。このうち，特に複数の必須アミノ酸を取り込むLAT1は胎児肝において強く発現するが，成体肝においては発現レベルが低いことが示され，がん・胎児性抗原であることが発見当初から示唆されている。LAT1は同じファミリーの正常細胞型アミノ酸トランスポーターLAT2(SLC7A8)に置き換わっ

てがん細胞選択的に発現するため，臨床応用において診断・治療のターゲットとしての可能性があり，実際に臨床研究が進められている[29]。実際，大腸がん，肺がん，前立腺がん，胃がん，乳がん，膵がん，腎がん，喉頭がん，食道がん，脳腫瘍，他多くの悪性腫瘍組織でLAT1の発現が亢進しており，肺がん，脳腫瘍，前立腺がんにおいてLAT1の高発現群は予後不良であった[30-33]。LAT3は，前立腺がんや精巣腫瘍に発現することが報告されている。腫瘍細胞株においては，LAT1の発現量の低い一部の細胞株にLAT3の発現が高い傾向がある。

　LAT1とASCT2は以下のように協調しあうと考えられている。LAT1は，ロイシン，イソロイシン，バリン，フェニルアラニン，チロシン，トリプトファン，メチオニン，ヒスチジンといった必須アミノ酸を多く含むアミノ酸に対して高親和性を示す。ところが，LAT1はNa^+非依存性であり，細胞内外の基質を交換することで細胞外部のアミノ酸を細胞内に取り込む交換輸送体である。つまり，LAT1を介して細胞内に1分子のアミノ酸を取り込むために1分子のアミノ酸が細胞外に排出されなければならない。がん細胞は，グルタミンをATP産生に利用しており，比較的高濃度のグルタミンを細胞内に維持しているとされている。このグルタミンも低親和性ながらLAT1の基質である[34]。したがって，細胞外からロイシンなどの大型側鎖を持つ中性アミノ酸を取り込むために，細胞内のグルタミンを交換基質として用いていることで，LAT1がロイシンなどの中性アミノ酸が細胞内へ能動輸送すると考えられている。一方，LAT1により細胞外に排出されたグルタミンは，Na^+依存性中性アミノ酸トランスポーターであるASCT2によって，濃縮的にNa^+とともに細胞内に共輸送される。これにより，細胞はグルタミンの濃度を保ったまま，ロイシンなどの大型疎水性側鎖を持つ中性アミノ酸を細胞内に取り込むことを可能にしている。

5. アミノ酸シグナルと mTOR (mammalian target of rapamycin)

前述の LAT1 と ASCT2 の共役により，LAT1 の基質であるロイシンが細胞内に取り込まれ，細胞シグナル伝達系の mTOR を介して翻訳・転写・細胞成長を制御している。ASCT2 によって細胞に取り込まれたグルタミンは，ATP 産生に使用され，それにより AMPK を抑制し，結果として mTOR を活性化する[20]。LAT1/ASCT2 の抑制がオートファジーを誘発することも報告されている[22]。mTOR は栄養シグナルの伝達経路の主要因子であり，酵母 rapamycin 抵抗性変異株の原因遺伝子である *TOR* の哺乳類ホモローグである。アミノ酸によって mTOR を中心とする巨大タンパク質複合体 mTORC1 が活性化され，下流にある p70S6K や 4E-BP1 のリン酸化によってタンパク質の翻訳が正に制御される。最近の研究によって，mTORC1 はタンパク質合成のみならず，エネルギー代謝や合成経路の因子の発現を誘導することで，細胞の代謝制御とより深くかかわることが示されている[35]。細胞内にトランスポーターによって取り込まれたアミノ酸（ロイシン）が mTOR を活性化することは示されているが，細胞がアミノ酸を感知し mTOR を活性化する機構は明らかになっていない。

6. D-アミノ酸のトランスポーター

自然界に通常存在するアミノ酸である L-アミノ酸の光学異性体である D-アミノ酸，特に D-セリンと D-アスパラギン酸が哺乳類の生体内に比較的高濃度で存在する。D-セリンは遊離型アミノ酸として特に脳に多く見られる。哺乳類中枢神経系に発現がみられる *N*-メチル-D-アスパラギン酸型グルタミン酸受容体（NMDA 受容体）は，シナプス可塑性，神経細胞障害や脳発生など複数の重要な過程を担う因子であるが，その活性化には，グルタミン酸に加えてコ・アゴニストの結合が必要であり，当初グリシンが重要視されたが，その後より

結合親和性の高い D-セリンが生理的なコ・アゴニストであるとされている。D-アスパラギン酸については，眼の水晶体，脳，皮膚，歯，骨，動脈壁，靭帯など様々な老化組織に D-アスパラギン酸を含むタンパク質が発見されている。遊離 D-アスパラギン酸については，メラトニンの分泌抑制やプロラクタン分泌の活性化などが報告されている。

L-アミノ酸を輸送する多くのアミノ酸トランスポーターにとって，立体構造の異なる D-アミノ酸は好ましい基質ではないと考えられる。したがって，D-アミノ酸の輸送可能なアミノ酸トランスポーターは限られており，これまで少数のトランスポーターで D-アミノ酸輸送が明らかにされている。前述の LAT1 は D-Leu, D-Phe, D-Met を輸送する[34]。脳に発現が見られる Asc-1 は D-Ala, D-Ser, D-Cys を輸送し[36, 37]，ASCT2 は D-Ser, D-Thr を輸送することが報告されている[19]。EAAC1 などの SLC1 ファミリーの一部は D-Asp を輸送することが示されている[38]。D-アミノ酸輸送に関しては，不明な点が未だ多く残されており，さらなる研究が必要とされている。

7．アミノ酸トランスポーターと補助因子

アミノ酸トランスポーターのうち，SLC6 と SLC7 ファミリーに属するものの中には，補助因子と相互作用することによってはじめてもしくは顕著にその機能を発現するトランスポーターが存在する。SLC7 ファミリーのうち，12回膜貫通型タンパク質である SLC7A5—13 は SLC3 ファミリーに属する1回膜貫通型タンパク質 である rBAT(SLC3A1) もしくは CD98/4F2hc(SLC3A2) とジスルフィド結合を介してヘテロダイマーを形成する。rBAT(SLC3A1) と相互作用する $b^{0,+}$AT(SLC7A9) は管腔側刷子縁膜に局在し，CD98/4F2hc (SLC3A2) と結合するトランスポーターは側底膜上に存在する[39]。SLC3 が存在しない場合，トランスポーターの本体である SLC7 は細胞膜上に局在しない。

管腔側膜の Na^+ 依存性中性アミノ酸トランスポーターである B^0AT1

(SLC6A19) は，小腸ではアンジオテンシン変換酵素 2(ACE2)，腎臓では ACE2 の酵素活性部位を欠いた collectrin(TMEM27) と共発現することで細胞膜上における存在量が増え，輸送活性が上昇する[40,41]。両因子とも，トランスポーターの輸送活性を上昇させるために重要な因子であるが，酵素活性部位の有無に大きな違いがある。ACE2 はカルボキシルペプチダーゼ活性を持つため，アンジオテンシンIIを含むペプチドのC末端アミノ酸残基を切断する。したがって，活性部位の有無は，小腸では摂取したタンパク質の最終消化が行われるが，腎臓近位尿細管管腔内ではタンパク質の消化が行われないことに由来すると思われる。小腸での例は，トランスポーターとそれ以外の膜タンパク質(この場合はペプチダーゼ)が機能的に共役していることを示す例として興味深い。

8. アミノ酸トランスポーターと疾患

アミノ酸トランスポーターの遺伝的欠損により発症する遺伝病のうち，小腸，腎臓の上皮に存在するアミノ酸トランスポーターの欠損は，アミノ酸尿症として知られる[42]。シスチン尿症は rBAT(SLC3A1) および $b^{0,+}$AT (SLC7A9)[43-45]，リジン尿性タンパク質不耐症は y^+LAT1(SLC7A7)[46]，ハートナップ病は B^0AT1(SLC6A19)[47] の遺伝的欠損によって発症することが示されている。イミノグリシン尿症は PAT2(SLC36A2)，IMINO(SLC6A20)，XT2(SLC6A18)，B^0AT1(SLC6A19) の複合的変異によって発症すると考えられている[48]。

シスチン尿症は，腎近位尿細管管腔側で尿中からシスチンを再吸収するトランスポーターの先天的な機能不全により，溶解度の低いシスチンが多発性の結石を形成し，重篤な腎機能障害に陥る常染色体劣性の疾患である。シスチンを輸送するトランスポーターは，前述の1回膜貫通型タンパク質 rBAT(SLC3A1) と12回膜貫通型タンパク質 BAT1/$b^{0,+}$AT(SLC7A9) の2つのサブユニットからなるヘテロダイマー型アミノ酸トランスポーターであり，rBAT の変異によってI型シスチン尿症，BAT1/$b^{0,+}$AT の変異で非I型シスチン尿が発症す

る。rBAT は先に $b^{0,+}$ アミノ酸トランスポーター関連因子 related to $b^{0,+}$amino acid transporter として同定されていたが[43,45]，後に Kanai らが同定した $b^{0,+}$AT が物質輸送機能を司るトランスポーター本体であることが明らかになった[44]。その後のシスチン尿症患者の遺伝子解析によって，日本人のシスチン尿症変異は，$b^{0,+}$AT の C 末端領域の P482L 変異（第 482 残基プロリンのロイシンへの置換）が約 80％を占めることが明らかになっている[49]。興味深いことに，欧米での P482L 変異は 0.001％程度で，ほとんど見いだされていない。また，BAT1/$b^{0,+}$AT の C 末端欠失変異体は細胞膜に局在しないが[50]，P482L 変異はタンパク質の発現と局在は正常である。通常，トランスポーターの C 末端が輸送活性には重要でないと考えられている。そのため，P482L 変異は，他の変異にみられるタンパク質の発現そのものがみられなくなっている場合とは，まったく異なった機構でアミノ酸輸送活性を損なっていることが示唆されている。

　B^0AT1(SLC6A19) が原因遺伝子であるハートナップ病は，重症時には知能低下や発達障害が起きる先天性の代謝異常症である。トランスポーターの欠損により，小腸におけるトリプトファンなどの吸収が障害を受け，インドールなどの一部のトリプトファン分解産物が腸管に吸収され，尿中に出現する。腎臓におけるアミノ酸再吸収機能も障害されているため，アミノ酸尿となる。前述のように B^0AT1(SLC6A19) は，小腸では ACE2，腎臓では collectrin と相互作用することで，高い活性を維持している。そのためハートナップ病の病態は，B^0AT1(SLC6A19) そのものの輸送活性低下を引き起こす変異以外に，ACE2 や collectrin との相互作用の低下が引き起こされることで生じる場合もある。

　グルタミン酸は中枢神経系において，主要な興奮性神経伝達物質として知られているが，同時に過剰なグルタミン酸は神経細胞障害作用を示す。細胞外のグルタミン酸濃度が上昇することで起こる神経細胞死は，筋萎縮性側索硬化症・脊髄小脳変性症・アルツハイマー病・ハンチントン病などの慢性神経変性疾患や虚血・てんかん・外傷などの急性神経疾患において共通してみられる神

経変性の機序の1つである.神経伝達物質であるグルタミン酸の細胞外濃度を制御している細胞膜型グルタミン酸トランスポーターの異常が,緑内障や筋萎縮性側索硬化症などの神経変性疾患を引き起こす可能性が示唆されている[51].

また,大脳ニューロンの過剰な放電から由来する反復性の発作であるてんかんは,古来より,飢餓や高ケトン食の摂取で抑制できることが知られている.実際,生理的な条件下でケトン体の濃度は 0.3 mM 程度であるが,飢餓状態や高ケトン食によりケトン体濃度は約 10 mM にまで達する.ところが,近年までこのケトン体がけいれんを抑制する作用機序は不明であった.

最近,Moriyama らは,精製したタンパク質のみをリン脂質二重膜からなるリポソームに再構成するという 1970 年代に開発された実験系によって,この有史以来の謎を解き明かした[52].小胞型グルタミン酸トランスポーターである VGLUT(SLC17 ファミリー)は,グルタミン酸を輸送するために Cl^- 依存性を示すことが知られている.Moriyama らは Cl^- 依存性が小胞型グルタミン酸トランスポーターのアロステリック活性化因子であることを証明する過程で,ケトン体が Cl^- と競合的にトランスポーターに結合することを見いだした.ケトン体が VGLUT のアロステリック活性化因子である Cl^- のトランスポーターへの結合を調節することで,VGLUT の活性を阻害することが示され,ケトン体によるてんかん発作の抑制機序が明らかになった.糖尿病や高ケトン食摂食時におけるいくつかの症状は,ケトン体と小胞型トランスポーターの結合によるものである可能性も示唆される.また,このケトン体による活性制御の仕組みは,他の SLC17 ファミリー小胞型トランスポーターにも保存されていた.他のトランスポーターファミリーにも同様の低分子による調節機構の存在する可能性も考えられる.

その他,食事や薬物がアミノ酸トランスポーターに及ぼす影響としては,高タンパク質食の摂取による Levodopa(L-dopa)や Neurontin(gabapentin)の薬効阻害が知られている.これらの薬物と高タンパク質食由来のアミノ酸が System L トランスポーターである LAT1 に対して競合し,アミノ酸が薬物の吸収を阻害するためである.また gabapentin は Systems $b^{0,+}$ である BAT1/

b$^{0,+}$ATによって小腸で取り込まれるという報告もあり[53]、腸における吸収阻害も一因と考えられる。抗腫瘍薬 melphalan も LAT1 の基質結合部位に作用する[54]。LAT1 はまた、水俣病の原因物質として知られるメチル水銀をシステイン抱合体として輸送する。

9. 結晶構造

前述のように LAT1 は広い基質選択性を持ち、アミノ酸に限らず多くの薬物や化合物を輸送する。前述の gabapentin は、LAT1 の基質結合部位に結合する α-アミノ酸構造を持たない唯一の化合物である。これは gabapentin のアミノ基とカルボキシル基が α-アミノ酸の α-アミノ基と α-カルボキシル基に相当する空間的位置にあるためであると考えられるが、実際のところは不明である。トランスポーターの構造解析研究が進むことで、例えば、こういったトランスポーターの基質認識機構の詳細が明らかになることが期待されている。

トランスポーターの三次元構造解析は、タンパク質分子の持つ疎水的および構造変化が著しい性質のため非常に困難である。そのため、近年までほとんど研究の進展が見られていなかったが、最近になってバクテリアのトランスポーターを中心に徐々に構造解析が進んできた[55,56]。したがって、哺乳類の膜タンパク質の構造は、そのタンパク質のバクテリア類似体（オルソローグ）を解析した結晶構造を基にモデルを作成することが行われている。

アミノ酸トランスポーターが属する SLC ファミリーの場合、いくつかのファミリーに関してはすでにバクテリア類似体での構造解析が進んでいる（図2－3）。そのため、バクテリアのアミノ酸トランスポーター LeuT を代表とした、これらの結晶構造を基に作成された構造モデルを使って、研究が行われている。図2－3に見られるように SLC6 と SLC7 ファミリーのアミノ酸トランスポーターは"LeuT-fold"と呼ばれる同じ基本構造を保持するとされている[56,57]。SLC16、SLC38 に関してはバクテリア類似体の解析はされていないが、アミノ酸配列の解析から LeuT-fold 構造を持つと考えられている。一方、

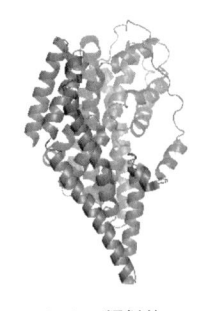

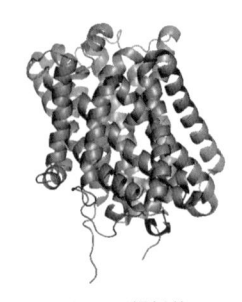

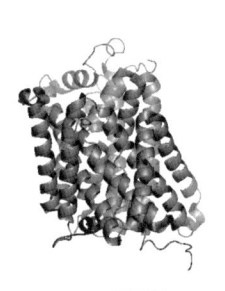

| SLC1 類似体 | SLC6 類似体 | SLC7 類似体 |
| GltPh(PDB:1xfh) | Leu(PDB:3gi8) | AdiC(PDB:3l1l) |

図2-3 アミノ酸トランスポーターのバクテリア類似体構造モデル

　グルタミン酸トランスポーターを含む SLC1 ファミリーは，そのバクテリア類似体の基本構造が上記の LeuT-fold と異なっており，ユニークな構造をしている[58]。SLC43 の構造に関しては不明であり，研究の進展が望まれる。また，細胞内小器官に見られる SLC17 は，LeuT-fold とは異なった MFS（Major Facilitator Superfamily）タイプの基本構造を保持しているとされている。SLC7 ファミリーの補助因子である 1 回膜貫通型膜タンパク質である SLC3 ファミリーは，細胞外領域のみがすでに結晶構造解析されており[59]，その細胞外領域はバクテリアのアミラーゼ様の構造をしていることが報告されているが，機能的意義は明らかになっていない。

　近年の構造生物学の華々しい成果によって，タンパク質の三次元構造が明らかになり，その分子の研究が飛躍的に進んでいる。トランスポーターの場合，構造変化による物質輸送のメカニズム（alternating access model）が証明されつつあり[60]，また，薬物など様々な化合物との相互作用様式が明らかになった[61]。また，例えば，未だ議論は分かれているが[62]，LeuT に輸送を制御する第 2 の基質結合部位の存在が生化学的な実験結果から示唆され，結晶構造で観察された[63,64]。近い将来，哺乳類アミノ酸トランスポーターの詳細な構造が明らかになることで，アミノ酸トランスポーターの機能が構造的側面から明らかになり，それによってこれまでわからなかった生体内での役割も発見されるか

もしれない。また，構造情報を基盤にした創薬デザインによりアミノ酸トランスポーターが関与する疾患の治療が可能になり，さらには化合物によるアミノ酸吸収の制御も可能になると考えられる。

注1：したがって後述の細胞内小器官のアミノ酸トランスポーターは含んでいない。
注2：塩基性アミノ酸トランスポーターCAT1はほぼ同時期にウイルス受容体としてクローニングされ，輸送活性があることが示されていた[65]。
注3：培養細胞株のほとんどにおいて，程度の差はあるがLAT1もしくはLAT3の発現亢進が観察され，それ以外のアミノ酸トランスポーターの発現も変化している。したがって，培養細胞のアミノ酸の取り込みはトランスポーターの種類，分子数が生体内の細胞とは異なっており，細胞を用いた実験結果が必ずしも生体内の現象を正確に反映していないことを考慮する必要がある。

文　献

1) Tokunaga C., Yoshino K., Yonezawa K.：mTOR integrates amino acid- and energy-sensing pathways. Biochem Biophys Res Commun 2004；313；443-446.
2) 前濱朝彦：アミノ酸感知シグナル. 細胞工学 2009；28；760-764.
3) Daniel H.：Molecular and integrative physiology of intestinal peptide transport. Annu Rev Physiol 2004；66；361-384.
4) Verrey F., Singer D., Ramadan T. et al：Kidney amino acid transport. Pflugers Arch 2009；458；53-60.
5) SLC Tables. Available from：http://www.bioparadigms.org/slc/menu.asp.
6) Hediger M. A., Romero M. F., Peng J. B. et al：The ABCs of solute carriers: physiological, pathological and therapeutic implications of human membrane transport proteins Introduction. Pflugers Arch 2004；447；465-468.
7) Reimer R. J., Edwards R. H.：Organic anion transport is the primary function of the SLC17/type I phosphate transporter family. Pflugers Arch 2004；447；629-635.
8) Christensen H. N.：Methods for distinguishing amino acid transport systems of a given cell or tissue. Fed Proc 1966；25；850-853.

9) Christensen H. N. : Role of amino acid transport and countertransport in nutrition and metabolism. Physiol Rev 1990 ; 70 ; 43-77.
10) Crane R. K. : Na^+-dependent transport in the intestine and other animal tissues. Fed Proc 1965 ; 24 ; 1000-1006.
11) Kanai Y., Hediger M. A. : Primary structure and functional characterization of a high-affinity glutamate transporter. Nature 1992 ; 360 ; 467-471.
12) Boll M., Daniel H., Gasnier B. : The SLC36 family : proton-coupled transporters for the absorption of selected amino acids from extracellular and intracellular proteolysis. Pflugers Arch 2004 ; 447 ; 776-779.
13) Broer S. : Adaptation of plasma membrane amino acid transport mechanisms to physiological demands. Pflugers Arch 2002 ; 444 ; 457-466.
14) Kanai Y., Fukasawa Y., Cha S. H. et al : Transport properties of a system y^+L neutral and basic amino acid transporter. Insights into the mechanisms of substrate recognition. J Biol Chem 2000 ; 275 ; 20787-20793.
15) Jardetzky O. : Simple allosteric model for membrane pumps. Nature 1966 ; 211 ; 969-970.
16) Forrest L. R., Kramer R., Ziegler C. : The structural basis of secondary active transport mechanisms. Biochim Biophys Acta 2010 ; 1807 ; 167-168.
17) Meier C., Ristic Z., Klauser S. et al : Activation of system L heterodimeric amino acid exchangers by intracellular substrates. EMBO J 2002 ; 21 ; 580-589.
18) Kanai Y., Segawa H., Miyamoto K. et al : Expression cloning and characterization of a transporter for large neutral amino acids activated by the heavy chain of 4F2 antigen (CD98). J Biol Chem 1998 ; 273 ; 23629-23632.
19) Utsunomiya-Tate N., Endou H., Kanai Y. : Cloning and functional characterization of a system ASC-like Na^+-dependent neutral amino acid transporter. J Biol Chem 1996 ; 271 ; 14883-14890.
20) Fuchs B. C., Bode B. P. : Amino acid transporters ASCT2 and LAT1 in cancer : partners in crime? Semin Cancer Biol 2005 ; 15 ; 254-266.
21) Xu D., Hemler M. E. : Metabolic activation-related CD147-CD98 complex. Mol Cell Proteomics 2005 ; 4 ; 1061-1071.
22) Nicklin P., Bergman P., Zhang B. et al : Bidirectional transport of amino acids regulates mTOR and autophagy. Cell 2009 ; 136 ; 521-534.
23) Segawa H., Fukasawa Y., Miyamoto K. et al : Identification and functional characterization of a Na^+-independent neutral amino acid transporter with broad substrate selectivity. J Biol Chem 1999 ; 274 ; 19745-19751.

24) Heublein S., Kazi S., Ogmundsdottir M. H. et al : Proton-assisted amino-acid transporters are conserved regulators of proliferation and amino-acid-dependent mTORC1 activation. Oncogene 2010 ; 29 ; 4068-4079.
25) Palmieri F. : The mitochondrial transporter family (SLC25) : physiological and pathological implications. Pflugers Arch 2004 ; 447 ; 689-709.
26) Babu E., Kanai Y., Chairoungdua A. et al : Identification of a novel system L amino acid transporter structurally distinct from heterodimeric amino acid transporters. J Biol Chem 2003 ; 278 ; 43838-43845.
27) Witte D., Ali N., Carlson N. et al : Overexpression of the neutral amino acid transporter ASCT2 in human colorectal adenocarcinoma. Anticancer Res 2002 ; 22 ; 2555-2557.
28) Gupta N., Miyauchi S., Martindale R. G. et al : Upregulation of the amino acid transporter $ATB^{0,+}$ (SLC6A14) in colorectal cancer and metastasis in humans. Biochim Biophys Acta 2005 ; 1741 ; 215-223.
29) 金井好克：アミノ酸トランスポーターと癌. 細胞工学 2009 ; 28 ; 789-793.
30) Kaira K., Oriuchi N., Imai H. et al : Prognostic significance of L-type amino acid transporter 1 expression in resectable stage I-III nonsmall cell lung cancer. Br J Cancer 2008 ; 98 ; 742-748.
31) Kaira K., Oriuchi N., Shimizu K. et al : Evaluation of thoracic tumors with ^{18}F-FMT and ^{18}F-FDG PET-CT: a clinicopathological study. Int J Cancer 2009 ; 124 ; 1152-1160.
32) Nawashiro H., Otani N., Shinomiya N. et al : L-type amino acid transporter 1 as a potential molecular target in human astrocytic tumors. Int J Cancer 2006 ; 119 ; 484-492.
33) Sakata T., Ferdous G., Tsuruta T. et al : L-type amino-acid transporter 1 as a novel biomarker for high-grade malignancy in prostate cancer. Pathol Int 2009 ; 59 ; 7-18.
34) Yanagida O., Kanai Y., Chairoungdua A. et al : Human L-type amino acid transporter 1 (LAT1) : characterization of function and expression in tumor cell lines. Biochim Biophys Acta 2001 ; 1514 ; 291-302.
35) Duvel K., Yecies J. L., Menon S. et al : Activation of a metabolic gene regulatory network downstream of mTOR complex 1. Mol Cell 2010 ; 39 ; 171-183.
36) Fukasawa Y., Segawa H., Kim J. Y. et al : Identification and characterization of a Na^+-independent neutral amino acid transporter that associates with the 4F2 heavy chain and exhibits substrate selectivity for small neutral D- and L-amino

acids. J Biol Chem 2000 ; 275 ; 9690-9698.
37) Nakauchi J., Matsuo H., Kim D. K. et al : Cloning and characterization of a human brain Na$^+$-independent transporter for small neutral amino acids that transports D-serine with high affinity. Neurosci Lett 2000 ; 287 ; 231-235.
38) Kanai Y., Hediger M. A. : The glutamate/neutral amino acid transporter family SLC1 : molecular, physiological and pharmacological aspects. Pflugers Arch 2004 ; 447 ; 469-479.
39) Verrey F., Closs E. I., Wagner C. A. et al : CATs and HATs : the SLC7 family of amino acid transporters. Pflugers Arch 2004 ; 447 ; 532-542.
40) Danilczyk U., Sarao R., Remy C. et al : Essential role for collectrin in renal amino acid transport. Nature 2006 ; 444 ; 1088-1091.
41) Camargo S. M., Singer D., Makrides V. et al : Tissue-specific amino acid transporter partners ACE2 and collectrin differentially interact with hartnup mutations. Gastroenterology 2009 ; 136 ; 872-882.
42) Broer S. : Amino acid transport across mammalian intestinal and renal epithelia. Physiol Rev 2008 ; 88 ; 249-286.
43) Bertran J., Werner A., Moore M. L. et al : Expression cloning of a cDNA from rabbit kidney cortex that induces a single transport system for cystine and dibasic and neutral amino acids. Proc Natl Acad Sci USA 1992 ; 89 ; 5601-5605.
44) Chairoungdua A., Segawa H., Kim J. Y. et al : Identification of an amino acid transporter associated with the cystinuria-related type II membrane glycoprotein. J Biol Chem 1999 ; 274 ; 28845-28848.
45) Wells R. G., Hediger M. A. : Cloning of a rat kidney cDNA that stimulates dibasic and neutral amino acid transport and has sequence similarity to glucosidases. Proc Natl Acad Sci USA 1992 ; 89 ; 5596-5600.
46) Pfeiffer R., Rossier G., Spindler B. et al : Amino acid transport of y$^+$L-type by heterodimers of 4F2hc/CD98 and members of the glycoprotein-associated amino acid transporter family. EMBO J 1999 ; 18 ; 49-57.
47) Kleta R., Romeo E., Ristic Z. et al : Mutations in SLC6A19, encoding B^{0}AT1, cause Hartnup disorder. Nat Genet 2004 ; 36 ; 999-1002.
48) Broer S., Bailey C. G., Kowalczuk S. et al : Iminoglycinuria and hyperglycinuria are discrete human phenotypes resulting from complex mutations in proline and glycine transporters. J Clin Invest 2008 ; 118 ; 3881-3892.
49) Shigeta Y., Kanai Y., Chairoungdua A. et al : A novel missense mutation of

SLC7A9 frequent in Japanese cystinuria cases affecting the C-terminus of the transporter. Kidney Int 2006 ; 69 ; 1198−1206.
50) Sakamoto S., Chairoungdua A., Nagamori S. et al : A novel role of the C-terminus of $b^{0,+}$AT in the ER-Golgi trafficking of the rBAT-$b^{0,+}$ AT heterodimeric amino acid transporter. Biochem J 2009 ; 417 ; 441−448.
51) Harada T., Harada C., Nakamura K. et al : The potential role of glutamate transporters in the pathogenesis of normal tension glaucoma. J Clin Invest 2007 ; 117 ; 1763−1770.
52) Juge N., Gray J. A., Omote H. et al : Metabolic control of vesicular glutamate transport and release. Neuron 2010 ; 68 ; 99−112.
53) Nguyen T. V., Smith D. E., Fleisher D. : PEPT1 enhances the uptake of gabapentin via trans-stimulation of $b^{0,+}$ exchange. Pharm Res 2007 ; 24 ; 353−360.
54) Uchino H., Kanai Y., Kim D. K. et al : Transport of amino acid-related compounds mediated by L-type amino acid transporter 1 (LAT1) : insights into the mechanisms of substrate recognition. Mol Pharmacol 2002 ; 61 ; 729−737.
55) Abramson J., Smirnova I., Kasho V. et al : Structure and mechanism of the lactose permease of *Escherichia coli*. Science 2003 ; 301 ; 610−615.
56) Yamashita A., Singh S. K., Kawate T. et al : Crystal structure of a bacterial homologue of Na^+/Cl^- dependent neurotransmitter transporters. Nature 2005 ; 437 ; 215−223.
57) Fang Y., Jayaram H., Shane T. et al : Structure of a prokaryotic virtual proton pump at 3.2 Å resolution. Nature 2009 ; 460 ; 1040−1043.
58) Yernool D., Boudker O., Jin Y. et al : Structure of a glutamate transporter homologue from *Pyrococcus horikoshii*. Nature 2004 ; 431 ; 811−818.
59) Fort J., de la Ballina L. R., Burghardt H. E. et al : The structure of human 4F2hc ectodomain provides a model for homodimerization and electrostatic interaction with plasma membrane. J Biol Chem 2007 ; 282 ; 31444−31452.
60) Shimamura T., Weyand S., Beckstein O. et al : Molecular basis of alternating access membrane transport by the sodium-hydantoin transporter Mhp1. Science 2010 ; 328 ; 470−473.
61) Singh S. K., Yamashita A., Gouaux E. : Antidepressant binding site in a bacterial homologue of neurotransmitter transporters. Nature 2007 ; 448 ; 952−956.
62) Piscitelli C. L., Krishnamurthy H., Gouaux E. : Neurotransmitter/sodium symporter orthologue LeuT has a single high-affinity substrate site. Nature

2010 ; 468 ; 1129 − 1132.
63) Quick M., Winther A. M., Shi L. et al : Binding of an octylglucoside detergent molecule in the second substrate (S2) site of LeuT establishes an inhibitor-bound conformation. Proc Natl Acad Sci USA 2009 ; 106 ; 5563 − 5568.
64) Shi L., Quick M., Zhao Y. et al : The mechanism of a neurotransmitter : sodium symporter--inward release of Na^+ and substrate is triggered by substrate in a second binding site. Mol Cell 2008 ; 30 ; 667 − 677.
65) Kim J. W., Closs E. I., Albritton L. M. et al : Transport of cationic amino acids by the mouse ecotropic retrovirus receptor. Nature 1991 ; 352 ; 725 − 758.

第3章 ペプチドトランスポーターの機能と生理作用

宮本　賢一* 　古谷　順也* 　桑原　頌治*
大井　彰子* 　瀬川　博子*

1. はじめに

　食事で摂取したタンパク質は，主に胃や小腸上部における消化酵素によって段階的に分解される。最終的にアミノ酸単体と，アミノ酸が2つあるいは3つ結合したジペプチド，トリペプチドの形で小腸上皮細胞膜において吸収される（図3-1）。それらの吸収の中心的役割を担うのは小腸上皮細胞の管腔側に発現するアミノ酸およびペプチドトランスポーターである。小腸におけるアミノ酸の吸収はその性質により，対応する多くの異なるアミノ酸トランスポーターにより行われるが，ペプチドの吸収は構成するアミノ酸の組み合わせにかかわらず，単一のペプチドトランスポーター PEPT1（Peptide Transporter 1）により行われる。

　PEPT1 は栄養素としてのペプチドだけでなく，ペプチド様構造を持つ β-ラクタム系抗生物質をはじめとした様々な薬物を輸送することが明らかとなっている。そのため，タンパク質の消化産物や薬物吸収の中心的役割を担うペプチドトランスポーターの存在は，栄養学，薬理学，生理学など幅広い分野において重要である。本章ではペプチドトランスポーターの機能と生理学的な役割について概説する。

---

*　徳島大学大学院ヘルスバイオサイエンス研究部

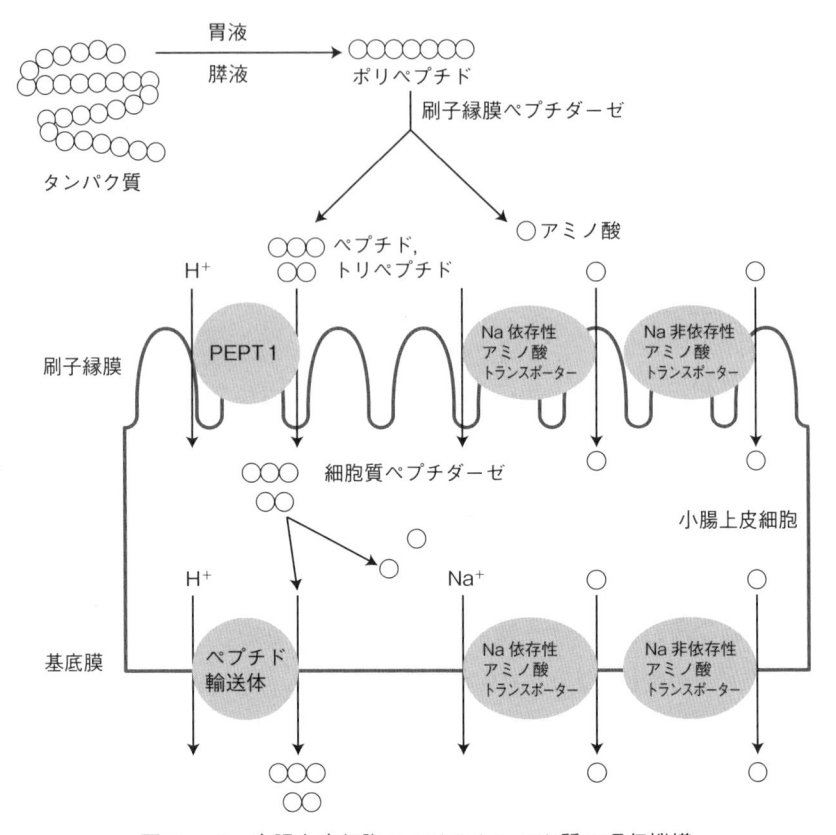

図3−1 小腸上皮細胞におけるタンパク質の吸収機構

タンパク質の最終分解産物であるジペプチド，トリペプチドは刷子縁膜側に発現するPEPT1によって，アミノ酸は大別してNa^+依存性，非依存性アミノ酸トランスポーターによって細胞内に輸送される。取り込まれたアミノ酸は基底膜側に発現するアミノ酸トランスポーターによって血管に輸送される。ペプチドの大部分は細胞内ペプチダーゼの作用によりアミノ酸に分解されるが，一部は分解を受けずに基底膜側に発現するペプチド輸送体を介して血管に輸送される。

2．ペプチドトランスポーターファミリー

哺乳類のペプチドトランスポータータンパクは，POT（Proton-coupled Oligopeptide Transporter）スーパーファミリーに属し，H^+を駆動力として細胞

表3-1 Slc15-Proton-coupled Oligopeptide Transporter family

遺伝子名	発現臓器	タンパク名	基質	駆動力	基質親和性
SLC15A1	PEPT1	小腸, 腎臓	ジペプチド トリペプチド	H^+	低
SLC15A2	PEPT2	腎臓, 肺, 脳 乳腺, 気管支上皮	ジペプチド トリペプチド	H^+	高
SLC15A3	PHT2 (PTR3)	肺, 脾臓, 胸腺 心臓, 副腎	ヒスチジン ジペプチド トリペプチド	H^+	
SLC15A4	PHT1 (PTR4)	脳, 網膜, 脾臓 心臓, 骨格筋	ヒスチジン ジペプチド トリペプチド	H^+	

内にジペプチド,トリペプチドを輸送する。ファミリーメンバーの特徴は表3-1に要約した。

(1) PEPT1

ペプチドトランスポーターとして最初に発見された分子は小腸上皮細胞の管腔側に発現するPEPT1（SLC15A1）である。1994年にウサギの小腸からクローニングされた[1]ことをきっかけに,その後ヒト[2],ラット[3],マウス[4]など様々な種においてクローニングされている。種における相同性は比較的高く,ヒト,ウサギ,ラット,マウスでは約80％であるが,後述する他のPOTファミリーとの相同性は低い。PEPT1の2次構造は図3-2に示すように12回の膜貫通領域を有することが推定されている。主に小腸（十二指腸～回腸）全体に発現するが,通常は結腸には発現しない。しかしながら,大腸炎など,ある特定の疾患時には結腸においても発現が観察される[5]。PEPT1はアミノ酸が2つあるいは3つ結合したジペプチド,トリペプチドは輸送するが,4つ以上のアミノ酸が結合したペプチドはほとんど輸送しない。また,栄養素としてのペプチドだけでなく,ペプチド型構造を持つβ-ラクタム系抗生物質や,エステル型の薬物も輸送することが知られている。トランスポーターとしての基質特性は低親和性,高容量である。

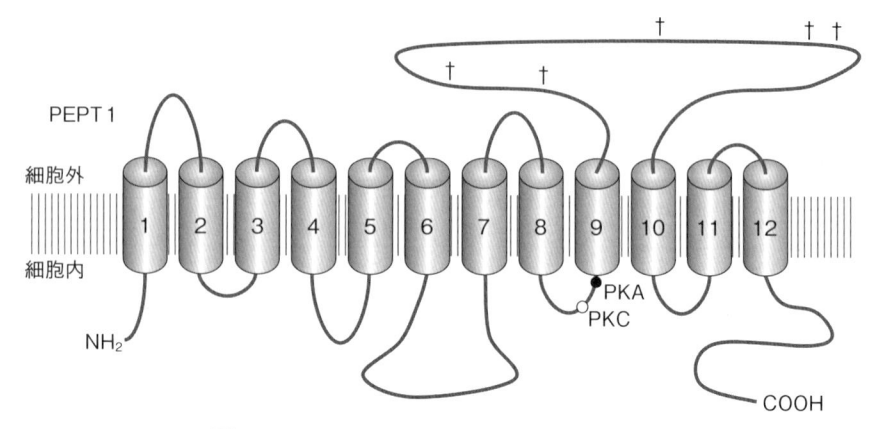

図3－2　ラットPEPT1のトポロジーモデル
PEPT1は12回の細胞膜貫通領域を持ち，N末端，C末端共が細胞内にある。9番目と10番目の膜貫通領域間の親水性細胞外ループに5つの糖鎖付加部位（†）が，8番目と9番目の細胞内小ループには，PKC（○），PKA（●）依存性のリン酸化部位が存在する。

（2）PEPT2

1994年に小腸に発現するPEPT1がクローニングされまもなく，腎臓に発現するペプチドトランスポーターPEPT2（SLC15A2）が1995年にクローニングされた[6]。PEPT2は腎臓で最も多く発現し，脳，肺，脾臓など複数の臓器で発現するが，小腸ではほとんど発現が認められない。PEPT1と同様に12回膜貫通領域を有するが，全アミノ酸配列の相同性は47％前後程度である。輸送基質はPEPT1とよく似ており，ジペプチド，トリペプチドや薬物を輸送する。基質特性はPEPT1とは異なり高親和性，低容量である。

（3）PHT1，PHT2

1997年にラットにおいて主に脳に発現するペプチドトランスポーターとしてPHT1（Peptide Histidine Transporter 1：SLC15A4）がクローニングされた[7]。PHT1は脳以外に目，脾臓，肺，骨格筋などに発現する。また，2001年には主にリンパ管に発現するPHT2（SLC15A3）がクローニングされ，リンパ管のほかに，肺，脾臓，副腎に発現が認められた[8]。両者の相同性は約

50％と低く，また PEPT1 や PEPT2 との相同性は 20％以下とさらに低い。PEPT1 および PEPT2 と大きく異なる性質として，ペプチドだけでなくアミノ酸であるヒスチジンを単独で輸送することが挙げられる。しかしながら，H^+ を駆動力とする性質は同じであり，酸性環境でより輸送活性が高まる。2009 年の現在までに PHT1 および PHT2 の特異的な基質認識性を含めた機能や調節機構に関する報告はほとんどなされていない。

3. ペプチドトランスポーターの基質認識性

　PEPT1 および PEPT2 は主にジペプチド，トリペプチドを基質として認識し，PHT1 や PHT2 はそれらに加えヒスチジンを輸送する。しかしながら，アミノ酸やテトラ（4個）以上のペプチドに対する輸送能は低く，基質として認識しない（図3-3）。また，タンパク質の最終消化産物であるペプチドだけではなく，β-ラクタム系抗生物質やエステル型薬剤などの薬物をも輸送することが明らかとなっている。当初はペプチドの持つ遊離アミノ基とカルボキシル基，そしてペプチド結合の3点がペプチドトランスポーターに基質として認識される最低条件であることが考えられていた。しかしながら，β-ラクタム系抗生物質はこれらの条件を満たしているものの，なかには3点の条件を満たしてない化合物（ペプチド結合のないバラシクロビル[9]，遊離アミノ基のないセフィキシム[10]，遊離カルボキシル基のないアラニン-4-メチルアニリドなど）も輸送されることが明らかとなってきた。近年ではインフルエンザ治療薬であるタミフル（化合物名：オセルタミビル）も PEPT1 は基質として認識することが報告されている[11]。これまでにペプチドトランスポーターの基質認識の特性を評価する研究は多くなされてきたが，現在のところその全容は明らかとなっていない。テトラ以上のペプチドが基質と認識されない点を考慮すると，ある程度，分子サイズが限られ，かつ構造上の条件を満たすことが最低でも必要なことが推察される。結晶構造解析により，ペプチドトランスポーターが基質を認識する条件を解明することは，タンパク質吸収やドラッグデリバ

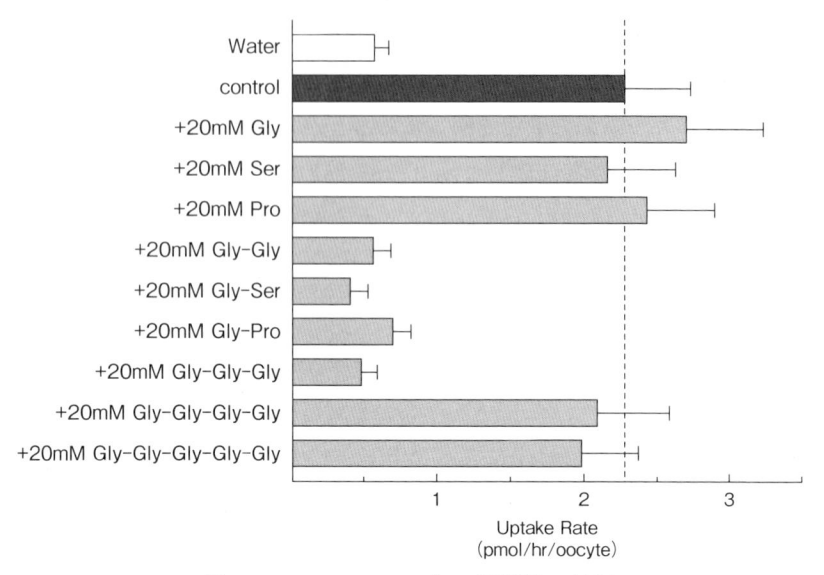

図3-3 PEPT1ペプチド輸送能の検討

アフリカツメガエル卵母細胞（oocyte）にPEPT1 cRNAをインジェクションしPEPT1タンパク発現させた。[^{14}C] Gly-Ser（50 mM）の輸送能を基準（control）とし，それにアミノ酸，ペプチドを加えた。PEPT1によって輸送されるのなら，[^{14}C] Gly-Ser輸送は低下する。

リーなどに非常に重要と考えられる。

4．ペプチドトランスポーターの生理学的意義

（1）ペプチド体とアミノ酸の吸収機構の違い

　タンパク質の消化産物の吸収については19世紀半ばにすでにその報告があり，1960年以前まではタンパク質は完全に加水分解された後のアミノ酸で吸収されると考えられていた。しかしながら，1970年代以降に転機が訪れる。それはアミノ酸単独とジペプチドおよびトリペプチドを経口投与し，静脈中のアミノ酸濃度を測定した場合，ペプチドの方がより早い吸収を示したという報告が次々となされたことによる[12-15]。このことを契機に様々な研究が行われ，ペプチドは完全に分解されアミノ酸輸送担体で運ばれるが，それとは別にジペ

プチドもしくはトリペプチドで輸送される系が存在することが明らかとなった。臨床的知見においても，それを示唆する事例がある。例えば，中性アミノ酸輸送担体の欠損患者（ハートナップ病）では，中性アミノ酸が吸収されないために必須アミノ酸の欠乏が考えられる。しかしながら，その症状は軽度であると同時に，中性アミノ酸単独投与ではなく，ペプチド体で投与するとその血中濃度が顕著に増加することが報告されている[16]。これらのことからペプチド輸送系はアミノ酸とは独立したタンパク質吸収機構であると同時に，ある種のアミノ酸輸送系が欠損してもペプチド輸送系が存在するために，部分的な代償作用があると想定される。

　タンパク質の最終消化産物としてアミノ酸とは別にジペプチドまたはトリペプチドで吸収するという2つの独立した系が存在することは，窒素の獲得において重要であると考えられる。アミノ酸は生物の最も基本的な栄養素であり，細胞の構成成分であると同時に，RNAから翻訳されるタンパク質合成にとって必須の材料である。ヒトにおいても必須アミノ酸など体内で合成できないアミノ酸も多く存在し，経口でのタンパク質摂取は生命維持にとって必須不可欠である。それに加えアミノ酸の種類は豊富であり，1つ1つそれぞれが異なる役割を担っている。さらに，アミノ酸はその性質や構造により輸送担体が異なることが知られており，現在までに少なくとも10種類以上のアミノ酸トランスポーターが同定されている。それに対しペプチドトランスポーターはアミノ酸の組み合わせにかかわらず，ほとんどのジペプチド，トリペプチドを輸送するという性質を持つ。そのためペプチド輸送は，個々のアミノ酸輸送に比べて，非常に効率が良いと考えられる。また，ペプチド吸収は，いずれのアミノ酸単体に比べて吸収速度が速いことが数多く報告されている。しかしながら，個々のアミノ酸の選択性が乏しいという欠点があり，必要なアミノ酸のみをより多く吸収することができない。その欠点は個々のアミノ酸を選択的に輸送する各種アミノ酸トランスポーターが補っていると考えられる。また，ペプチドトランスポーターの輸送はH^+に依存し，Na^+に依存する多くの栄養素輸送系（アミノ酸など）とは異なる点も，イオン選択性が競合することがないという，

利点となっている。つまり、タンパク質の吸収は「非特異的で速やかに吸収されるペプチド輸送系」と「特異性が高いアミノ酸輸送系」により、互いに相補的な吸収機構を構築していると考えられる。

(2) ペプチド輸送担体欠損マウスの特徴

PEPT1 の in vivo での役割は、すでに線虫において一部示されている[17]。PEPT1 のオーソログ（共通祖先を持つ異種間の相同遺伝子）欠損は、線虫において著しい発達遅延が観察され、体タンパクのホメオスタシスにペプチド輸送系が重要な役割を担っていることが示唆される[17]。また、哺乳類においても同様な試みがなされ、PEPT1 遺伝子を欠損する PEPT1 ノックアウトマウスが作製された[18]。PEPT1 ノックアウトマウスと野生型マウスを比較すると、小腸におけるジペプチドの輸送能や血中へのペプチド移行速度が低下したものの、体重をはじめ成長、血中の各種成分に差異は見られなかった。さらに、同じ POT family である PEPT2 や PHT1, PHT2 の代償的な発現増加も見られなかった。次に、アミノ酸トランスポーターの代償的作用が考えられるが、現在のところその作用は不明である。正常時では致命的で顕著な表現系は見られないが、食事内容や病態との組み合わせ、また、アミノ酸トランスポーターとのダブルノックアウトマウスの作成により、新たな表現型の出現、また、PEPT1 の生理学的意義が明らかになる可能性がある。このように哺乳類における PEPT1 の役割は未だ全容が明らかとなっておらず、今後の展開が期待される。

(3) 薬物輸送とペプチドトランスポーター

前述したようにペプチドトランスポーターは薬物を輸送する能力を持つ。しかしながら、哺乳類の進化の過程において、あらかじめそのような機能を持った分子が発達したとは考えにくい。おそらく生体にとって必須であるペプチドを輸送するため、偶然、広い基質認識性が獲得され、その条件を満たす化合物を同時に認識して輸送しているということが考えられる。本来、生体にとって

は異物である薬物を吸収するトランスポーターの存在は，薬物動態学的に非常に重要なターゲットとなりうる。通常は薬剤に脂溶性の性質を持たせることにより腸における単純拡散を利用することが多いが，このようなトランスポーターを利用することで，吸収率を高め，より少量で薬理効果の高い薬剤を開発することができる。既存の薬剤においても優れた薬物動態特性を持つプロドラッグのデザインなど，多くの有用性が考えられる。現在までにペプチドトランスポーターの基質認識性と薬物輸送の関係は数多く報告されており，今後，さらにその重要性が認識されるであろう。

(4) 各種疾患とペプチドトランスポーター

これまでに疾患時におけるペプチドトランスポーターの発現と機能についての報告が多くなされている[19]。

1) 慢性腎臓病

ラットでは腎機能が低下すると小腸PEPT1タンパク発現と輸送活性は顕著に増加することが報告されている[20]。慢性腎臓病モデル動物は腎臓摘出などによる物理的に腎臓糸球体を減少させるモデルや，アデニンなどの薬剤投与によって腎障害を誘発させるモデルなどがある。筆者らも両者のモデル動物で検討した結果，PEPT1発現はmRNAの発現増加を伴う転写段階で制御されていた[21]。慢性腎臓病および透析患者では臨床における食事療法として食事中タンパク質制限が広く行われている。それはタンパク質摂取に伴い産生される尿毒素が腎機能を障害する因子と考えられており，タンパク質が腎機能を障害することも報告されている。また，タンパク質はリンを多く含むことから，慢性腎臓病の合併症である高リン血症を抑制することも理由である（未発表）。

慢性腎臓病時小腸におけるペプチド吸収が亢進することは，血中へのアミノ酸およびペプチドの移行を介し，腎機能障害の進行に関与することが考えられる。また，腎機能が低下した状態のタンパク質付加は，さらなる発現亢進がみられることから，慢性腎臓病ではなお一層のタンパク質制限が必要である。腎機能低下によってPEPT1発現が亢進する理由として，体タンパク質の異化亢

進によるタンパク質の要求が高まっていること,また,腎機能低下によって誘導されるホルモンの関与が考えられる。

2) 糖尿病

1型糖尿病モデル動物は,膵臓 β 細胞を破壊する薬剤であるストレプトゾトシン投与によって発症させるモデルが頻繁に用いられる。このモデルではインスリン分泌不全のために血中インスリン濃度は低いことが考えられる。これまでにインスリンは in vitro においてペプチド様ドラッグであるセファレキシンの輸送と PEPT1 タンパク発現の増加作用を持つことが報告されている[22]。これらのモデルにおける小腸 PEPT1 発現は,研究グループによって異なる結果が得られている。Gangopadhyay らはストレプトゾトシン投与 96 時間後に,PEPT1 発現とジペプチド輸送が増加することを報告した[23]。一方で Bikhazi らは投与後 96 時間後だけでなく,1カ月後において PEPT1 発現が低下していることに加え,インスリンの投与によりその低下が回復することを報告している[24]。高血糖の PEPT1 に及ぼす影響は,インスリン抵抗性を示す2型糖尿病における報告がなされていないために議論の余地がある。

3) 腸管粘膜障害

手術侵襲時や栄養素吸収不良時における腸管粘膜上皮の萎縮時は,アミノ酸や糖の吸収機構が障害されるのに対し,ペプチド輸送系は比較的その機能が保たれることが報告されている[25]。そこで,筆者らは,小腸障害時の PEPT1 発現を検討することを目的に,抗がん剤である 5-fluorouracil (5-FU) の投与により小腸粘膜を障害させたラットを用いて,小腸ペプチド輸送能と PEPT1 発現を検討した。その結果,アミノ酸の輸送能が低下したことに対し,ジペプチド輸送能は保たれたままであった[26]。また,免疫組織化学染色とウェスタンブロッティングにおいて PEPT1 の発現が観察され,mRNA 発現に関しては通常時の約2倍に増加していた。これらのことから,小腸粘膜の障害時においてペプチド吸収は,小腸粘膜の障害時に見られるアミノ酸や糖の吸収能低下によるエネルギー不足に対して代償的に働き,ペプチド由来の窒素源,エネルギーを確保していることが考えられる。オリゴペプチドを利用した経腸栄養剤

は吸収性に優れ，病態時のタンパク源として非常に有用であることが示唆された。

PEPT1は正常時の結腸においてはほとんど発現していないが，結腸の炎症により発現が誘発される[5,27]。これは炎症により細胞内の酪酸酸化が阻害され蓄積した結果，PEPT1転写活性が増強されることが原因の1つとして考えられているが[28]，全容は明らかではない。結腸におけるPEPT1の過剰発現は，小腸の炎症を誘発するN-formyl-methionyl-leucyl-Phenylalanine (fMLP)，muramyl dipeptide (MDP) などのペプチドを細胞内に輸送することで，炎症の進行を誘発すると考えられていた[27,29,30]。しかしながら，2009年に，腸管病原性大腸菌を起因とした粘膜障害と炎症においては，PEPT1の発現増加が障害と炎症に対して抑制作用を持つという新たな役割が報告されている[5]。

5. ペプチドトランスポーターの発現調節機構

ペプチドトランスポーターの発現調節機構はPEPT1において最も研究が進んでおり，多くの因子によって調節されている。代表的なものを挙げた。

(1) 食事中タンパク質

PEPT1発現は食事中に含まれるタンパク質の量によって影響を受けることが知られている[31]。タンパク質含量が多ければPEPT1発現が誘導され，逆に少なければ発現は抑制される。また，*in vitro*の系においてある特定のアミノ酸によって，PEPT1プロモーター活性が増強されることがわかっている。それを反映するように，PEPT1は基質となるペプチドを構成するアミノ酸の組み合わせによっても親和性が異なることから，アミノ酸がこのメカニズムに関与している可能性が考えられる。経口により摂取したタンパク質をよりロスすることなく吸収するために，ペプチドトランスポーターはその発現と活性を高め適応していることが考えられる。

(2) 絶　　食

24時間の絶食はPEPT1 mRNA, タンパク発現を増加させ, ペプチド輸送能も増加する[32]。また, 48時間[33], 4日間[34]の絶食 においてもその効果は継続している。絶食によりエネルギーや窒素源の供給が断たれると, 次に食事をした際の吸収にPEPT1が対応していることが考えられる。上記で述べた腸管障害と同様に, 栄養素が吸収できないという状況に対してペプチド輸送系は鋭敏に反応し, その機能を保つ可能性が示唆される。絶食における調節機構の中心を担う因子として, 遊離脂肪酸等をリガンドとするレセプターであるperoxisome proliferator-activated receptor α（PPAR-α）が報告されている。この分子のリガンド投与によりペプチド輸送能は亢進し, また, PPAR-αノックアウトマウスでは絶食によるPEPT1発現が誘導されない。

(3) レプチン

レプチンは満腹を調節する食欲抑制ホルモンであり, 満腹を感知した視床下部からのシグナルにより主に脂肪細胞から分泌される。脂肪組織以外では胃, 骨格筋, 脳下垂体などにおいても産生, 分泌される。また, レプチン作用は食欲調節だけではなく, 糖や脂質代謝の正常化にも貢献することが報告されており, タンパク質を含めた栄養素の吸収, 代謝調節に重要な役割を担っていることが考えられる。

レプチンのタンパク質吸収への作用はPEPT1発現を増強させることによりなされている[35-38]。食事から摂取されたタンパク質の吸収のために, 胃粘膜よりレプチンが分泌され, 小腸上皮細胞に存在するレプチン受容体を介してシグナルが伝わり, PEPT1発現を増強させる。レプチンによるPEPT1発現調節機構は非常に複雑であり, 現在のところPEPT1の転写, 翻訳レベルの両方に関与することが報告されている。転写レベルでは遺伝子転写調節因子であるcAMP-response element-binding protein (CREB) のリン酸化を介して, Caudal-related homeobox 2 (Cdx2) との結合を促進させ, PEPT1 プロモーター

への結合が誘導される経路と，ERK1/2 など MAPK 経路を介した転写活性の増強が明らかとなっている。また，翻訳レベルではタンパク質合成の場であるリボソームにおいて，その構成タンパク質である S6 タンパク質のリン酸化を介して PEPT1 タンパクの増加を誘導することが報告されている。

（4）甲状腺ホルモン

甲状腺ホルモンは甲状腺から分泌され，全身の細胞に作用しエネルギー代謝亢進などの作用を持つ。これまでに様々な栄養素の吸収に関与していることが報告されており，ペプチド輸送についても影響を及ぼす。小腸上皮細胞に作用して PEPT1 発現を抑制することにより，ペプチド輸送を抑制する作用が報告されている[39-41]。甲状腺ホルモンがペプチド輸送を抑制する生理学的意義は不明だが，PEPT1 発現をネガティブに制御する因子は多くないことから非常に興味深い因子である。

（5）インスリン

インスリンは in vitro において PEPT1 タンパク発現とセファレキシン輸送を増加させる[22]。また in vivo においては糖尿病時における PEPT1 発現の低下をレスキューすることが報告されている。しかしながら，その詳細な機構は不明である。

（6）酪　　酸

酪酸はバクテリアによる炭水化物分解の最終産物の 1 つである短鎖脂肪酸であり，大腸上皮細胞内における酪酸の蓄積は hPEPT1 遺伝子の転写活性を増強する[28]。その機構は PKA の活性化により転写因子 Cdx2，CREB を介していることが報告されている。

（7）日内変動

PEPT1 発現には日内変動があることが報告されている[34, 42-44]。ラットでは

おおよそ 8:00 頃に最も発現が減少し，20:00 頃にピークとなる。通常では一定の発現周期を保っているが，食事時間の制限によりその周期が反転することが知られ，食事と密接な関係があることが考えられる。ラット PEPT1 発現の日内変動に影響を与える因子として，時計遺伝子 DBP（albumin D site-Binding Protein）が rPEPT1 プロモーター上の DBP 結合サイトに結合することで調節していることがわかっている[43]。しかしながら，ヒトではその結合サイトは見つかっておらず，さらなる検討が必要である。PEPT1 の日内変動を考慮することにより，タンパク質の吸収を考えたきめ細かい栄養管理や薬剤の吸収率改善などが今後期待される。

(8) 線虫における PEPT1 の生理作用

哺乳動物における PEPT1 の生理作用を理解するうえで，線虫を利用した研究が展開されている。線虫における PEPT1 欠損は，アミノ酸利用の障害をもたらす。さらに，PEPT1 の作用は，H^+ イオンの輸送も担うことから，腸管における脂肪酸輸送にも関連することが報告されている[45]。事実，PEPT1 を欠損させた線虫では，脂肪の蓄積が障害されている[45]。線虫における PEPT1 の作用は，ペプチド輸送と同時に，H^+ イオンの輸送に依存する脂肪酸輸送も担っている。今後，PEPT1 欠損マウスを用いた研究で，生理学的な役割が解明されると考えられる。

6. おわりに

タンパク質の最終分解産物の1つであるペプチドを輸送するペプチド輸送系は，その広い基質認識性により様々な物質を輸送する。本章ではペプチドトランスポーターを中心にその役割や調節機構を概説した。ペプチド輸送系は栄養学，臨床医学，薬物動態学など広い分野において有効利用できることが可能であり，今後ますます研究が進んでいくと思われる。

文 献

1) Fei Y. J., Kanai Y., Nussberger S. et al : Expression cloning of a mammalian proton-coupled oligopeptide transporter. Nature 1994 ; 368 ; 563-566.
2) Saito H., Motohashi H., Mukai M. et al : Cloning and characterization of a pH-sensing regulatory factor that modulates transport activity of the human H^+/peptide cotransporter, PEPT1. Biochem Biophys Res Commun 1997 ; 237 ; 577-582.
3) Miyamoto K., Shiraga T., Morita K. et al : Sequence, tissue distribution and developmental changes in rat intestinal oligopeptide transporter. Biochim Biophys Acta 1996 ; 1305 ; 34-38.
4) Fei Y. J., Sugawara M., Liu J. C. et al : cDNA structure, genomic organization, and promoter analysis of the mouse intestinal peptide transporter PEPT1. Biochim Biophys Acta 2000 ; 1492 ; 145-154.
5) Nguyen H. T., Dalmasso G., Powell K. R. et al : Pathogenic bacteria induce colonic PepT1 expression : an implication in host defense response. Gastroenterology 2009 ; 137 ; 1435-1447 e1-2.
6) Liu W., Liang R., Ramamoorthy S. et al : Molecular cloning of PEPT 2, a new member of the H^+/peptide cotransporter family, from human kidney. Biochim Biophys Acta 1995 ; 1235 ; 461-466.
7) Yamashita T., Shimada S., Guo W. et al : Cloning and functional expression of a brain peptide/histidine transporter. J Biol Chem 1997 ; 272 ; 10205-10211.
8) Sakata K., Yamashita T., Maeda M. et al : Cloning of a lymphatic peptide/histidine transporter. Biochem J 2001 ; 356 ; 53-60.
9) Han H., de Vrueh R. L., Rhie J. K. et al : 5'-Amino acid esters of antiviral nucleosides, acyclovir, and AZT are absorbed by the intestinal PEPT1 peptide transporter. Pharm Res 1998 ; 15 ; 1154-1159.
10) Wenzel U., Gebert I., Weintraut H. et al : Transport characteristics of differently charged cephalosporin antibiotics in oocytes expressing the cloned intestinal peptide transporter PepT1 and in human intestinal Caco-2 cells. J Pharmacol Exp Ther 1996 ; 277 ; 831-839.
11) Ogihara T., Kano T., Wagatsuma T. et al : Oseltamivir (tamiflu) is a substrate of peptide transporter 1. Drug Metab Dispos 2009 ; 37 ; 1676-1681.
12) Steinhardt H. J., Adibi S. A. : Kinetics and characteristics of absorption from an equimolar mixture of 12 glycyl-dipeptides in human jejunum. Gastroenterology

1986 ; 90 ; 577-582.
13) Hellier M. D., Holdsworth C. D., McColl I. et al : Dipeptide absorption in man. Gut 1972 ; 13 ; 965-969.
14) Cook G. C.: Comparison of intestinal absorption rates of glycine and glycylglycine in man and the effect of glucose in the perfusing fluid. Clin Sci 1972 ; 43 ; 443-453.
15) Adibi S. A. : Intestinal transport of dipeptides in man : relative importance of hydrolysis and intact absorption. J Clin Invest 1971 ; 50 ; 2266-2275.
16) Navab F., Asatoor A. M. : Studies on intestinal absorption of amino acids and a dipeptide in a case of Hartnup disease. Gut 1970 ; 11 ; 373-379.
17) Meissner B., Boll M., Daniel H. et al : Deletion of the intestinal peptide transporter affects insulin and TOR signaling in Caenorhabditis elegans. J Biol Chem 2004 ; 279 ; 36739-36745.
18) Hu Y., Smith D. E., Ma et K. al : Targeted Disruption of Peptide Transporter Pept1 Gene in Mice Significantly Reduces Dipeptide Absorption in Intestine. Mol Pharm 2008 ; 5 ; 1122-1130.
19) Adibi S. A. : Regulation of expression of the intestinal oligopeptide transporter (Pept-1) in health and disease. Am J Physiol Gastrointest Liver Physiol 2003 ; 285 ; G779-788.
20) Shimizu Y., Masuda S., Nishihara K. et al : Increased protein level of PEPT1 intestinal H^+-peptide cotransporter upregulates absorption of glycylsarcosine and ceftibuten in 5/6 nephrectomized rats. Am J Physiol Gastrointest Liver Physiol 2005 ; 288 ; G664-670.
21) Furutani J., Segawa H., Sugano M. et al : The Molecular Mechanisms for the Alteration of Pept1 Expression in 3/4 Nephrectomized rats. JASN 2007 ; 18 ; 486A.
22) Watanabe K., Terada K., Jinriki T. et al : Effect of insulin on cephalexin uptake and transepithelial transport in the human intestinal cell line Caco-2. Eur J Pharm Sci 2004 ; 21 ; 87-95.
23) Gangopadhyay A., Thamotharan M., Adibi S. A. : Regulation of oligopeptide transporter (Pept-1) in experimental diabetes. Am J Physiol Gastrointest Liver Physiol 2002 ; 283 ; G133-138.
24) Bikhazi A. B., Skoury M. M., Zwainy D. S. et al : Effect of diabetes mellitus and insulin on the regulation of the PepT 1 symporter in rat jejunum. Mol Pharm 2004 ; 1 ; 300-308.

25) 萩平博：ペプチドの吸収と代謝．代謝 1990；27；37-44.
26) Tanaka H., Miyamoto K. I., Morita K. et al：Regulation of the PepT1 peptide transporter in the rat small intestine in response to 5-fluorouracil-induced injury. Gastroenterology 1998；114；714-723.
27) Merlin D., Si-Tahar M., Sitaraman S. V. et al：Colonic epithelial hPepT1 expression occurs in inflammatory bowel disease：transport of bacterial peptides influences expression of MHC class 1 molecules. Gastroenterology 2001；120；1666-1679.
28) Dalmasso G., Nguyen H. T., Yan Y. et al：Butyrate transcriptionally enhances peptide transporter PepT1 expression and activity. PLoS One 2008；3；e2476.
29) Merlin D., Steel A., Gewirtz A. T. et al：hPepT1-mediated epithelial transport of bacteria-derived chemotactic peptides enhances neutrophil-epithelial interactions. J Clin Invest 1998；102；2011-2018.
30) Vavricka S. R., Musch M. W., Chang J. E. et al：hPepT1 transports muramyl dipeptide, activating NF-kappaB and stimulating IL-8 secretion in human colonic Caco2/bbe cells. Gastroenterology 2004；127；1401-1409.
31) Shiraga T., Miyamoto K., Tanaka H. et al：Cellular and molecular mechanisms of dietary regulation on rat intestinal H^+/Peptide transporter PepT1. Gastroenterology 1999；116；354-362.
32) Thamotharan M., Bawani S. Z., Zhou X. et al：Functional and molecular expression of intestinal oligopeptide transporter (Pept-1) after a brief fast. Metabolism 1999；48；681-684.
33) Shimakura J., Terada T., Saito H. et al：Induction of intestinal peptide transporter 1 expression during fasting is mediated via peroxisome proliferator-activated receptor alpha. Am J Physiol Gastrointest Liver Physiol 2006；291；G851-856.
34) Pan X., Terada T., Okuda M. et al：Altered diurnal rhythm of intestinal peptide transporter by fasting and its effects on the pharmacokinetics of ceftibuten. J Pharmacol Exp Ther 2003；307；626-632.
35) Hindlet P., Bado A., Kamenicky P. et al：Reduced intestinal absorption of dipeptides via PepT1 in mice with diet-induced obesity is associated with leptin receptor down-regulation. J Biol Chem 2009；284；6801-6808.
36) Nduati V., Yan Y., Dalmasso G. et al：Leptin transcriptionally enhances peptide transporter (hPepT1) expression and activity via the cAMP-response element-binding protein and Cdx2 transcription factors. J Biol Chem 2007；

282 ; 1359-1373.
37) Hindlet P., Bado A., Farinotti R. et al : Long-term effect of leptin on H^+-coupled peptide cotransporter 1 activity and expression in vivo : evidence in leptin-deficient mice. J Pharmacol Exp Ther 2007 ; 323 ; 192-201.
38) Buyse M., Berlioz F., Guilmeau S. et al : PepT1-mediated epithelial transport of dipeptides and cephalexin is enhanced by luminal leptin in the small intestine. J Clin Invest 2001 ; 108 ; 1483-1494.
39) Lu H., Klaassen C. : Tissue distribution and thyroid hormone regulation of Pept1 and Pept2 mRNA in rodents. Peptides 2006 ; 27 ; 850-857.
40) Ashida K., Katsura T., Motohashi H. et al : Thyroid hormone regulates the activity and expression of the peptide transporter PEPT1 in Caco-2 cells. Am J Physiol Gastrointest Liver Physiol 2002 ; 282 ; G617-623.
41) Ashida K., Katsura T., Saito H. et al : Decreased activity and expression of intestinal oligopeptide transporter PEPT1 in rats with hyperthyroidism in vivo. Pharm Res 2004 ; 21 ; 969-975.
42) Qandeel H. G., Alonso F., Hernandez D. J. et al : Role of vagal innervation in diurnal rhythm of intestinal peptide transporter 1 (PEPT1) . J Gastrointest Surg 2009 ; 13 ; 1976-1985.
43) Saito H., Terada T., Shimakura J. et al : Regulatory mechanism governing the diurnal rhythm of intestinal H^+/peptide cotransporter 1 (PEPT1). Am J Physiol Gastrointest Liver Physiol 2008 ; 295 ; G395-402.
44) Pan X., Terada T., Irie M. et al : Diurnal rhythm of H^+-peptide cotransporter in rat small intestine. Am J Physiol Gastrointest Liver Physiol 2002 ; 283 ; G57-64.
45) Spanier B., Lasch K., Marsh S. et al : How the intestinal peptide transporter PEPT-1 contributes to an obesity phenotype in *Caenorhabditits elegans*. PLoS ONE 2009 ; 4 ; e6279

第4章 脂質のトランスポーター

松尾道憲[*]　千場智尋[*]
植田和光[*,**]

1. はじめに

　脂質は，生体内でエネルギー，細胞の構成要素，生理活性物質として重要な役割を果たす。脂質の中でもコレステロールは特に動脈硬化症との関連から注目を集めている。すなわち，血中の低密度リポタンパク質（LDL）コレステロールの増加と高密度タンパク質（HDL）コレステロールの減少が，動脈硬化の危険因子となる。したがって，脂質の吸収と排泄は健康の維持にとって重要な位置を占める。コレステロールは細胞膜を介して濃度勾配による自由拡散で通過すると以前は考えられてきた。しかしながら，コレステロールをはじめとして様々な脂質の輸送がトランスポーターを介して行われることが近年わかってきた。そこで，本章では脂質トランスポーターについて，特にコレステロールのトランスポーターを中心に概説する。

2. コレステロールのトランスポーター

(1) 体内のコレステロール代謝

　コレステロールは，細胞膜を構成する成分であるとともに，ステロイドホルモンや胆汁酸の前駆体として重要な役割を果たす。体内で必要なコレステロー

---

　[*]　京都大学大学院農学研究科
　[**]　京都大学物質―細胞統合システム拠点

ルは,細胞内の合成と食餌からの取り込みによってまかなわれる。一方,ステロイドホルモンへの異化あるいは肝臓から胆管への排出によって,コレステロールの代謝・排出が行われる。したがって,私たちの体内のコレステロール恒常性は,合成・吸収と代謝・排出のバランスのうえで成り立っている。

　ヒトが摂取した食餌中のコレステロールは,小腸で吸収されカイロミクロンの形でリンパ管を経て肝臓へと運ばれる(図4-1)。平均的な成人で1日当たり約1,200-1,700 mgのコレステロール(300-500 mgが食餌由来であり,残りは胆汁由来)が小腸に入ってくる。このうち,約50%程度が小腸から吸収され,残りは糞便中へと排泄される。吸収されたコレステロールは小腸上皮

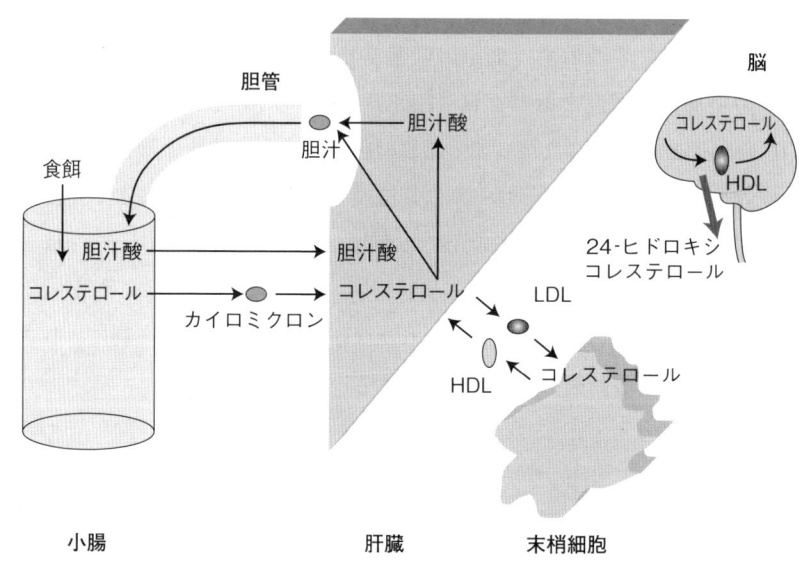

図4-1 コレステロールの体内循環

食餌中のコレステロールは,胆汁酸ミセルに取り込まれて可溶化される。コレステロールは小腸で吸収されて,カイロミクロンとしてリンパ管を経て肝臓へと送られる。肝臓に取り込まれたコレステロールは,LDLコレステロールとして末梢細胞に送られる。末梢細胞で過剰となったコレステロールは,HDLコレステロールとして肝臓へと戻される(コレステロールの逆転送)。体内の過剰なコレステロールは,そのまま,あるいは肝臓で胆汁酸に変換されてから胆管へと排出される。排出されたコレステロールと胆汁酸は,同じく肝臓から排出されたホスファチジルコリンとともに胆汁ミセルを形成する。胆管へと入った胆汁酸とコレステロールは再び小腸で吸収され(腸肝循環),残りは排泄される。一方,脳(中枢神経系)のコレステロール代謝は他の体内の循環とは独立している。

細胞内でエステル化された後，カイロミクロンとしてリンパ管を経由して肝臓へ送られる。肝臓に運ばれたコレステロールはLDLとして末梢細胞に運ばれ，LDLレセプターを介してエンドサイトーシスにより取り込まれる。末梢細胞で過剰なコレステロールは，HDLとして排出され，肝臓へと戻される。肝臓ではSR-BI（Scavenger receptor class B type I）を介してHDLが取り込まれ，一部は胆管へとコレステロールのまま，あるいは胆汁酸に変換されてから排出される。

一方，中枢神経系では末梢とは独立に脂質恒常性が維持されている。主にグリア細胞からアポリポタンパク質E（apoE）を含むHDLが分泌され，神経細胞にコレステロールが供給される。過剰なコレステロールはCYP46によって，24(S)-ヒドロキシコレステロールとなり，末梢へと排出され，最終的には肝臓に送られる。

（2）ABCA1

ABCA1は，血中HDLが低下するタンジール病の原因遺伝子の産物として同定された12回膜貫通型のABCトランスポーターであり[1-3]，2つのヌクレオチド結合領域（NBD1，NBD2）と2つの大きな細胞外領域を持つ（図4－2）。タンジール病患者では，扁桃腺，膵臓，リンパ節，肝臓，胸腺への脂質の蓄積が見られ，高コレステロール血症を示し，冠動脈系疾患のリスクが高くなる。ABCA1のNBDと2つの大きな細胞外領域がタンジール病変異のホットスポットとなっており，ABCA1が末梢細胞からの脂質の除去やHDL形成に関与すると考えられる[4]。ABCA1は様々な組織に広く発現しており，オキシステロール添加によって核内転写因子LXR（liver X receptor）とRXR（retinoid X receptor）を介して発現が誘導される[5]。ABCA1のノックアウトマウスは，タンジール病患者と同様の表現型を示し，血中HDLが消失する[6]。ApoA-Iは両親媒性ヘリックスを有するため脂質を可溶化する働きがあり，血中HDLの主要なアポリポタンパク質である。ABCA1は脂質を含まないapoA-Iをアクセプターとして膜中のコレステロールを排出し，preβ-HDLの

図4-2 ABCトランスポーターの二次構造

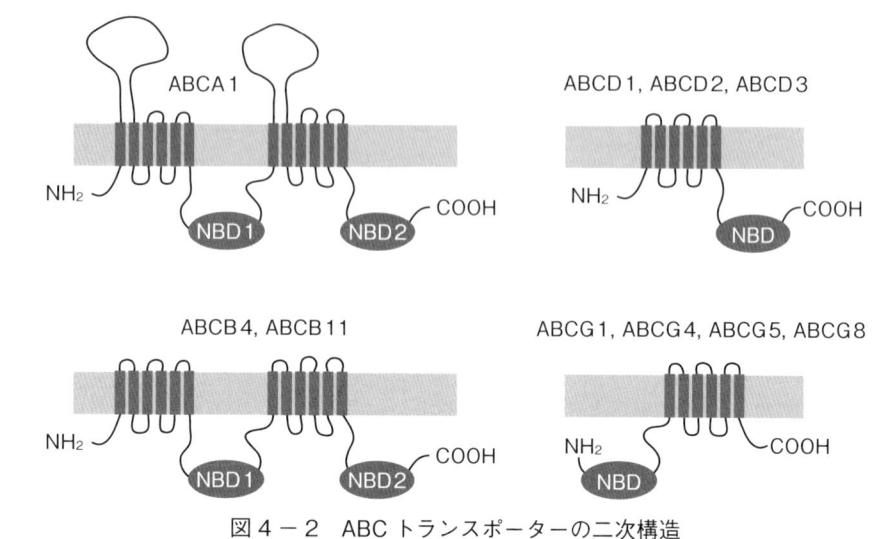

ABCトランスポーターは，2つのヌクレオチド結合領域を1機能分子内に持つ膜タンパク質スーパーファミリーである。ABCA1は12回膜貫通ヘリックスと2つのヌクレオチド結合領域（NBD1，NBD2），2つの大きな細胞外領域を持ち，ATP加水分解のエネルギーを使ってコレステロールを輸送する。ABCB4（MDR3）とABCB11（BSEP）はABCA1と同じく12回膜貫通ヘリックスと2つのNBDを持つが，ABCA1とは異なり大きな細胞外領域は持たない。ABCB4はホスファチジルコリン，ABCB11は胆汁酸を輸送する。ABCD1（ALDP），ABCD2（ALDRP），ABCD3（PMP70）は6回膜貫通ヘリックスとC末側にNBDを持つハーフタイプのABCトランスポーターで，2量体を形成して機能する。ABCD1，ABCD2，ABCD3はペルオキシソームで極長鎖脂肪酸を輸送する。ABCG1，ABCG4，ABCG5，ABCG8は，ABCDサブファミリーとは逆にN末側にNBD，C末側に6回膜貫通ヘリックスを持つ。ABCG1，ABCG4，ABCG5，ABCG8はホモ2量体またはヘテロ2量体を形成し，コレステロールを輸送する。

形成に働く[7]（図4-3）。このとき，同時にコリンリン脂質（主にホスファチジルコリン）も排出される[8]。生成したpreβ-HDLは，LCAT（lecithin-cholesterol acyltransferase）によりコレステロールがエステル化され，成熟したHDLとなる。また，apoA-I以外にもapoE，apoCなどもアクセプターとなり得る[9]。ABCA1がapoA-Iを直接結合することが示されており，2つの大きな細胞外領域が結合部位となっていると考えられる。様々な翻訳後制御を受け，LXR，syntrophin，JAK2（Janus kinase 2）などにより活性やタンパク質の安定性が制御される[10-12]。ABCA1の分解には，リソソーム，カルパインまたはプロテアソームの3つの経路が関与している[13-15]。細胞内の局在は，

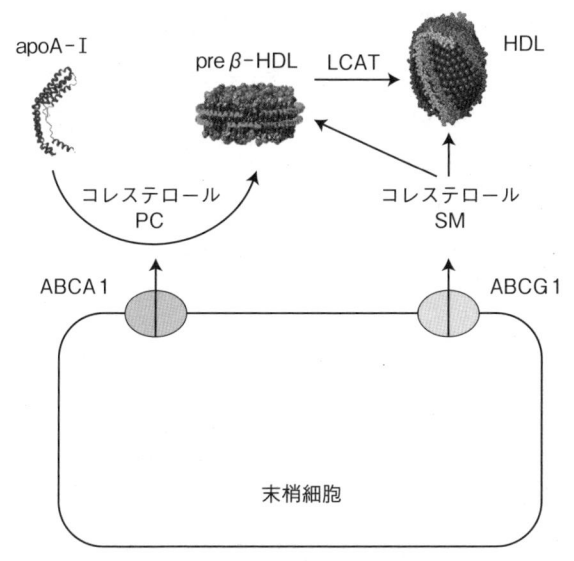

図4－3 末梢における脂質輸送

末梢細胞の過剰なコレステロールは ABCA1 と ABCG1 が協調的に働いて除去する．ABCA1 は膜中のコレステロールとコリンリン脂質（主にホスファチジルコリン（PC））を細胞外の apoA-I 分子に受け渡し，未成熟な pre β-HDL が形成される．pre β-HDL に LCAT が作用すると，コレステロールがエステル化され，トリグリセリドを含む HDL 粒子内部のコア部分に移動し，成熟した HDL が形成される．粒子表面のコレステロールが少なくなった HDL あるいは pre β-HDL に対し，ABCG1 が膜中のコレステロールとリン脂質（主にスフィンゴミエリン（SM））をさらに排出する．形成された HDL は血中を肝臓へと送られる．

細胞膜とエンドソームに見られ[13, 16)]，主に細胞膜上で脂質排出が起こると考えられているが，細胞内に過剰のコレステロールが蓄積した場合には，エンドサイトーシスで取り込まれた apoA-I に対して細胞内でも脂質排出が起こる[17, 18)]。

ABCA1 の遺伝子多型と血中 HDL コレステロールレベルおよび冠動脈疾患発症リスクの関係については複数の報告がある[19-21)]。また，ABCA1 は抗炎症作用も持つことが報告されている[22-24)]。それに加え，膵 β 細胞の ABCA1 を選択的にノックアウトしたマウスでは耐糖能障害とインスリン分泌不全が見られること[25)]，糖尿病モデルマウスで ABCA1 の発現が低下すること[26)] から，ABCA1 の機能不全とメタボリックシンドロームが強く関連する可能性がある．

ABCA1は小腸でも発現しており，上皮細胞の基底膜に発現している[27]。ABCA1に変異を持つニワトリ（Wisconsin hypoalpha mutant）では，食餌中のコレステロールの小腸からの吸収がほとんどないことがわかった[28]。これは鳥類ではコレステロールが小腸からABCA1を介してHDLとして吸収されるからである。ヒトではカイロミクロンを経て吸収されるのでABCA1の経路は主要ではないが，ヒトでもHDLとして直接吸収される経路が存在する可能性がある。

(3) ABCA7

ABCA7はABCA1と同じABCAサブファミリーに属し，ABCA1と同様に2つの大きな細胞外ドメインを持つ。ABCA7はリンパ節，胸腺などに発現している[29]。ABCA7の生理的基質は不明であるが，ABCA7を培養細胞に発現させ細胞外にapoA-Iを加えると，コレステロールが排出されることから，コレステロールトランスポーターである可能性がある[29,30]。ただし，コリンリン脂質は排出するが，コレステロールは排出しないと報告しているグループもある[31]。

(4) ABCG1

ABCG1はN末側にNBD，C末側に6回の膜貫通ヘリックスを持つハーフタイプのABCトランスポーターである（図4-2）。ABCG1は多くの組織に発現しているが，特に肺，脳，脾臓とマクロファージに高発現している。ABCG1はホモ2量体を形成し，動物培養細胞に発現させると主に細胞膜に局在するが，マクロファージでは主に細胞内小胞に局在し，LXRアゴニスト添加で細胞膜に移行することが報告されている[8,32]。ABCG1はABCA1と同様にHDL形成に関与する。ABCA1がapoA-Iに脂質を排出するのに対し，ABCG1はpreβ-HDLやHDL（HDL2, HDL3）に対し脂質を排出することから[33,34]，ABCA1とABCG1は協調して脂質排出に働く（図4-3）。アクセプターに対する特異性は低く，LDLや再構成したPC-リポソームもアクセプ

ターになり得る[35]。高脂肪食，高コレステロール食で飼育された ABCG1 の ノックアウトマウスは，肝臓や肺のマクロファージに高度に脂質を蓄積するこ とから，ABCG1 は末梢細胞（とりわけマクロファージ）から過剰のコレステ ロールを排出し除去する役割を果たすことが示唆された[36,37]。ABCG1 によっ て排出される脂質はコレステロールとコリンリン脂質（主にスフィンゴミエリ ン）である[8,38]。ABCA1 と ABCG1 の両方をノックアウトすると，ABCA1 あるいは ABCG1 単独のノックアウトに比べ顕著に粥状動脈硬化の症状を呈す るようになる[39]。ABCG1 は T-細胞や造血幹細胞の増殖を抑制し[40,41]，また， 抗炎症作用も持つことが示唆されている[24,42,43]。これらのことから，ABCG1 は ABCA1 とともに HDL 産生を通してコレステロールの逆転送を促進し，炎 症反応を抑制することで，抗動脈硬化作用に重要な役割を果たすと考えられ る[44,45]。

ABCG1 も ABCA1 と同様に LXR/RXR によって正に転写制御される[46]。 コーヒーに含まれるポリフェノールが，ABCG1 の発現を誘導し，コレステ ロールの逆転送を促進することにより，抗動脈硬化作用を持つ可能性が示唆さ れている[47]。また，ABCG1 の発現が 2 型糖尿病患者やモデルマウスで低下す るという報告もあり[48,49]，糖尿病患者におけるマクロファージ泡沫化の促進と も関連する可能性がある。

(5) ABCG4

ABCG4 は ABCG1 とアミノ酸で 84% の相同性を示すタンパク質で，ホモ 2 量体あるいは ABCG1 とヘテロ 2 量体を形成し得ることが報告されている[50]。 ABCG4 は眼や脳で高発現が見られ[51]，特に神経細胞やグリア細胞で発現して いる[52]。動物培養細胞に発現させると，ABCG4 は ABCG1 と同様に細胞膜に 局在し[53]，HDL に対してコレステロールを排出する活性があること[35]， ABCA1 と ABCG4 が協調的にコレステロールを排出すること[33]が報告され ている。このことから，ABCG4 も生理的にコレステロールを輸送する可能性 があるが，末梢組織で発現していないことから，輸送する場合も中枢神経系で

のみ働くと考えられる。ABCG4 ノックアウトマウスでは脳のラソステロール量が上昇していること，ABCG1 と ABCG4 のダブルノックアウトマウスでさらに上昇していることから，ABCG1 と ABCG4 がステロールの輸送という同様の機能を持つことが示唆されている[54]。

（6）ABCG5/ABCG8

ヒトは動物性ステロール（コレステロール）と同時に植物性ステロールを含む非動物性ステロールを摂取する（図 4 − 4）。摂取したコレステロールの約 50% が小腸から吸収されるのに対し，植物性ステロールは約 5% しか吸収されない。コレステロールと植物性ステロールの選別を担うもののひとつが ABCG5 と ABCG8 である。ABCG5 と ABCG8 は，ABCG1，ABCG4 と同じ ABCG サ

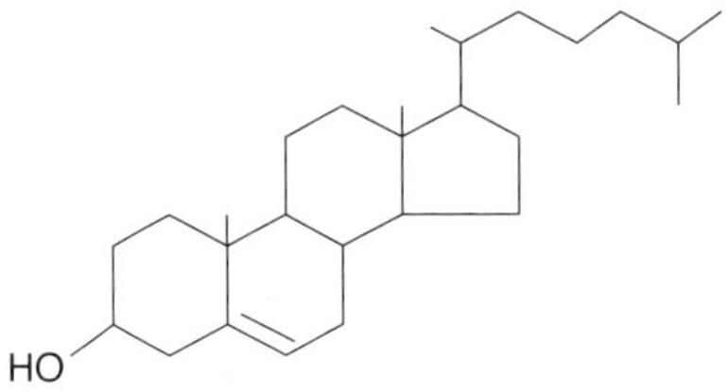

コレステロール

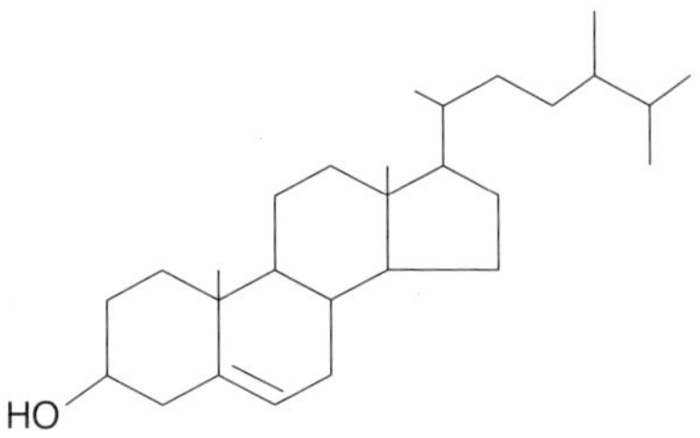

カンペステロール

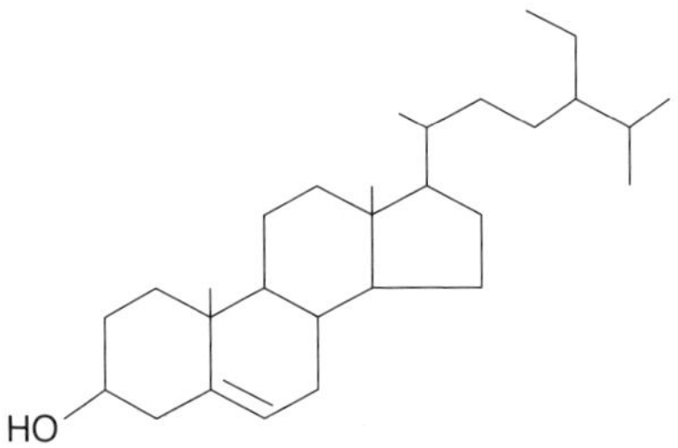

シトステロール

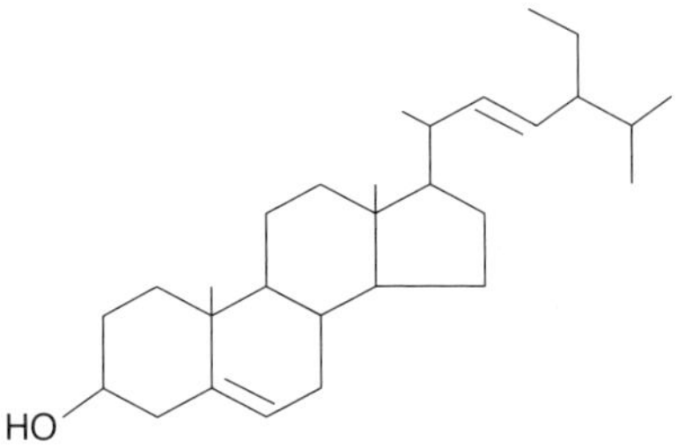

スティグマステロール

図 4 − 4　動物性ステロールと植物性ステロールの構造

動物性ステロール（コレステロール）と植物性ステロール（シトステロール，カンペステロール，スティグマステロール）は，その構造が互いに類似しているが，小腸からの吸収効率は大きく異なる。

ブファミリーに属するハーフタイプの ABC トランスポーターであり（図4-2），ヘテロ2量体で細胞膜に局在し機能する[55]。ホモ2量体は品質管理機構によって小胞体に残留し，プロテアソームにより速やかに分解される[53,56]。ABCG5 または ABCG8 の変異により遺伝病シトステロール血症が引き起こされ[57]，一部のミスセンス変異はヘテロ2量体の形成や細胞膜への移行に異常を引き起こすことでシトステロール血症となることが報告されている[58]。シトステロール血症患者の血清中では，通常ほとんど存在しない植物性ステロールが上昇し，その結果，動脈硬化症を引き起こす。動物培養細胞に発現させた ABCG5/ABCG8 は胆汁酸塩をアクセプターとして，コレステロールやシトステロールを排出することから，生理的にも胆汁酸に対してステロールを排出すると考えられる[59,60]。

ABCG5/ABCG8 は小腸上皮細胞と肝細胞の頂端膜側に存在し[61]，小腸ではコレステロールや植物性ステロールの吸収抑制に（図4-5），肝臓では胆管への排出に働く（図4-6）。したがって，ABCG5/ABCG8 の機能を亢進できれば体内の余分なコレステロールの除去を促進できると考えられる。実際，ラットで大豆タンパクが ABCG5/ABCG8 の発現を促進して，コレステロールレベルの低下に働くという報告もある[62]。

ABCG5 と ABCG8 は，核内転写因子 LXR, LRH-1（liver receptor homolog-1）や HNF4α（hepatocyte nuclear factor 4α）によって正の制御を受けることが報告されている[63-65]。LXR アゴニスト投与は，肝臓における脂肪酸代謝関連遺伝子を発現誘導し，高中性脂肪血症を引き起こしてしまう。しかし，合成植物ステロール誘導体 YT-32 は，経口投与するとおそらく ABCG5/ABCG8 によって排出されるため肝臓には作用せずに，小腸からのコレステロール吸収を抑制する[66]。

(7) NPC1L1

NPC1L1 はコレステロール吸収阻害剤エゼチミブ（商品名ゼチーア）の標的分子として同定された[67]。NPC1L1 は NPC1 と相同性を持つことから，Nie-

図4−5 小腸における脂質輸送

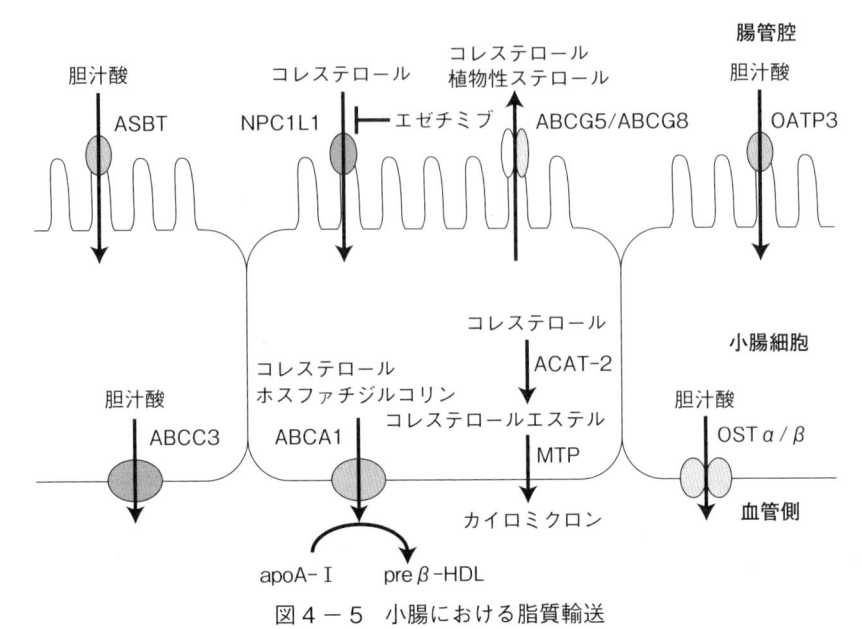

腸管の管腔内のコレステロールは，NPC1L1 を介して小腸上皮細胞内に吸収される。この過程はエゼチミブによって阻害される。細胞内に入ったコレステロールは，主に小胞体へ送られ ACAT-2 によってエステル化される。さらに MTP（microsomal triglyceride transfer protein）によって apoB48 にトリグリセリドとともに載せられ，カイロミクロンとしてリンパ管中を肝臓へと輸送される。一部のコレステロールは基底膜側に発現している ABCA1 によって血中へと HDL の形で放出される。頂端膜側に発現する ABCG5/ABCG8 によってコレステロールと植物性ステロールを含むステロール類が，腸管側の胆汁ミセルに対し排出される。

胆汁酸は，頂端膜側に発現する ASBT（IBAT）と OATP3 を介して細胞内に吸収される。基底膜側に発現する ABCC3（MRP3）と OST α/β によって，胆汁酸は門脈へと排出される。その後，胆汁酸は門脈を経て，肝臓に戻る。

mann-Pick C1-like 1 protein と名づけられた。NPC1L1 は NPC1 と同様に，ステロールセンシング領域を持つ13回膜貫通型の膜タンパク質である（図4−7）[68]。NPC1 はリソソームからの細胞内コレステロール輸送にかかわり，その変異がニーマンピック病の原因となることから，NPC1L1 も同様にコレステロールの輸送にかかわることが予想された。実際に，NPC1L1 ノックアウトマウスは腸管からのコレステロール吸収が低下しており，エゼチミブに非感受性となる[67]。NPC1L1 発現細胞ではコレステロールの吸収が促進していた[69]。また，ノックアウトマウスはシトステロールとカンペステロールの吸収も低下

2. コレステロールのトランスポーター   91

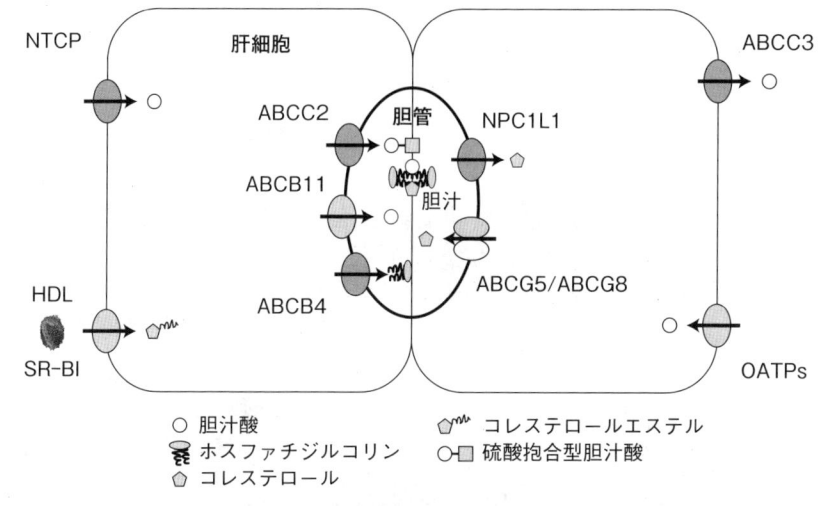

図4-6 肝臓における脂質輸送

肝細胞の頂端膜側に発現するABCB4, ABCB11, ABCG5/ABCG8によってそれぞれホスファチジルコリン，胆汁酸，コレステロールが胆管内へと排出されることで，胆汁ミセルが形成される。ABCC2 (MRP2) によって硫酸抱合型胆汁酸が胆管内へと排出される。また，NPC1L1によってコレステロールが肝細胞内へ再吸収される。基底膜側に発現するSR-BIによって，末梢細胞から逆転送されたHDL由来のコレステロールエステルが肝細胞内に取り込まれる。小腸で再吸収され門脈を経て肝臓へ送られた胆汁酸は，基底膜側に発現するNTCPとOATPsによって肝細胞内へと輸送される。また，ABCC3によって胆汁酸が血管側へと戻される。

していることから，コレステロールのほかに植物性ステロールの吸収にも機能することが明らかとなった[69,70]。マウスでは主に腸管（空腸や十二指腸）に発現しているが，ヒトでは小腸上皮のほかに肝臓でも発現が見られる（図4-5，図4-6）。NPC1L1をマウスの肝臓特異的に発現させると胆管中のコレステロール量が減少したことから，肝臓において胆管からのコレステロール再吸収にも関与することが予想されている[71]。

NPC1L1は小腸上皮細胞と肝細胞の頂端膜側に発現しており，クラスリン依存的にエンドサイトーシスした細胞内小胞にも局在する[72]。メチルβシクロデキストリンで細胞膜コレステロールを引き抜いて細胞内コレステロール量を低下させると，小胞のNPC1L1が細胞膜に移行する。そして，コレステロールを添加すると，AP2（adaptor protein complex 2）依存的にNPC1L1とコレ

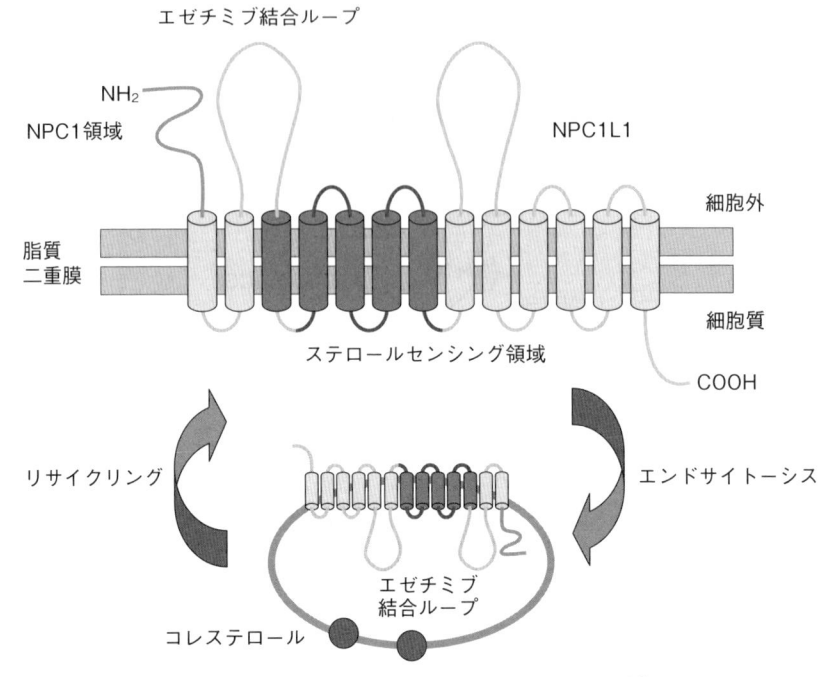

図 4 − 7　NPC1L1 によるコレステロール吸収

NPC1L1 は，13 回膜貫通ヘリックスを持つ膜タンパク質である．N 末側にあり，NPC1 とよく保存された NPC1 領域を ▓ 部分で示す．この領域でコレステロールを結合する可能性がある．エゼチミブの結合するエゼチミブ結合ループを ▓ 部分で，HMG-CoA レダクターゼなどとよく保存されたステロールセンシング領域を ▓ 部分で示す．
NPC1L1 はコレステロールレベルが低いときには細胞膜に局在する．コレステロールレベルが高くなると，コレステロールと NPC1L1 が，AP2 を介してクラスリン依存的エンドサイトーシスされ，NPC1L1 はリサイクリングエンドソームに局在するようになる．そして，コレステロールはさらに小胞体などへ送られ，NPC1L1 は細胞膜に戻る．

ステロールがエンドサイトーシスされること，また，エゼチミブはこのエンドサイトーシスを阻害することが報告されている[73]．したがって，体内のコレステロールレベルが低下したときに，NPC1L1 が細胞膜に移行し，コレステロールをエンドサイトーシスに伴って細胞内に吸収すると考えられる．細胞内に入ったコレステロールは ACAT-2（Acyl-Coenzyme A cholesterol acyl-transferase-2）によってエステル化されて，カイロミクロンに取り込まれる．

NPC1L1 の一塩基多型がコレステロール吸収に影響することが報告されてい

る[21,74]。NPC1L1 の発現は核内転写因子 SREBP2（sterol regulatory element binding protein 2），PPARα，HNF1α，HNF4αによって正に制御されることが報告されている[75,76]。

(8) SR-BIとCD36 (Scavenger receptor B cluster determinant 36)

SR-BIとCD36はスカベンジャー受容体Bファミリーに属する膜タンパク質であり，濃度勾配に従って脂質を輸送する。特に肝臓において，HDLがSR-BIに結合し，HDLからコレステロールエステルが選択的に受け渡され，細胞に組み込まれると考えられている[77]。さらに，腸管上皮において，SR-BIもNPC1L1と同様にコレステロール取り込みに関与するという報告[78]もあるが，たとえあるとしてもNPC1L1に比べてその寄与は小さいと考えられる[79]。CD36は腸管での長鎖脂肪酸吸収にも関与する[80]。また，末梢細胞からHDLへのコレステロールの排出にも一部関与する可能性もある[81]。

3. リン脂質と胆汁酸のトランスポーター

胆汁中の胆汁酸は，食物中のコレステロールを含む脂溶性成分を可溶化し，脂肪の消化吸収を助ける。さらに，胆管から排泄されたコレステロールを胆汁酸は可溶化することから，コレステロールの代謝に密接にかかわる。

胆汁酸は肝臓でCYP7A1などの合成酵素によってコレステロールから合成され，胆管へと排泄される。腸管（主に小腸下部，回腸）で再吸収され，門脈を介して肝臓へと再び送られる（図4-1）。ABCB4(MDR3)は細胞膜を構成する主要なリン脂質であるホスファチジルコリンを輸送するトランスポーターである[82-84]。ABCB4は肝細胞の頂端膜側（胆管側）に発現しており，胆管内へとホスファチジルコリンを輸送する。ABCB4の輸送活性は，ホスファチジルコリンを細胞膜内葉から外葉へとフロップすることであると考えられている[85-87]。ABCB11も頂端膜側（胆管側）に発現し，胆管への胆汁酸の排出を行う[88]。ABCB4，ABCB11と前述のABCG5/ABCG8は協調的に働いて胆

汁の形成に関与する[89]（図4-6）。ABCB4やABCB11の変異により，胆汁うっ滞症が引き起こされることが知られている[82,88]。グルクロン酸抱合，硫酸抱合を受けた胆汁酸は頂端膜側に局在するABCC2(MRP2)によって胆管へ排出される[90]。肝細胞の基底膜側（血液側）にはNTCP（Na^+-taurocholate cotransporting polypeptide, SLC10A1）とOATPs(SLC21A)が発現しており，血管側から肝細胞内への胆汁酸の取り込みに働く[91]。黄疸や胆汁うっ滞の際には，ABCC3(MRP3)が肝細胞基底膜側に誘導され，血液側へ一時的に胆汁酸を排出することで，肝細胞への胆汁酸の蓄積を防ぐと考えられる[92]。ABCC4(MRP4)も肝細胞基底膜側に発現し，還元型グルタチオンと抱合型胆汁酸を共輸送することで，胆汁酸の血管側への排出に関与する[93]。

一方，腸管細胞では頂端膜側（管腔側膜）にASBT（apical sodium-dependent bile salt transporter, IBAT, SLC10A2）とOATP3が，基底膜側（血管側）にABCC3とOST（organic solute transporter）α, βが発現しており，腸管での胆汁酸の再吸収に働き，胆汁酸の腸肝循環に関与する（図4-5）。門脈血に入った胆汁酸は，肝臓へと送られ，前述のように肝細胞の基底膜側に発現したNTCPによって細胞内に取り込まれる。

肝細胞内の核内転写因子FXR（farnesoid X receptor）は胆汁酸をリガンドとして，ABCB4，ABCB11とABCC2の発現を正に制御する[94-96]。また，FXRはSHP（short heterodimer partner）を介してNTCPの発現を抑制する[97]。小腸でのIBATの発現はFXRによって抑制される[98]。また，胆汁酸により核内転写因子FTF（α-1 fetoprotein transcription factor, LRH-1）を介してABCC3の発現が正に制御される[99]。これらのことは，胆汁酸濃度に応じたトランスポーターの発現制御により，胆汁酸の循環が制御されることを示す。

4．脂肪酸のトランスポーター

脂肪酸を輸送するトランスポーターも知られている。ペルオキシソームは，脂肪酸のβ酸化を含む様々な異化反応や同化反応の場となる細胞内小器官であ

る。ABCD1(ALDP), ABCD2(ALDRP), ABCD3(PMP70) は, ABCD サブファミリーに属し, N末側に6回の膜貫通ヘリックス, C末側に NBD を持つハーフタイプの ABC トランスポーターであり, 主にホモ2量体を形成して機能する[100] (図4-2)。ABCD1 はペルオキシソーム膜に局在し, 極長鎖脂肪酸を細胞質側からペルオキシソーム内へ輸送し, 極長鎖脂肪酸はそこで β 酸化により分解されると考えられている[101]。ABCD1 の変異は脂肪酸代謝の異常をもたらし, 遺伝病である副腎白質ジストロフィーを引き起こす[102,103]。ABCD2 と ABCD3 もペルオキシソーム膜に局在し, 極長鎖脂肪酸の輸送に関与する可能性がある[104]が, 生理的基質は確立されていない。

5. おわりに

近年, 次々と様々なトランスポーターが脂質の輸送に関与することがわかってきた。食の西洋化とともにコレステロールの過剰摂取が問題となっており, 脂質トランスポーターに関する知見は栄養学的側面から重要である。特にコレステロールトランスポーターについては, 吸収を阻害する, または排出を促進するような機能性食品の開発が待たれる。

文献

1) Brooks-Wilson A., Marcil M., Clee S. M. et al : Mutations in ABC1 in Tangier disease and familial high-density lipoprotein deficiency. Nat Genet 1999 ; 22 ; 336-345.
2) Bodzioch M., Orso E., Klucken J. et al : The gene encoding ATP-binding cassette transporter 1 is mutated in Tangier disease. Nat Genet 1999 ; 22 ; 347-351.
3) Rust S., Rosier M., Funke H. et al : Tangier disease is caused by mutations in the gene encoding ATP-binding cassette transporter 1. Nat Genet 1999 ; 22 ; 352-355.
4) Lee J. Y., Parks J. S. : ATP-binding cassette transporter AI and its role in HDL formation. Curr Opin Lipidol 2005 ; 16 ; 19-25.

5) Schmitz G., Langmann T., Heimerl S. : Role of ABCG1 and other ABCG family members in lipid metabolism. J Lipid Res 2001 ; 42 ; 1513-1520.
6) Orso E., Broccardo C., Kaminski W. E. et al : Transport of lipids from golgi to plasma membrane is defective in tangier disease patients and Abc1-deficient mice. Nat Genet 2000 ; 24 ; 192-196.
7) Tanaka A. R., Abe-Dohmae S., Ohnishi T. et al : Effects of mutations of ABCA1 in the first extracellular domain on subcellular trafficking and ATP binding/hydrolysis. J Biol Chem 2003 ; 278 ; 8815-8819.
8) Kobayashi A., Takanezawa Y., Hirata T. et al : Efflux of sphingomyelin, cholesterol, and phosphatidylcholine by ABCG1. J Lipid Res 2006;47;1791-1802.
9) Remaley A. T., Stonik J. A., Demosky S. J. et al : Apolipoprotein specificity for lipid efflux by the human ABCAI transporter. Biochem Biophys Res Commun 2001 ; 280 ; 818-823.
10) Munehira Y., Ohnishi T., Kawamoto S. et al : |alpha|1-Syntrophin modulates turnover of ABCA1. J Biol Chem 2004 ; 279 ; 15091-15095.
11) Hozoji M., Munehira Y., Ikeda Y. et al : Direct interaction of nuclear liver X receptor-|beta| with ABCA1 modulates cholesterol efflux. J Biol Chem 2008 ; 283 ; 30057-30063.
12) Tang C., Vaughan A. M., Oram J. F. : Janus kinase 2 modulates the apolipoprotein interactions with ABCA1 required for removing cellular cholesterol. J Biol Chem 2004 ; 279 ; 7622-7628
13) Neufeld E. B., Remaley A. T., Demosky S. J. et al : Cellular localization and trafficking of the human ABCA1 transporter. J Biol Chem 2001 ; 276 ; 27584-27590.
14) Wang N., Chen W., Linsel-Nitschke P. et al : A PEST sequence in ABCA1 regulates degradation by calpain protease and stabilization of ABCA1 by apoA-I. J Clin Invest 2003 ; 111 ; 99-107.
15) Feng B., Tabas I. : ABCA1-mediated cholesterol efflux is defective in free cholesterol-loaded macrophages. J Biol Chem 2002 ; 277 ; 43271-43280.
16) Neufeld E. B., Stonik J. A., Demosky S. J. Jr. et al : The ABCA1 transporter modulates late endocytic trafficking ; insights from the correction of the genetic defect in Tangier disease. J Biol Chem 2004 ; 279 ; 15571-15578.
17) Azuma Y., Takada M., Shin H. W. et al : Retroendocytosis pathway of ABCA1/apoA-I contributes to HDL formation. Genes to Cells 2009 ; 14 ; 191-204.

18) Denis M., Landry Y. D., Zha X. : ATP-binding Cassette A1-mediated lipidation of apolipoprotein A-I occurs at the plasma membrane and not in the endocytic compartment. J Biol Chem 2008 ; 283 ; 16178 – 16186.
19) Frikke-Schmidt R. : Genetic variation in the ABCA1 gene, HDL cholesterol, and risk of ischemic heart disease in the general population. Atherosclerosis 2010 ; 208 ; 305 – 316.
20) Tang C., Oram J. F. : The cell cholesterol exporter ABCA1 as a protector from cardiovascular disease and diabetes. Biochim Biophys Acta 2009 ; 1791 ; 563 – 572.
21) Teslovich T. M., Musunuru K., Smith A. V. et al : Biological, clinical and population relevance of 95 loci for blood lipids. Nature 2010 ; 466 ; 707 – 713.
22) Koseki M., Hirano K., Masuda D. et al : Increased lipid rafts and accelerated lipopolysaccharide-induced tumor necrosis factor-alpha secretion in Abca1-deficient macrophages. J Lipid Res 2007 ; 48 ; 299 – 306.
23) Tang C., Liu Y., Kessler P. S. et al : The Macrophage cholesterol exporter ABCA1 functions as an anti-inflammatory receptor. J Biol Chem 2009 ; 284 ; 32336 – 32343.
24) Yvan-Charvet L., Welch C., Pagler T. A. et al : Increased inflammatory gene expression in ABC transporter-deficient macrophages. Circulation 2008 ; 118 ; 1837 – 1847.
25) Brunham L. R., Kruit J. K., Pape T. D. et al:[beta]-cell ABCA1 influences insulin secretion, glucose homeostasis and response to thiazolidinedione treatment. Nat Med 2007 ; 13 ; 340 – 347.
26) Tang C., Kanter J. E., Bornfeldt K. E. et al : Diabetes reduces the cholesterol exporter ABCA1 in mouse macrophages and kidneys. J Lipid Res 2010 ; 51 ; 1719 – 1728
27) Ohama T., Hirano K., Zhang Z. et al : Dominant expression of ATP-binding cassette transporter-1 on basolateral surface of Caco-2 cells stimulated by LXR/RXR ligands. Biochem Biophys Res Commun 2002 ; 296 ; 625 – 630.
28) Mulligan J. D., Flowers M. T., Tebon A. et al : ABCA1 is essential for efficient basolateral cholesterol efflux during the absorption of dietary cholesterol in chickens. J Biol Chem 2003 ; 278 ; 13356 – 13366.
29) Ikeda Y., Abe-Dohmae S., Munehira Y. et al : Posttranscriptional regulation of human ABCA7 and its function for the apoA-I-dependent lipid release. Biochem Biophys Res Commun 2003 ; 311 ; 313 – 318.

30) Abe-Dohmae S., Ikeda Y., Matsuo M. et al : Human ABCA7 supports apolipoprotein-mediated release of cellular cholesterol and phospholipid to generate high density lipoprotein. J Biol Chem 2004 ; 279 ; 604-611.
31) Wang N., Lan D., Gerbod-Giannone M. et al : ATP-binding cassette transporter A7 (ABCA7) binds apolipoprotein A-I and mediates cellular phospholipid but not cholesterol efflux. J Biol Chem 2003 ; 278 ; 42906-42912.
32) Wang N., Ranalletta M., Matsuura F. et al : LXR-induced redistribution of ABCG1 to plasma membrane in macrophages enhances cholesterol mass efflux to HDL. Arterioscler Thromb Vasc Biol 2006 ; 26 ; 1310-1316.
33) Vaughan A. M., Oram J. F. : ABCA1 and ABCG1 or ABCG4 act sequentially to remove cellular cholesterol and generate cholesterol-rich HDL. J Lipid Res 2006 ; 47 ; 2433-2443.
34) Gelissen I. C., Harris M., Rye K. A. et al : ABCA1 and ABCG1 synergize to mediate cholesterol export to apoA-I. Arterioscler Thromb Vasc Biol 2006 ; 26 ; 534-540.
35) Wang N., Lan D., Chen W. et al : ATP-binding cassette transporters G1 and G4 mediate cellular cholesterol efflux to high-density lipoproteins. Proc Natl Acad Sci USA 2004 ; 101 ; 9774-9779.
36) Kennedy M. A., Barrera G. C., Nakamura K. et al : ABCG1 has a critical role in mediating cholesterol efflux to HDL and preventing cellular lipid accumulation. Cell Metabolism 2005 ; 1 ; 121-131.
37) Baldan A., Tarr P., Vales C. S. et al : Deletion of the transmembrane transporter ABCG1 results in progressive pulmonary lipidosis. J Biol Chem 2006 ; 281 ; 29401-29410.
38) Sano O., Kobayashi A., Nagao K. et al : Sphingomyelin-dependence of cholesterol efflux mediated by ABCG1. J Lipid Res 2007 ; 48 ; 2377-2384.
39) Yvan-Charvet L., Ranalletta M., Wang N. et al : Combined deficiency of ABCA1 and ABCG1 promotes foam cell accumulation and accelerates atherosclerosis in mice. J Clin Invest 2007 ; 117 ; 3900-3908.
40) Bensinger S. J., Bradley M. N., Joseph S. B. et al : LXR signaling couples sterol metabolism to proliferation in the acquired immune response. Cell 2008 ; 134 ; 97-111.
41) Yvan-Charvet L., Pagler T., Gautier E. L. et al : ATP-binding cassette transporters and HDL suppress hematopoietic stem cell proliferation. Science 2010 ; 328 ; 1689-1693.

42) Baldan A., Gomes A. V., Ping P. et al : Loss of ABCG1 results in chronic pulmonary inflammation. J Immunol 2008 ; 180 ; 3560 - 3568.
43) Wojcik A. J., Skaflen M. D., Srinivasan S. et al : A Critical role for ABCG1 in macrophage inflammation and lung homeostasis. J Immunol 2008 ; 180 ; 4273 - 4282.
44) Yvan-Charvet L., Wang N., Tall A. R. : Role of HDL, ABCA1, and ABCG1 transporters in cholesterol efflux and immune response. Arterioscler Thromb Vasc Biol 2010 ; 30 ; 139 - 143.
45) Tall A. R., Yvan-Charvet L., Terasaka N. et al : HDL, ABC transporters, and cholesterol efflux : Implications for the treatment of atherosclerosis. Cell Metabolism 2008 ; 7 ; 365 - 375.
46) Kennedy M. A., Venkateswaran A., Tarr P. T. et al : Characterization of the human ABCG1 gene. J Biol Chem 2001 ; 276 ; 39438 - 39447.
47) Uto-Kondo H., Ayaori M., Ogura M. et al : Coffee consumption enhances high-density lipoprotein-mediated cholesterol efflux in macrophages. Circ Res 2010 ; 106 ; 779 - 787.
48) Zhou H., Tan K. C. B., Shiu S. W. M. et al : Determinants of leukocyte adenosine triphosphate-binding cassette transporter G1 gene expression in type 2 diabetes mellitus. Metabolism 2008 ; 57 ; 1135 - 1140.
49) Mauldin J. P., Srinivasan S., Mulya A. et al : Reduction in ABCG1 in Type 2 Diabetic mice increases macrophage foam cell formation. J Biol Chem 2006 ; 281 ; 21216 - 21224.
50) Cserepes J., Szentpetery Z., Seres L. et al : Functional expression and characterization of the human ABCG1 and ABCG4 proteins : indications for heterodimerization. Biochem Biophys Res Commun 2004 ; 320 ; 860 - 867.
51) Oldfield S., Lowry C., Ruddick J. et al : ABCG4 : a novel human white family ABC-transporter expressed in the brain and eye. Biochim Biophys Acta 2002 ; 19 ; 1 - 3.
52) Tarr P. T., Edwards P. A. : ABCG1 and ABCG4 are coexpressed in neurons and astrocytes of the CNS and regulate cholesterol homeostasis through SREBP-2. J Lipid Res 2008 ; 49 ; 169 - 182.
53) Hirata T., Okabe M., Kobayashi A. et al : Molecular mechanisms of subcellular localization of ABCG5 and ABCG8. Biosci Biotechnol Biochem 2009 ; 73 ; 619 - 626.
54) Wang N., Yvan-Charvet L., Lutjohann D. et al : ATP-binding cassette

transporters G1 and G4 mediate cholesterol and desmosterol efflux to HDL and regulate sterol accumulation in the brain. FASEB J 2008 ; 22 ; 1073-1082.
55) Graf G. A., Li W.-P., Gerard R. D. et al : Coexpression of ATP-binding cassette proteins ABCG5 and ABCG8 permits their transport to the apical surface. J Clin Invest 2002 ; 110 ; 659-669.
56) Okiyoneda T., Kono T., Niibori A. et al : Calreticulin facilitates the cell surface expression of ABCG5/G8. Biochem Biophys Res Commun 2006 ; 347 ; 67-75.
57) Heimerl S., Langmann T., Moehle C. et al : Mutations in the human ATP-binding cassette transporters ABCG5 and ABCG8 in sitosterolemia. Hum Mutat 2002 ; 20 ; 151-155.
58) Graf G. A., Cohen J. C., Hobbs H. H. : Missense mutations in ABCG5 and ABCG8 disrupt heterodimerization and trafficking. J Biol Chem 2004 ; 279 ; 24881-24888.
59) Vrins C., Vink E., Vandenberghe K. E. et al: The sterol transporting heterodimer ABCG5/ABCG8 requires bile salts to mediate cholesterol efflux. FEBS Lett 2007 ; 581 ; 4616-4620.
60) Tachibana S., Hirano M., Hirata T. et al : Cholesterol and plant sterol efflux from cultured intestinal epithelial cells is mediated by ATP-binding cassette transporters. Biosci Biotechnol Biochem 2007 ; 71 ; 1886-1895.
61) Klett E. L., Lee M. H., Adams D. B. et al : Localization of ABCG5 and ABCG8 proteins in human liver, gall bladder and intestine. BMC Gastroenterol 2004 ; 4 ; 21.
62) Ikeda I., Kudo M., Hamada T. et al : Dietary soy protein isolate and its undigested high molecular fraction upregulate hepatic ATP-binding cassette transporter G5 and ATP-binding cassette transporter G8 mRNA and increase biliary secretion of cholesterol in rats. J Nutr Sci Vitaminol 2009 ; 55 ; 252-256.
63) Freeman L. A., Kennedy A., Wu J. et al : The orphan nuclear receptor LRH-1 activates the ABCG5/ABCG8 intergenic promoter. J Lipid Res 2004 ; 45 ; 1197-1206.
64) Sumi K., Tanaka T., Uchida A. et al : Cooperative interaction between hepatocyte nuclear factor 4 {alpha} and GATA transcription factors regulates ATP-binding cassette sterol transporters ABCG5 and ABCG8. Mol Cell Biol 2007 ; 27 ; 4248-4260.
65) Repa J. J., Berge K. E., Pomajzl C. et al : Regulation of ATP-binding cassette sterol transporters ABCG5 and ABCG8 by the liver X receptors alpha and

beta. J Biol Chem 2002 ; 277 ; 18793-18800.
66) Kaneko E., Matsuda M., Yamada Y. et al : Induction of intestinal ATP-binding cassette transporters by a phytosterol-derived liver X receptor agonist. J Biol Chem 2003 ; 278 ; 36091-36098.
67) Altmann S. W., Davis H. R. Jr., Zhu L. J. et al : Niemann-Pick C1-like 1 protein is critical for intestinal cholesterol absorption. Science 2004 ; 303 ; 1201-1204.
68) Betters J. L., Yu L. : NPC1L1 and cholesterol transport. FEBS Lett 2010 ; 584 ; 2740-2747.
69) Yamanashi Y., Takada T., Suzuki H. : Niemann-Pick C1-Like 1 overexpression facilitates ezetimibe-sensitive cholesterol and beta-sitosterol uptake in CaCo-2 cells. J Pharmacol Exp Ther 2007 ; 320 ; 559-564.
70) Davis H. R., Jr., Zhu L-J., Hoos L. M. et al : Niemann-Pick C1 Like 1 (NPC1L1) is the intestinal phytosterol and cholesterol transporter and a key modulator of whole-body cholesterol homeostasis. J Biol Chem 2004 ; 279 ; 33586-33592.
71) Temel R. E., Tang W., Ma Y. et al : Hepatic Niemann-Pick C1-like 1 regulates biliary cholesterol concentration and is a target of ezetimibe. J Clin Invest 2007 ; 117 ; 1968-1978.
72) Yu L., Bharadwaj S., Brown J. M. et al : Cholesterol-regulated translocation of NPC1L1 to the cell surface facilitates free cholesterol uptake. J Biol Chem 2006 ; 281 ; 6616-6624.
73) Ge L., Wang J., Qi W. et al : The Cholesterol absorption inhibitor ezetimibe acts by blocking the sterol-induced internalization of NPC1L1. Cell Metabolism 2008 ; 7 ; 508-519.
74) Maeda T., Honda A., Ishikawa T. et al : A SNP of NPC1L1 affects cholesterol absorption in Japanese. J Atheroscler Thromb 2010 ; 17 ; 356-360.
75) Pramfalk C., Jiang Z. Y., Cai Q. et al : HNF1alpha and SREBP2 are important regulators of NPC1L1 in human liver. J Lipid Res 2010 ; 51 ; 1354-1362.
76) Iwayanagi Y., Takada T., Suzuki H. : HNF4alpha is a crucial modulator of the cholesterol-dependent regulation of NPC1L1. Pharma Res 2008 ; 25 ; 1134-1141.
77) Graf G. A., Connell P. M., van der Westhuyzen D. R. et al : The Class B, Type I scavenger receptor promotes the selective uptake of high density lipoprotein cholesterol ethers into caveolae. J Biol Chem 1999 ; 274 ; 12043-12048.
78) Bietrix F., Yan D., Nauze M. et al : Accelerated lipid absorption in mice over-

expressing intestinal SR-BI. J Biol Chem 2006 ; 281 ; 7214-7219.
79) Nguyen D. V., Drover V. A., Knopfel M. et al : Influence of class B scavenger receptors on cholesterol flux across the brush border membrane and intestinal absorption. J Lipid Res 2009 ; 50 ; 2235-2244.
80) Drover V. A., Nguyen D. V., Bastie C. C. et al : CD36 mediates both cellular uptake of very long chain fatty acids and their intestinal absorption in mice. J Biol Chem 2008 ; 283 ; 13108-13115.
81) Rohrer L., Ohnsorg P. M., Lehner M. et al : High-density lipoprotein transport through aortic endothelial cells involves scavenger receptor BI and ATP-binding cassette transporter G1. Circ Res 2009 ; 104 ; 1142-1150.
82) Oude Elferink R., Paulusma C. : Function and pathophysiological importance of ABCB4 (MDR3 P-glycoprotein). Eur J Physiol 2007 ; 453 ; 601-610.
83) Smit J. J. M., Schinkel A. H., Oude Elferink R. P. J. et al : Homozygous disruption of the murine mdr2 P-glycoprotein gene leads to a complete absence of phospholipid from bile and to liver disease. Cell 1993 ; 75 ; 451-462.
84) Morita S. Y., Kobayashi A., Takanezawa Y. et al : Bile salt-dependent efflux of cellular phospholipids mediated by ATP binding cassette protein B4. Hepatology 2007 ; 46 ; 188-199.
85) Oude Elferink R. P. J., Tytgat G. N. J., Groen A. K. : The role of mdr2 P-glycoprotein in hepatobiliary lipid transport. FASEB J 1997 ; 11 ; 19-28.
86) Ruetz S., Gros P. : Phosphatidylcholine translocase : A physiological role for the mdr2 gene. Cell 1994 ; 77 ; 1071-1081.
87) van Helvoort A., Smith A. J., Sprong H. et al : MDR1 P-glycoprotein is a lipid translocase of broad specificity, while MDR3 P-glycoprotein specifically translocates phosphatidylcholine. Cell 1996 ; 87 ; 507-517.
88) Stieger B., Meier Y., Meier P. : The bile salt export pump. Eur J Physiol 2007 ; 453 ; 611-620.
89) Small D. M. : Role of ABC transporters in secretion of cholesterol from liver into bile. Proc Natl Acad Sci USA 2003 ; 100 ; 4-6.
90) Akita H., Suzuki H., Ito K. et al : Characterization of bile acid transport mediated by multidrug resistance associated protein 2 and bile salt export pump. Biochim Biophys Acta 2001 ; 1511 ; 7-16.
91) Trauner M., Boyer J. L. : Bile salt transporters : Molecular characterization, function, and regulation 2002. Physiol Rev 2003 ; 83 ; 633-671.
92) Hirohashi T., Suzuki H., Takikawa H. et al : ATP-dependent transport of bile

salts by rat multidrug resistance-associated protein 3 (Mrp3). J Biol Chem 2000 ; 275 ; 2905−2910
93) Rius M., Nies A. T., Hummel-Eisenbeiss J. et al : Cotransport of reduced glutathione with bile salts by MRP4 (ABCC4) localized to the basolateral hepatocyte membrane. Hepatology 2003 ; 38 ; 374−384.
94) Huang L., Zhao A., Lew J.-L. et al : Farnesoid X receptor activates transcription of the phospholipid pump MDR3. J Biol Chem 2003 ; 278 ; 51085−51090.
95) Ananthanarayanan M., Balasubramanian N., Makishima M. et al : Human bile salt export pump promoter is transactivated by the farnesoid X receptor/bile acid receptor. J Biol Chem 2001 ; 276 ; 28857−28865.
96) Kast H. R., Goodwin B., Tarr P. T. et al : Regulation of multidrug resistance-associated protein 2 (ABCC2) by the nuclear receptors pregnane X receptor, farnesoid X-activated receptor, and constitutive androstane receptor. J Biol Chem 2002 ; 277 ; 2908−2915
97) Denson L. A., Sturm E., Echevarria W. et al : The Orphan nuclear receptor, shp, mediates bile acid-induced inhibition of the rat bile acid transporter, ntcp. Gastroenterology 2001 ; 121 ; 140−147.
98) Neimark E., Chen F., Li X. et al : Bile acid-induced negative feedback regulation of the human ileal bile acid transporter. Hepatology 2004 ; 40 ; 149−156.
99) Inokuchi A., Hinoshita E., Iwamoto Y. et al : Enhanced expression of the human multidrug resistance protein 3 by bile salt in human enterocytes. J Biol Chem 2001 ; 276 ; 46822−46829.
100) Wanders R., Visser W., van Roermund C. et al : The peroxisomal ABC transporter family. Eur J Physiol 2007 ; 453 ; 719−734.
101) Kemp S., Wanders R. : Biochemical aspects of X-linked adrenoleukodystrophy. Brain Pathology 2010 ; 20 ; 831−837.
102) Kim W. S., Weickert C. S., Garner B. : Role of ATP-binding cassette transporters in brain lipid transport and neurological disease. J Neurochem 2007 ; 4 ; 4.
103) Mosser J., Douar A. M., Sarde C. O. et al : Putative X-linked adrenoleukodystrophy gene shares unexpected homology with ABC transporters. Nature 1993 ; 361 ; 726−730.
104) Imanaka T., Aihara K., Takano T. et al : Characterization of the 70-kDa peroxisomal membrane protein, an ATP binding cassette transporter. J Biol Chem 1999 ; 274 ; 11968−11976.

第5章　生理活性脂質のトランスポーター

安西　尚彦*

1. はじめに

　プロスタグランジン (prostaglandin, PG) やロイコトリエン (leukotriene, LT) などのエイコサノイド (eicosanoid) は，脂質メディエーター (lipid mediator) の代表であり，アラキドン酸 (arachidonic acid) を基質として PGH 合成酵素であるシクロオキシゲナーゼ (COX) により生成される生理活性脂質に分類される。その代表ともいえる PG は，細胞内で合成された後，オートクラインないしパラクラインにより細胞外に放出され，細胞膜表面にある特異的な7回膜貫通型の G タンパク質共役型受容体 (GPCR) に結合し，ホルモン様のシグナル分子 (オータコイド) として多彩な生理作用を発現する[1]。細胞外に放出されて作用発現に寄与した PG は，細胞内に取り込まれて 15-ヒドロキシ PG 脱水素酵素 (15-PGDH) による代謝を受けて 15-ケト PG となり不活性化される。PG は高い疎水性を持つため，これまでは脂質二重層を容易に透過するものと考えられてきたが，実際にはその膜透過性は非常に低いため，合成された PG の細胞外放出および作用した PG の細胞内への取り込みには，「トランスポーター」と呼ばれる膜輸送タンパク質が必要となる。本章ではオータコイドとして炎症をはじめとした多彩な病態形成に関与する PG や LT の細胞外局所濃度決定に寄与する PG と LT の細胞膜透過の分子機序について記述する。

＊　獨協医科大学医学部薬理学講座

2. PGの生合成と分解

炭素数20の不飽和脂肪酸であるPGは，ホスホリパーゼA_2によって細胞膜構成成分のリン脂質から遊離するアラキドン酸を基質として，COXにより生成される。COXには発見順にCOX-1とCOX-2のアイソザイムが存在し，COX-1は多くの細胞で恒常的に発現する構成型酵素で，COX-2は種々の刺激により誘導される誘導型酵素である[2]。COX-1の役割は胃粘膜保護作用や腎機能の一部などに関与するだけで，生理的役割のほとんどはCOX-2が担うとされている。COXはアラキドン酸に2分子の酸素を添加し，PGG_2を経てPGH_2が産生されるが，PGH_2は非常に不安定のため，近傍に存在する特異的PG合成酵素により，PGE_2，$PGF_{2\alpha}$，PGD_2，PGI_2（プロスタサイクリン），トロンボキサンA_2（TXA_2）などにそれぞれ変換される。これらのPGは細胞膜上の特異的受容体（EP, FP, DP, IP, TP）を介して生理作用を発揮する[1]。不安定なPGI_2やTXA_2（半減期約30秒）は，主に体循環系において非酵素的に速やかに安定6-ケト-$PGF_{1\alpha}$とTXB_2にそれぞれ分解され不活性化される。これに対し，PGE_2や$PGF_{2\alpha}$などの血中で比較的安定なPGは，肺を中心とした15-PGDHを含有する細胞内に取り込まれ，それぞれに対応する15-ケトPGに代謝される。その後，さらにPGΔ13還元酵素により13,14-ジヒドロ化される。

3. PGトランスポーター

PGがオータコイドとして作用するためには，①細胞内での産生，②細胞外での膜受容体への作用，③細胞内での不活性化，という3つの段階を経る必要がある（図5-1）。極めて膜透過性の低いPGが①から②，そして②から③という細胞膜の内外での移動を行うためには，膜輸送タンパク質であるトランスポーターが必要となる[3]。このPGトランスポーターの分子実体として，1995年SchusterらはPGに高い特異性を示すトランスポー

3. PGトランスポーター

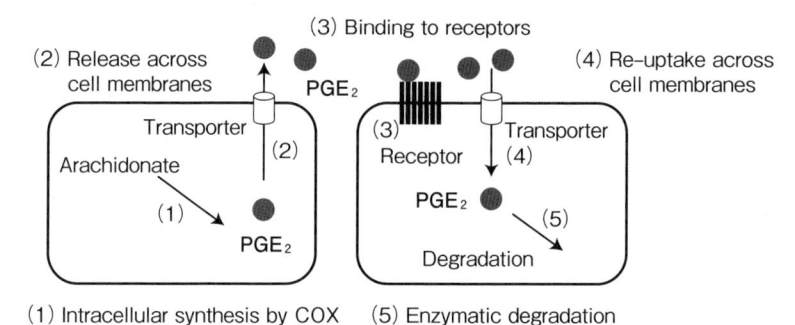

```
(2) Release across      (3) Binding to receptors   (4) Re-uptake across
    cell membranes          PGE₂                       cell membranes
          Transporter                    Transporter
Arachidonate    (2)         (3) Receptor   (4)
       (1)                      PGE₂
          PGE₂                         (5)
                                 Degradation
(1) Intracellular synthesis by COX   (5) Enzymatic degradation
```

図5－1　プロスタグランジンの合成，輸送，代謝

ターPGT (SLCO/SLC21ファミリー) の同定に成功している[4]。PGTに続き筆者らの研究グループは，薬物等の体外排泄を担う有機酸トランスポーターOAT (SLC22ファミリー) がPGを輸送することを明らかにした。最近，また，筆者らはI型Na^+リン酸トランスポーター(SLC17ファミリー)のNPT4によるPG輸送を見いだした。さらにABCトランスポーターのMRP4や，新規有機溶質トランスポーターのOSTα-OSTβによるPG輸送も報告されている。それぞれのトランスポーターによるPG輸送の特徴を以下に簡単に紹介したい。

(1) PGT (Prostaglandin transporter)

ステロイドホルモン抱合体を輸送することが知られているOATP (SLCO/SLC21) ファミリー[5]の中から同定されたものがPGTである。OATPファミリーには輸送基質の1つとしてPGを輸送するクローンがいくつかあることが知られているが，PGTはOATPファミリーの中では，構造的にも機能的にも特異な存在であり，輸送基質はPGに限られている。PGTによる各種プロスタグランジンの細胞内取り込み速度は，PGE_1～PGE_2～$PGF_{2\alpha}$＞TXB_2≫6-ケト-$PGF_{1\alpha}$～iloprost (PGI_2アナログ) の順である[4]。PGTはPGH_2も輸送することが報告されている ($K_m = 376 \pm 34$ nM)[6]。最近，ラットPGT mRNAは広範囲 (肺，肝，腎，胃，十二指腸，空腸，回腸，結腸，睾丸，子宮，脳，

眼)に存在するが,心筋,骨格筋には認められない。PG代謝が最も盛んな肺に,非常に多く存在する。腎では乳頭部＞髄質＞皮質の順に発現しているとされ,糸球体,集合管主細胞,髄質の間質細胞と乳頭部細胞に発現するとされる[7]。ヒトPGT mRNAは,さらに心筋,骨格筋にも認められる。これまでに述べたように,強力な作用を有するPGは,受容体に作用した後,速やかに局所で代謝されなければならないが,代謝酵素は細胞内にあるので,不活性化するためにはまず細胞内へ取り込まれる必要がある。生体全体としては肺循環が重要で,各臓器で作用を終え代謝しきれなかったPGは肺で代謝され,体循環に回らないようにしている。腎臓では産生,作用,代謝が原則的に腎臓内部で行われ,局所調節に関与していると考えられている。

　PGTによるPG輸送の駆動力(輸送機構)は乳酸との交換輸送であると報告されており,Na^+やH^+との共輸送は認められていない[8]。細胞内へのPGE$_2$不活性化代謝産物(13,14-dihydro-PGE$_2$あるいは13,14-dihydro-15-keto-PGE$_2$)注入は,PGE$_2$の注入よりも細胞外から細胞内へのPGE$_2$取り込みを増強させる[3]。これは不活性化酵素が細胞内にあることから合目的な現象といえ,①PGE$_2$が細胞内で代謝されるに従い,細胞外から活性PGE$_2$の取り込みが増加する調節系が存在する,②陰イオン交換系であって活性のあるPGE$_2$がPGTによって細胞内に取り込まれると同時に不活性化されたPGE$_2$が交換に細胞外へ放出される(トランス亢進),などのような仮説が考えられている。

　2010年,Pgtノックアウトマウスに関する報告がなされた[9]。Pgtノックアウトマウスは生後2日目で全例死亡するが,その理由としてヒトにおける新生児死亡と関連が知られている動脈管開存を観察している。生後,母親マウスへのインドメタシン投与により生存は大幅に改善することから,Pgt欠損により細胞外PGE$_2$濃度上昇による過剰なPGシグナルが動脈管開存を維持したのではと考えられ,PGTのPGシグナル停止に重要な役割を果たしていることが*in vivo*にて示された。

(2) OATs (Organic anion transporters)

 SLC22ファミリーに分類される有機酸トランスポーターOATsは，1997年にPAH（パラアミノ馬尿酸）の取り込み活性を指標にした発現クローニング法によりOAT1 (organic anion transporter 1) が同定されて以降，これまでにヒトではOAT2, OAT3, OAT4, OAT7, OAT10が報告されている[10-12]。OAT7が肝臓のみに発現する以外はいずれも腎臓に発現しており，加えてOAT2は肝臓に，OAT3は脳に，OAT4は胎盤にも存在している。腎尿細管中ではヒトOAT1−3は基底側膜に，また，OAT4とOAT10は管腔側膜に存在している。OATファミリーの中でOAT1はその輸送基質についてよく検討されており，PGをはじめcAMP, cGMP, 尿酸，ジカルボン酸などの内因性物質のほか，βラクタム系抗生物質，利尿薬，非ステロイド性抗炎症薬 (NSAIDs), ACE阻害薬，メトトレキサートなどや，硫酸抱合体やグルクロン酸抱合体を輸送する。また，バルカン腎症の原因と考えられる環境毒素のオクラトキシンAも輸送する。OAT1, 3, 4は細胞内TCA回路の中間代謝物として生じるジカルボン酸との交換輸送によって細胞外の有機アニオンを細胞内に取り込むことが明らかにされており，また，OAT7は短鎖脂肪酸がエストロン硫酸輸送の交換基質となることが報告されている。

 OATsによるPG輸送の特性は2002年にKimuraらにより報告されている[13]。ヒトOAT1 (hOAT1), hOAT2, hOAT3, hOAT4それぞれの安定発現細胞を用いて，RI標識PGE_2と$PGF_{2\alpha}$の細胞内取り込みを調べたところ，それぞれの細胞で時間および濃度依存性取り込みが認められ，そのK_mはPGE_2に対してはhOAT1：970, hOAT2：713, hOAT3：345, hOAT4：154 nMであり，$PGF_{2\alpha}$に対してはhOAT1：575, hOAT3：1092, hOAT4：692 nMであった。以前より髄質の間質細胞や集合管，血管において産生されたPGがどのように尿細管中に存在して排泄されるのか不明であり，一説には単純拡散でヘンレループ内への透過が示唆されていた。しかし，近位尿細管基底側膜に存在する上記のOATsの同定により，主に腎髄質で産生されたPG

は，血管系に発現する PGT を介して髄質の直血管に取り込まれ，髄質から皮質に移行して近位尿細管と並行して走行する中で有機酸輸送系を介して尿細管分泌されるという経路[14] も有力であると考えられる。実際，集合管の管腔側には PG 受容体 EP4 が発現する[15] とされ，集合管腔内で PG がシグナルとして機能していることを示唆しているだけでなく，ウサギ単離近位尿細管灌流実験の結果，基底側から管腔側への PGE_2 の能動輸送が観察されており，PGE_2 の分解は 16% に留まり多くが PGE_2 として尿細管中に存在することが報告されている[16]。

2003 年 Peti-Peterdi らは，尿細管腔中の塩含量低下がマクラデンサ（緻密斑）細胞における PGE_2 合成と基底側からの放出を引き起こし，これが同部位でのレニン分泌および尿細管糸球体フィードバック（Tubulo-glomerular feedback：TGF）システム制御に関与する可能性を示唆した[17]。Nilwarangkoon らは，マウス Oat3 が両方向性の PGE_2 輸送を担うこと，そして，近位尿細管基底側膜に加えて，マクラデンサの血管側にも Oat3 タンパク質発現が認められることを見いだし，Oat3 が同部位における PGE_2 の輸送を介し局所濃度を調節することで，レニン分泌や TGF に関与する可能性を示唆した[18]。実際に 2008 年には Vallon らが，Oat3 ノックアウトマウスでは野生型マウスに比し，10 から 15% 血圧が低下することを見いだしており，その一因として Oat3 が PG など血圧の制御に関与する内因性物質の輸送に関与していることを示唆している[19]。

Shiraya らは最近 SLC22 ファミリーのオーファントランスポーターの中から，PG 特異的な輸送を行うクローンを見いだし，prostaglandin-specific organic anion transporter OAT-PG と名づけた[20]。OAT-PG は近位尿細管の基底側膜に限局して発現し，先述の 15-PGDH の局在と一致することから，PG シグナルの不活化に重要な役割を持つことを示唆している。OAT-PG は，エイコサノイドでは PGE_2 や PGH_2 を対向基質として PGE_2 排出が促進される（トランス亢進）だけでなく，他のエイコサノイドである 12-HPETE，15-HPETE，15-HETE などもトランス亢進を示すことが示され興味深いがそ

の生理学的意味は不明であり,PGT にみられるような 13,14-dihydro-PGE$_2$ や 13,14-dihydro-15-keto-PGE$_2$ などの PGE$_2$ 不活性化代謝産物によるトランス亢進が存在するのかどうかについては解析されておらず,不活性化酵素との機能的な連関についての今後の検討が待たれる。OAT-PG はヒトゲノム中には見いだされず,げっ歯類のみに存在するクローンであるため,げっ歯類を用いた PG 関連の実験で見いだされるヒトとは異なる結果に対する種差の説明に役立つものと考えられる。

(3) NPT4 (Type I Na$^+$-dependent phosphate transporter 4)

SLC17 ファミリーに分類される I 型リン酸トランスポーターの最初のアイソフォーム NPT1 は,当初,Na$^+$ 依存性リン酸トランスポーターとして報告されたため現在もその名称が残っているが,その後,同定された SLC34 ファミリーの II 型 Na$^+$ 依存性リン酸トランスポーター NaPi-II に比べそのリン酸輸送能は低いことが知られている[21]。その後,NPT1 は PAH などの有機酸を輸送することが報告され,腎近位尿細管における有機酸排出に働くことが示唆された[22]。最近,筆者らは SLC17 ファミリーに属するが,その輸送基質が不明であったオーファントランスポーターの NPT4 (*SLC17A3*) が,腎近位尿細管管腔側膜における電位(差)駆動性の有機酸排出トランスポーターであり,PAH やエストロン硫酸,尿酸などの排出を担うことを見いだし,さらに NPT4 は同時にループ利尿薬やチアジド系利尿薬の排出経路となる可能性を示唆した[23]。同時に,筆者らは NPT4 が PGE$_2$ を基質として認識することを見いだしており,後述する MRP4 とともに,腎近位尿細管管腔側膜における PGE$_2$ の尿細管中への分泌経路となる可能性が考えられる。

(4) MRP4 (Multidrug resistance-associated protein 4)

ABC (ATP-Binding Cassette) タンパク質は,1 機能分子内によく保存された約 250 アミノ酸からなる ATP 結合ドメインを 2 つ持つ膜タンパク質ファミリーで,ヒトの染色体には 49 の遺伝子が存在する[24]。ABC タンパク質は,

トランスポーター，レセプター，あるいはチャネルとして，それぞれの生物で薬剤耐性のみならず炎症，免疫，発がん，遺伝性高ビリルビン血症や高脂血症などの原因タンパク質として重要な役割を果たしている。このABCタンパク質（トランスポーター）に属するMRP4（ABCC4）は1325個のアミノ酸からなり，多数の組織での発現が認められている。腎臓や脳毛細血管内皮細胞では頂上側膜に発現するが，肝臓や脈絡叢では側底膜側に発現し，組織によって膜局在が異なる[24]。MRP4はアデホビルや6-メルカプトプリンなどの核酸類似体のほか，多くの抗がん剤やセファロスポリン抗生物質を輸送するのに加え，内因性基質としてはcAMPやcGMPなどのサイクリックヌクレオチドや尿酸を輸送する[25, 26]。

MRP4は当初，高親和性にPGE$_1$およびPGE$_2$を輸送するとして報告されたが[27]，それらのK_mはそれぞれ2.1および3.4 μMであるため，実際にはPGTやOAT-PGに比べると低親和性である。MRP1, 2, 3および5ではPGE$_1$およびPGE$_2$の輸送は認められず，PG輸送はMRP4の特徴の1つといえる。PGF$_{1\alpha}$，PGF$_{2\alpha}$，PGA$_1$およびトロンボキサンB$_2$はMRP4輸送を強力に阻害するため，それらはMRP4による輸送基質となる可能性がある。また，MRP4輸送はインドメタシンなどのNSAIDsにより阻害されることから，同薬物はMRP4によるPG放出の抑制という点からも炎症時の修飾に影響する可能性が示唆されている[27]。

最近のMrp4ノックアウトマウスを用いた検討で，同マウスでの血中PGE$_2$代謝産物濃度の低下および炎症性疼痛閾値の増加，ノックアウトマウス由来mouse embryonic fibroblast（MEF）細胞でのPGE$_2$輸送の低下が報告され，MRP4が末梢PGレベルを調節し，結果として炎症性疼痛知覚反応に寄与することが示唆されている[28]。

（5）OSTα-OSTβ

Organic Solute Transporter OSTα-OSTβはαとβという異なる2つの分子からなるヘテロ2量体のトランスポーターで，海生脊椎動物であるskate

（ガンギエイ）から発現クローニング法により同定された[29]。その後，その哺乳類ホモログも同定され，ヒトではOSTαが340アミノ酸からなり7回膜貫通構造を持ち，OSTβが128アミノ酸からなり膜1回貫通構造を持つ[30]。組織としては精巣，大腸，肝臓，小腸，腎臓，卵巣，副腎など上皮組織を中心に高発現しており，特に腸管では漿膜側（基底側）に存在する。OSTα-OSTβは種々の胆汁酸を初めとして，エストロン硫酸，DHEA硫酸などのステロイド抱合体，ジゴキシンに加え，PGE_2を輸送することが報告されている。OSTα-OSTβ輸送はNa^+非依存性で，pHやATP枯渇，Na^+，K^+，Cl^-勾配に非感受性であるため，その駆動力は未だ不明のままであるが，生理的役割としては，胆汁酸腸肝循環の中で腸管上皮細胞基底側での胆汁酸の血管への排出を担うと考えられている[29]。OSTα-OSTβによるPGE_2輸送の詳細は未だ不明であり，今後の解析を待ちたい。

4．LTの生合成と分解

刺激により遊離したアラキドン酸は，5-リポキシゲナーゼにより酸素分子を付加され，環構造を持たないヒドロペルオキシ酸（hydroperoxyeicosatetraenoic acid, HPETE）へと変換され，さらに同酵素によりLTA_4へと代謝される。5-リポキシゲナーゼはマスト細胞，好中球，マクロファージ，好酸球などの炎症性細胞に存在する。このLTA_2はLT生合成の分岐点となり，一部はLTB合成酵素によりLTB_4になり，一部はLTC合成酵素によりグルタチオンを付加されLTC_4になる。LTC_4からグルタミン酸がとれてLTD_4になり，さらにグリシンがとれると不活性代謝物のLTE_4になる。LTC_4，LTD_4，LTE_4はシスティニルLTと呼ばれる。LT受容体には，LTB_4受容体であるBLTとシスティニルLT受容体である$CysLT_1$（LTD_4）受容体と$CysLT_2$（LTC_4/D_4）受容体がある。

5．LT トランスポーター

　LTC$_4$，LTD$_4$ はブラジキニンに匹敵する強い血管透過性亢進作用を持ち，またヒスタミンやアセチルコリンの約 1,000 倍という強力な気管支収縮作用を有することが知られている炎症メディエーターである。そのため，喘息等のアレルギー性疾患治療のために，LT 合成阻害薬や LT 受容体遮断薬の開発が進んでいる。LT の合成と不活化に加え，その経細胞膜輸送は，LT 作用部位における生理活性に影響する重要な因子といえる[31]。すなわち，(1) LT 産生炎症性細胞からの放出，そして主として (2) 肝細胞による血中からの取り込み，さらに (3) 取り込まれた LT の胆汁中への排泄，という3つのステップにトランスポーターが関与する（図5－2）。これらの LT の輸送に関して，これまでは LTC$_4$ を用いて検討がなされ，ABC トランスポーターの MRPs による排出と SLC トランスポーターの OATPs による取り込みがその分子実体であることが示されている。

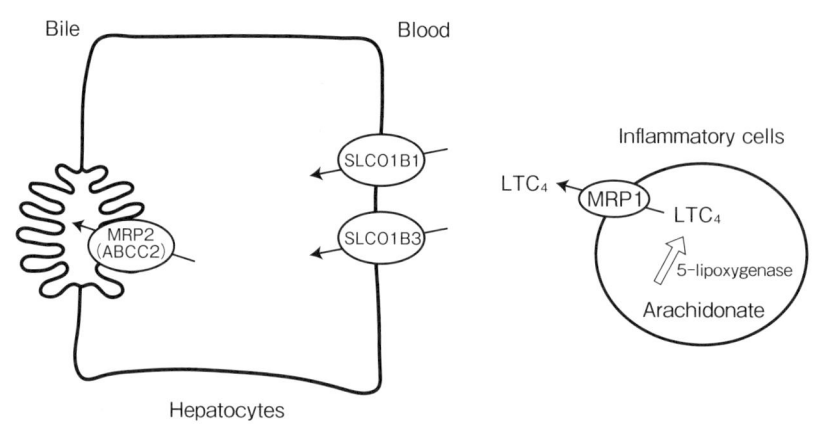

図5－2　ロイコトリエンの放出，取り込み，排泄

(1) MRPs

　LTC4 の細胞外への放出は，当初外因性に LTA4 を付加された培養ヒト好酸球にて解析され，輸送担体（当時はキャリア）を介することが最初に示され，さらにマウスのマスト細胞から調整した細胞膜小胞を用いた輸送実験により，ATP 依存性の一次性能動輸送であることが示された [32]。その後，アドリアマイシン耐性のヒト肺腺がん細胞株から同定された ABC トランスポーターの MRP1（Multidrug resistance-associated protein 1：ABCC1）が LTC4 を輸送することが明らかにされ [33]，さらに，Mrp1 ノックアウトマウスでは炎症反応が有意に低下することから炎症メディエーター放出の分子実体であることが明らかにされた [34]。MRP1 はユビキタスに発現しており，LT 輸送に加え，グルタチオンおよびその抱合体，さらに抗がん剤を輸送することが知られている [35]。

　血中に放出された LT は主として肝細胞にて取り込まれ，一部代謝を受け胆汁中へと排泄される。この肝細胞胆管側膜には，MRP1 同様の LT の ATP 依存性の一次性能動輸送が存在することは膜小胞を用いた実験で示されていた [32] が，後にそれが MRP1 のホモログである MRP2（ABCC2）であることが明らかになった [31]。MRP2 は LT，グルタチオンおよびその抱合体に加え，グルクロン酸抱合体や胆汁酸の硫酸抱合体，さらに非抱合型薬物など，構造上多岐にわたる化合物を基質としており，薬効・副作用に影響する重要な薬物トランスポーターといえる [36]。

(2) OATPs (Organic anion transporting polypeptides)

　肝臓は胆汁酸やビリルビンなど，様々な有機酸を血液中から取り込むことが知られている。Na^+ 非依存性に脂溶性の高い有機酸を取り込むトランスポーターとして，1994 年ラット肝臓から単離された分子が Oatp1a1（当初は oatp）であり，これが契機となり多くのホモログが同定され，SLCO/SLC21 ファミリーを形成するに至った [37]。ヒトでは当初 oatp のホモログとして OATP1A2

(OATP-A) がヒト肝臓 cDNA ライブラリーよりクローニングされたが，実際肝臓にはほとんど発現せず，むしろ脳に高い発現を示した。そこで，Abe らは，OATP1A2 と相同性を持つ遺伝子のスクリーニングから肝臓特異的なトランスポーター LST-1/OATP2（現在 SLCO1B1）の同定に成功した[38]。LST-1 は肝細胞類洞側に発現し，タウロコール酸や甲状腺ホルモンをはじめ，多くの抱合型ステロイドやエイコサノイドの PGE_2, TXB_2, LTC_4, LTE_4 などを輸送した。

続けて Abe らは，LST-1 に相同性の高いクローンとして LST-2/OATP8（現在は SLCO1B3）の同定に成功した[39]。LST-2 も肝細胞類洞側に発現しており，メトトレキサートのほかに LTC_4 を輸送することが報告されている[40]。

文 献

1) 竹内和久：IV. 内分泌 9. プロスタグランジン. Annual Review 内分泌, 代謝 2004（金澤康徳, 武谷雄二, 関原久彦, 山田信博編），中外医学社, 2004, p293-298.
2) 馬嶋正隆：I. Basic Nephrology 4. 腎における COX-2 の発現分布と意義. Annual Review 腎臓 1999（長澤俊彦, 河邉香月, 伊藤克己, 浅野泰, 遠藤仁編），中外医学社, 1999, p18-25.
3) 金井直明：20. プロスタグランジントランスポーターと腎. 別冊・医学のあゆみ, 腎疾患-state of arts Ver.2（成清卓二, 浅野泰編）. 医歯薬出版, 1997, p72-75.
4) Kanai N., Lu R., Satriano J. A. et al：Identification and characterization of a prostaglandin transporter. Science 1995；268；866-869.
5) Niemi M.：Role of OATP transporters in the disposition of drugs. Pharmacogenomics 2008；8；787-802.
6) Chi Y., Schuster V. L.：The prostaglandin transporter PGT transports PGH_2. Biochem Biophys Res Commun 2010；395；168-172.
7) Bao Y., Pucci M. L., Chan B. S. et al：Prostaglandin transporter PGT is expressed in cell types that synthesize and release prostanoids. Am J Physiol Renal Physiol 2002；282；F1103-F1110.
8) Chan B. S., Endo S., Kanai N. et al：Identification of lactate as a driving force

for prostanoid transport by prostaglandin transporter PGT. Am J Physiol Renal Physiol 2002 ; 282 ; F1097−F1102.
9) Chang H. Y., Locker J., Lu R. et al : Failure of postnatal ductus arteriosus closure in prostaglandin transporter-deficient mice. Circulation 2010 ; 121 ; 529−536.
10) Anzai N., Kanai Y., Endou H. : Organic anion transporter family : current knowledge. J Pharmacol Sci 2006 ; 100 ; 411−426.
11) Shin H. J., Anzai N., Enomoto A. et al : Novel liver-specific organic anion transporter OAT7 that operates the exchange of sulfate conjugates for short chain fatty acid butyrate. Hepatology 2007 ; 45 ; 1046−1055.
12) Bahn A., Hagos Y., Reuter S. et al : Identification of a new urate and high affinity nicotinate transporter, hOAT10 (SLC22A13). J Biol Chem 2008 ; 283 ; 16332−16341.
13) Kimura H., Takeda M., Narikawa S. et al : Human organic anion transporters and human organic cation transporters mediate renal transport of prostaglandins. J Pharmacol Exp Ther 2002 ; 301 ; 293−298.
14) Grantham J. J., Chonko A. M. : Renal handling of organic anions and cations : excretion of uric acid. In : The Kidney (4th ed) 1991, Brenner B. M, Rector F. C. Jr (ed), WB Saunders, Philadelphia, 1991, p483−509.
15) Breyer M. D., Breyer R. M. : Prostaglandin E receptors and the kidney. Am J Physiol Renal Physiol 2000 ; 279 ; F12−F23.
16) Irish JM. 3rd : Secretion of prostaglandin E2 by rabbit proximal tubules. Am J Physiol 1979 ; 237 ; F268−F273.
17) Peti-Peterdi J., Komlosi P., Fuson AL. et al : Luminal NaCl delivery regulates basolateral PGE_2 release from macula densa cells. J Clin Invest 2003 ; 112 ; 76−82.
18) Nilwarangkoon S., Anzai N., Shiraya K. et al : Role of mouse organic anion transporter 3 (mOat3) as a basolateral prostaglandin E2 transport pathway. J Pharmacol Sci 2007 ; 103 ; 48−55.
19) Vallon V., Eraly S. A., Wikoff W. R. et al : Organic anion transporter 3 contributes to the regulation of blood pressure. J Am Soc Nephrol 2008 ; 19 ; 1732−1740.
20) Shiraya K., Hirata T., Hatano R. et al : A novel transporter of SLC22 family specifically transports prostaglandins and co-localizes with 15-hydroxy-prostaglandin dehydrogenase in renal proximal tubules. J Biol Chem 2010 ; 285 ; 22141−22151.

21) Reimer R. J., Edwards R. H.:Organic anion transport is the primary function of the SLC17/type I phosphate transporter family. Pflugers Arch 2004;447;629-635.
22) Anzai N., Jutabha P., Kanai Y. et al:Integrated physiology of proximal tubular organic anion transport. Curr Opin Nephrol Hypertens 2005;14;472-479.
23) Jutabha P., Anzai N., Kitamura K. et al:Human sodium-phosphate transporter 4 (hNPT4/SLC17A3) as a common renal secretory pathway for drugs and urate. J Biol Chem 2010;285;35123-35132.
24) Borst P., Elferink R. O.:Mammalian ABC transporters in health and disease. Annu Rev Biochem 2002;71;537-592.
25) 本橋秀之：第2章 ABC 2. CFTR/MRP (ABCC) ABCC4. 薬物トランスポーター 活用ライブラリー (乾賢一編), 羊土社, 2009, p146-148.
26) 安西尚彦：腎の尿酸輸送とトランスポーター．腎と透析 2008;64;469-476.
27) Reid G., Wielinga P., Zelcer N. et al:The human multidrug resistance protein MRP4 functions as a prostaglandin efflux transporter and is inhibited by nonsteroidal antiinflammatory drugs. Proc Natl Acad Sci USA 2003;100;9244-9249.
28) Lin Z. P., Zhu Y. L., Johnson D. R. et al:Disruption of cAMP and prostaglandin E2 transport by multidrug resistance protein 4 deficiency alters cAMP-mediated signaling and nociceptive response. Mol Pharmacol 2008;73;243-251.
29) Ballatori N.:Biology of a novel organic solute and steroid transporter, OST alpha-OSTbeta. Exp Biol Med (Maywood) 2005;230;689-698.
30) Seward D. J., Koh A. S., Boyer J. L. et al:Functional complementation between a novel mammalian polygenic transport complex and an evolutionarily ancient organic solute transporter, OSTalpha-OSTbeta. J Biol Chem 2003;278;27473-27482.
31) Jedlitschky G., Keppler D.:Transport of leukotriene C4 and structurally related conjugates. Vitam Horm 2002;64;153-184.
32) Keppler D., Jedlitschky G., Leier I.:Transport and metabolism of leukotrienes. Adv Prostaglandin Thromboxane Leukot Res 1994;22;83-89.
33) Jedlitschky G., Leier I., Buchholz U. et al:ATP-dependent transport of glutathione S-conjugates by the multidrug resistance-associated protein. Cancer Res 1994;54;4833-4836.

34) Wijnholds J., Evers R., van Leusden M. R. et al : Increased sensitivity to anticancer drugs and decreased inflammatory response in mice lacking the multidrug resistance-associated protein. Nat Med 1997 ; 3 ; 1275-1279.
35) 石川智久：第2章 ABC 2. CFTR/MRP（ABCC）MRP1（ABCC1）. 薬物トランスポーター 活用ライブラリー（乾賢一編），羊土社，2009，p136-139.
36) 伊藤晃成，鈴木洋史：第2章 ABC 2. CFTR/MRP（ABCC）MRP2. 薬物トランスポーター 活用ライブラリー（乾賢一編），羊土社，2009，p140-142.
37) 宮島真理，楠原洋之：第1章 SLC 7. SLC21/SLCO SLCO1A2. 薬物トランスポーター 活用ライブラリー（乾賢一編），羊土社，2009，p50-52.
38) 鈴木健弘，阿部高明：第1章 SLC 7. SLC21/SLCO SLCO1B1（OATPC/LST1）. 薬物トランスポーター 活用ライブラリー（乾賢一編），羊土社，2009，p53-55.
39) 鈴木健弘，阿部高明：第1章 SLC 7. SLC21/SLCO SLCO1B3（OATP8/LST2）. 薬物トランスポーター 活用ライブラリー（乾賢一編），羊土社，2009，p56-58.
40) Kullak-Ublick G. A., Ismair M. G., Stieger B. et al : Organic anion-transporting polypeptide B（OATP-B）and its functional comparison with three other OATPs of human liver. Gastroenterology 2001 ; 120 ; 525-533.

第6章 核酸のトランスポーター

井上　勝央*

1．はじめに

　核酸（核酸塩基，ヌクレオシドおよびヌクレオチド）はRNAやDNAをはじめ，ATPやNAD等，細胞の正常な機能や増殖に不可欠な様々な物質の基本構成成分であり，生体にとって必須の物質である[1,2]。哺乳類におけるヌクレオチドの生合成経路には，構成成分としてのピリミジン塩基やプリンヌクレオチドをアミノ酸や糖などを出発物質として一から合成するde novo経路と，食餌由来あるいは不要となった核酸が分解して生成する核酸塩基およびヌクレオシドを細胞外から細胞内へ取り込んで再利用するサルベージ経路が存在する[3]。後者の経路は核酸塩基の合成に必要な多量のATPを節約できるため，大半の細胞は，細胞外に利用可能な核酸が存在するような場合，主としてサルベージ経路を介して効率よくヌクレオチド合成を行っている。特に，de novo経路によるプリン合成能を欠如している一部の細胞（小腸上皮細胞，骨髄細胞，赤血球，白血球など）においては，そのほとんどをサルベージ経路に依存している。

　サルベージ経路において，その第1段階は細胞外からの核酸塩基およびヌクレオシドの取り込みから始まるが，この取り込み過程は特異的なトランスポーターを介して行われていることが知られている[4-6]。現在，哺乳類に存在するヌクレオシドトランスポーターの分子種として，促進拡散型トランスポーター（equilibrative nucleoside transporter, ENT/SLC29A）[7]およびNa$^+$依存性トラ

＊　名古屋市立大学大学院薬学研究科

ンスポーター（concentrative nucleoside transporter, CNT/SLC28A）[8] が同定されている。また，最近，核酸塩基のトランスポーターとして，Na$^+$ 依存性核酸塩基トランスポーター（ENBT1/SLC23A4）も同定されている[9]。したがって，これらトランスポーターは細胞間あるいは組織間での核酸輸送を介し，核酸代謝やシグナル伝達などの調節に関与するものと思われる[10]。

そこで，本章では，これら核酸トランスポーターの機能特性と生理的役割について最近の知見を交えて概説する。

2．ヌクレオシドトランスポーター

（1）促進拡散型ヌクレオシドトランスポーター

古くから細胞や赤血球などを用いた一連の核酸輸送研究により，細胞内外の濃度勾配に依存した低親和性・促進拡散型のヌクレオシドトランスポーターの存在が知られていた[4]。その輸送系は，数 nM 程度の NBMPR（nitrobenzylmercaptopurine riboside）により阻害される輸送成分，すなわち，NBMPR 感受性（es：equilibrative sensitive）と非 NBMPR 感受性（ei：equilibrative insensitive）に分別され，後にそれらの分子実体であるトランスポーターが同定され，それぞれ ENT1，ENT2 と命名されている。また，最近，新たにそれらのトランスポーターと相同性を有する ENT3 および ENT4/PMAT の機能が同定されている。これらは Human Genome Organisation（HUGO）により，SLC29A ファミリーに分類されている[11]。

1）ENT1/SLC29A1 について

1997 年 Griffiths らはヒト胎盤よりヒト ENT1（hENT1）のクローニングに成功した[12]。hENT1 は 456 アミノ酸残基からなる 11 回膜貫通型の膜タンパク質であり，N 末端部分は細胞内，C 末端部分は細胞外に存在し，1 番目と 2 番目の膜貫通部位をつなぐ細胞外ループ領域に糖鎖修飾部位がある[13]。また，ヒト以外に，マウス，ラットの組織から ENT1 の cDNA がクローン化されて

おり，これらの種間におけるアミノ酸残基の相同性は約80%程度と高い[14,15]。

　ENT1は様々なプリン・ピリミジンヌクレオシドを比較的低親和性で輸送し，核酸塩基やヌクレオチドを輸送しない（図6－1，表6－1）。ENT1による輸送はNBMPRおよびdipyridamole（図6－2）により強力に阻害され，そのK_i値はそれぞれ，6 nMと48 nMと極めて低い[16]。

　ENT1の発現は，ほとんどの組織で認められるが，組織内での偏在がみられ，ヒト脳においては，前頭葉や頭頂葉の皮質に多く，腎臓では尿細管上皮細胞に多く発現している[17]。また，細胞内局在についても詳細に調べられており，その分布特性には種差が存在することが示唆されている。極性細胞であるMDCK（Madin Darby canine kidney）細胞におけるhENT1の局在は側底膜側であり[18]，これはラット腎臓におけるENT1の局在[19]と一致する。しかし，ヒト腎臓を用いた組織免疫学的検討では，hENT1の局在は尿細管上皮細胞の側底膜だけではなく，刷子縁膜にも認められる[20]。また，マウスやラットのENT1は細胞膜に特異的に局在するのに対し，hENT1は細胞膜だけではなく，ミトコンドリア膜にも存在する[21]。この細胞内局在は，hENT1のアミノ酸配列に存在するミトコンドリア局在化モチーフ（Pro-Glu-X-Asn：Xは不特定アミノ酸）により制御され，その配列はマウスやラットのENT1には存在しない[22]。ENT1は核酸構造を有する抗ウイルス薬や抗がん剤などの輸送にも関与するため[23,24]，これらの化合物によるヒト特異的なミトコンドリア毒性との関連性が示唆されている。

　ENT1の生理的役割についてはENT1欠損マウスを用いて詳細な解析がなされている[25,26]。ENT1欠損マウスは野生型マウスに比較して約10%程度の体重減少が認められるだけで，繁殖能や表現型に変化は認められない。しかし，adenosine受容体の関与が考えられているアルコール依存や心筋梗塞モデルにおいてENT1欠損マウスでは有意な軽減効果が認められることから，ENT1は脳や心臓における細胞外adenosine濃度を調節するうえで重要な役割を果たしていると思われる。

第6章 核酸のトランスポーター

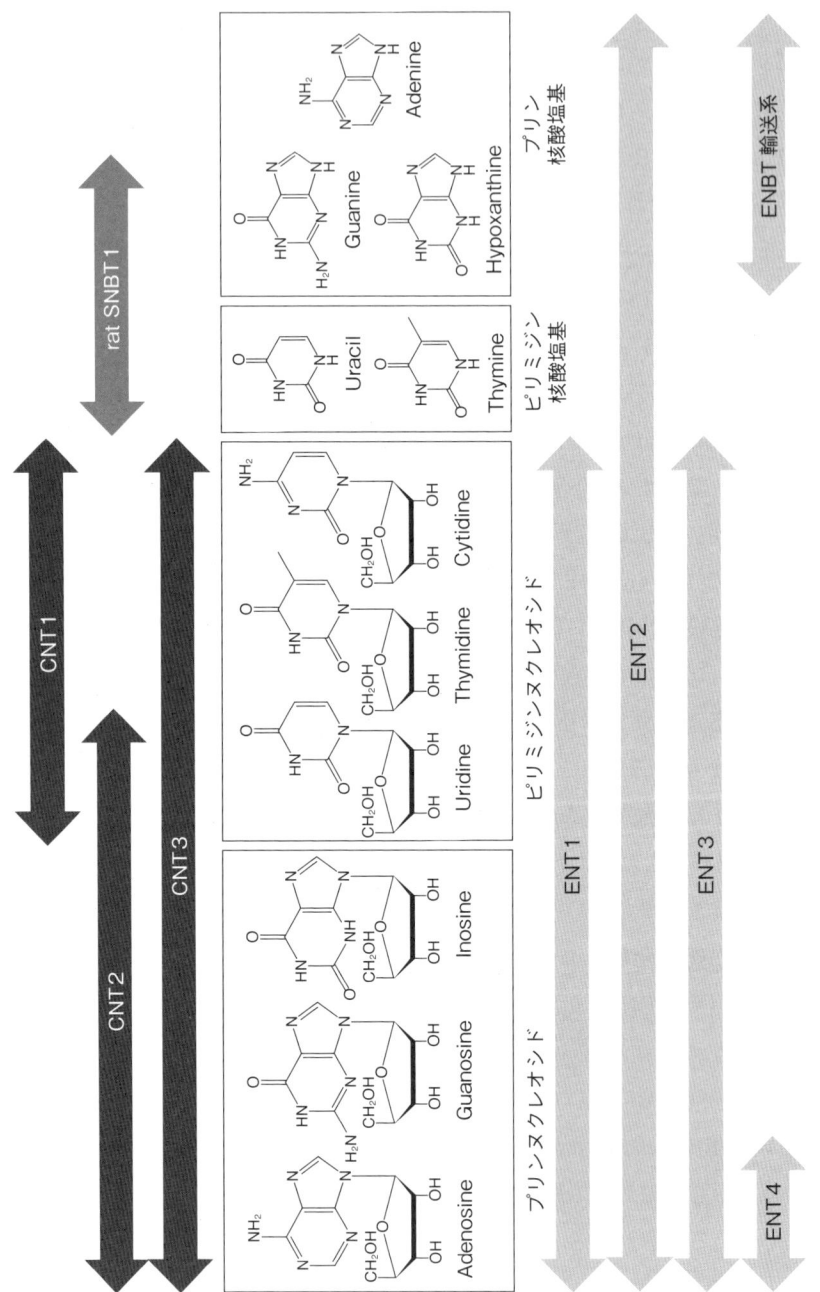

図6-1 トランスポーターによる核酸の輸送

表6-1 ENTの基質特異性

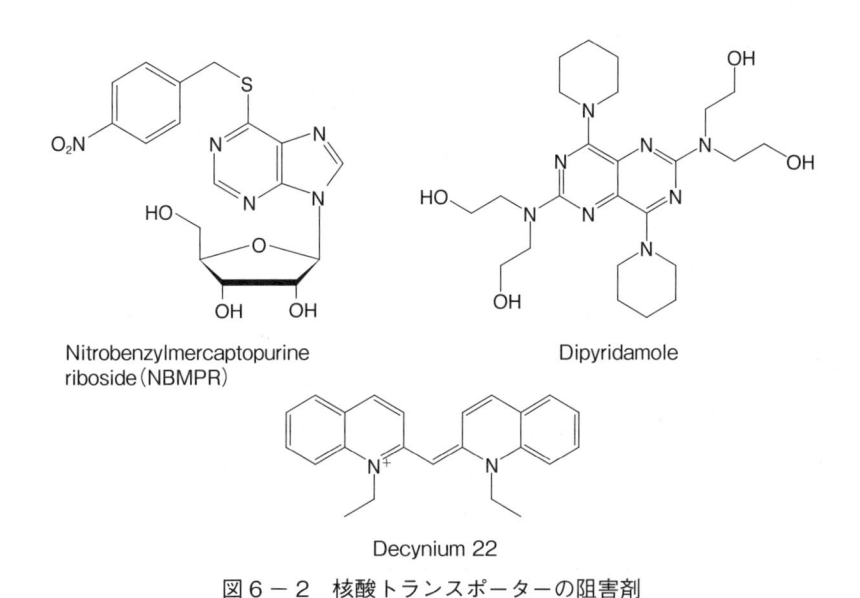

	K_m (mM)			
	hENT1	hENT2	hENT3	hENT4 (PMAT)
Adenosine	0.05	0.15	1.9 (pH 5.5)	0.78 (pH 5.5)
Uridine	0.24	0.24	2.0 (pH 5.5)	—

Nitrobenzylmercaptopurine riboside (NBMPR)

Dipyridamole

Decynium 22

図6-2 核酸トランスポーターの阻害剤

2) ENT2/SLC29A2 について

　Crawford らはヌクレオシド輸送能を欠損した細胞株を用い，expression cloning により[27]．また，同時期に Griffiths らはヒト胎盤より，ヒト ENT2 (hENT2) を同定した[28]。hENT2 は hENT1 と 46%の相同性を有し，2次構造的は ENT1 に極めて類似する。しかし，基質や阻害剤に対する特異性は ENT1 と大きく異なることが示されている。ENT2 は NBMPR に対する感受性が低く（数 μM），基質としてプリン・ピリミジンヌクレオシドだけではなく，核酸塩基（cytosine を除くプリン・ピリミジン塩基）も輸送する（図6-1，表6-1）。また，ENT2 による核酸塩基の輸送は，ヌクレオシドに対し

て親和性が低いものの,輸送効率が高く,ヌクレオシドに比較してその輸送速度は大きいと見積もられることから,核酸塩基のサルベージにかかわる主要なトランスポーターであると考えられている[29]。ENT2の発現は骨格筋で最も高いが,他のほとんどの組織にも認められる。ENT2は細胞膜に存在し,ヒト腎臓や小腸の上皮細胞の基底膜側での発現が確認されている[19]。

現在のところ,ENT2欠損マウスの作成に関する報告はないが,hENT2遺伝子の配列解析により,その変異の頻度は極めて低いことが報告されている[30]。その要因として,ENT2は細胞間の核酸輸送や細胞内での核酸代謝を調節する主要なトランスポーターであるため,ENT2をコードする領域は進化的に保存されている可能性が示唆されている。

3) ENT3/SLC29A3 について

ENT1とENT2に類似のタンパク質をコードする遺伝子としてENT3遺伝子がマウスおよびヒトよりクローニングされたが,当初,その機能は不明であった[31]。2005年,Baldwinらは,ENT3が細胞内小胞に局在するタンパク質であることを示すとともに,その細胞内N末領域に存在するエンドソーム/リソソーム局在化シグナル(DE)XXXL(LI)に変異を導入したENT3変異体が細胞膜に発現することを見いだした[32]。さらに,そのENT3変異体を用いた解析により,ENT3はpH依存性ヌクレオシドトランスポーターであることが明らかとなった。その輸送活性はpH 5.5で最大であり,通常pH(7.4)ではほとんど輸送活性が認められない。また,ENT1やENT2と同様に様々なヌクレオシド(adenosine, guanosine, inosine, cytidine, thymine, uridine)やfludarabine, cladribineなどの核酸類似薬に対する輸送能を有するが,NBMPR, dipyridamoleに対する感受性はない(図6-1,表6-1)。ENT3のmRNAの発現は全身に認められるが,ヒトにおいては胎盤で高く,ラットにおいては,肺,心臓,肝臓で高いことが示されている。細胞内におけるENT3の局在は,主に後期エンドソーム/リソソームであるため,当初,ENT3はリソソーム内で分解された核酸を細胞質内へ排出していると考えられたが,最近,内因性ENT3の主な発現部位はミトコンドリアであることが示され,ATP産

生やシグナル伝達系への関与も示唆されている[33]。

一方,先天性異常を伴う患者のSNP解析により,ENT3のミスセンス変異やナンセンス変異が,常染色体劣性遺伝性組織球症[34],先天性インスリン依存性糖尿病を伴う色素性多毛症[35],Hシンドローム(強皮症,多毛症,皮膚色素増加症,肝脾腫大,発育不全などを伴う疾患)[36]などで報告されている。これらのことから,ENT3は腫瘍細胞等の増殖制御に関与する可能性が考えられている[37]。

4) ENT4/PMAT/SLC29A4について

ENT4は,ENT1やENT2と相同性を有しているため,ヌクレオシド輸送への関与が示唆されていたが,2005年,Engelらにより,多特異性有機カチオントランスポーターとして機能が明らかになった[38]。ENT4は,ENT1やENT2と同様に細胞膜に局在するトランスポーターであるが,他のENTタイプのトランスポーターと基質特異性が大きく異なり,serotoninやカテコールアミン類(dopamine, tyramine, histamine, norepinephrine, epinephrine),神経毒であるMPP^+(1-methyl-4-phenylpyridinium),TEA(tetraethylammonium)などの有機カチオン化合物を輸送し[39],その輸送はpH依存性を示す。また,その輸送メカニズムは,プロトノフォアやカリウムチャネル阻害剤により顕著に低下することから,膜電位に依存したH^+との共輸送であることが示されている。そのような輸送特性から,ENT4はPMAT(plasma membrane monoamine transporter)とも称されている。一方,BarnesらはENT4/PMATが低pH条件下においてadenosineを輸送することを見いだした[40]。ENT4/PMATによるadenosine輸送活性は,pH 6.0で最大であり,pHが上昇するに従い活性が低下し,pH 7.4ではほとんど認められない(図6-1,表6-1)。また,ヒトENT4/PMATはadenosine以外のヌクレオシドを輸送しないが,マウスENT4/PMATは核酸塩基であるadenineに対する輸送活性を有する[41]。ENT4/PMATのmRNAの発現は,ほとんどの組織で認められ,特に,脳,小腸,心臓(心室筋細胞)で高い。その輸送活性は,ENTの阻害剤であるNBMPRやdipyridamoleによりほとんど阻害されないが,様々

な有機カチオン化合物により阻害される。ENT4/PMAT の生理的役割は明らかではないが、内因性の情報伝達物質である serotonin や adenosine を輸送することから、心機能の恒常性維持や虚血性心疾患などの病態において、これら情報伝達物質の細胞外濃度を調節していると考えられる。また、最近、染色体転移により生じた融合型がん遺伝子（EWS/WT1: Ewing's sarcoma gene (EWS) の N 末端領域と Wilms' tumor suppressor (WT1) の C 末端領域を有する融合タンパク質をコードする遺伝子）の発現を特徴とする線維形成性小円形細胞腫瘍において、ENT4/PMAT が高発現しており、その発現は転写因子として機能する ESW/WT1 により直接的に調節されていることから、本腫瘍形成への関与が示唆されている[42]。

（2）Na$^+$ 依存性ヌクレオシドトランスポーター

古くから哺乳類組織や細胞などを用いたヌクレオシド輸送研究により、Na$^+$ の濃度勾配に依存する高親和性輸送系（concentrative nucleoside transporters）の存在が指摘されていた[4]。その輸送系は、主に小腸、腎臓、脈絡叢などの上皮細胞や肝実質細胞で認められ、基質特異性に関する輸送実験から、ピリミジン選択性およびプリン選択性トランスポーターの存在が提唱されていた。後にそれらの分子実体がクローニングされ、それぞれ CNT1、CNT2 と命名されている。さらに、CNT1 と CNT2 の遺伝子配列情報をもとに、ピリミジンとプリンの両ヌクレオシドに対して親和性を有する輸送系の分子実体として CNT3 が同定されている。現在、これらは HUGO により SLC29A ファミリーに分類されている[43]。すべての CNT に共通の特性として、ヌクレオシドの輸送が起電性（electrogenic）であることが挙げられ、この性質を利用して、アフリカツメガエル卵母細胞発現系を用いた電気生理学的手法により、輸送基質に関する詳細な情報が得られている。

1）CNT1/SLC28A1 について

1994 年、哺乳類で初となるヌクレオシドトランスポーターとしてラット CNT1 がクローニングされ[44]、1997 年にヒト CNT1（hCNT1）が同定され

た[45]。hCNT1 は 650 アミノ酸残基からなる 13 回膜貫通型の膜タンパク質であり，N 末端部分は細胞内，C 末端部分は細胞外に存在し，その C 末端領域には 2 カ所の糖鎖修飾が存在する。CNT1 は，ピリミジンヌクレオシドを選択的に輸送し，その親和性は極めて高く，プリンヌクレオシド（inosine, guanosine），核酸塩基，ヌクレオチドを輸送しない（図 6 − 1，表 6 − 2）。また，CNT1 による輸送は ENT1 の阻害剤である NBMPR，dipyridamole により阻害されない。CNT1 による輸送は細胞内外の Na^+ の濃度勾配と細胞膜電位差を駆動力とし，Na^+：ヌクレオシドの輸送比率は，1：1 であることが示されている[46]。

hCNT1 の発現は，小腸と腎臓の上皮細胞に多く発現しており，その細胞内局在は刷子縁膜に限局している[19]。したがって，CNT1 は，摂取した食物中に含まれるヌクレオシドの消化管での吸収や腎臓での糸球体によりろ過されたピリミジンヌクレオシドの再吸収に関与すると考えられる。

2）CNT2/SLC28A2 について

1997 年 Wang により CNT2 が同定された[47]。当初，CNT2 は，その輸送特性から，SPNT (sodium-dependent purine-selective nucleoside transporter) と命名されたが，後に CNT2 とされている。ヒト CNT2（hCNT2）は hCNT1 と高い相同性（72％）を有し，2 次構造的には CNT1 に類似する。また，その

表 6 − 2 CNT の基質特異性

	K_m (μM)		
	hCNT1	hCNT2	hCNT3
プリンヌクレオシド			
Adenosine	−	8	15.1
Inosine	−	4.5	52.5
Guanosine	−	−	43.0
ピリミジンヌクレオシド			
Uridine	22	80	21.6
Thymidine	26	−	21.2
Cytidine	29	−	15.4

輸送メカニズムについても CNT1 と同様に Na^+ 依存性と膜電位依存性を示し，Na^+ とヌクレオシドを 1 : 1 の比率で輸送する[48]。しかし，CNT1 の基質特異性とは異なり，CNT2 はプリンヌクレオシドを選択的に輸送し，その輸送親和性は高い（図 6 - 1，表 6 - 2）。また，プリンヌクレオチド（ADP，ATP）に対しても輸送能を有する。一方，ピリミジン核酸については，uridine を効率よく輸送し，cytidine，thymidine およびプリンヌクレオチドである UMP は輸送しない[49]。また，CNT1 と同様に，核酸塩基は基質とせず，NBMPR 等の ENT 阻害剤に対する感受性もない。CNT2 の発現は，CNT1 に比較して様々な組織で認められるが，その発現は CNT1 と同様に小腸と腎臓で高い。また，CNT2 の小腸や腎臓の上皮細胞における発現も CNT1 と同様に刷子縁膜であることから[19]，CNT1 によって輸送されないプリンヌクレオシドの消化管吸収・腎臓での再吸収に寄与すると考えられる。

3) CNT3/SLC28A3 について

2001 年 Ritzel らは，HL-60 細胞（ヒト骨髄球性白血病細胞）より，ヒト CNT3（hCNT3）を同定した[50]。hCNT3 は hCNT1，hCNT2 と，それぞれ，48%，47%の相同性を有し，CNT1 と類似の 2 次構造を形成する。CNT3 は幅広い基質認識特性を有し，プリン，ピリミジンヌクレオシドおよびその構造類似化合物であるヌクレオシド系抗がん剤や抗ウイルス薬なども輸送することができる（図 6 - 1，表 6 - 2）[23,24]。また，CNT3 によるヌクレオシド輸送は，CNT に特徴的な Na^+ 依存性を示すが，CNT1 や CNT2 とは異なり，Na^+ とヌクレオシドを 2 : 1 の比率で輸送する[50,51]。このことは CNT3 によるヌクレオシド輸送が，CNT1 や CNT2 による輸送に対して，約 10 倍の効率で基質を細胞内に集積できることを意味している。したがって，CNT3 の発現が多く認められる臓器（膵臓，気管，骨髄，乳腺等）だけでなく，その発現が低いながらも確認できる臓器（小腸，腎臓，胎盤等）においても，CNT3 は効率的なヌクレオシド輸送を担っていると考えられている。

3. 核酸塩基トランスポーター

(1) 促進拡散型核酸塩基トランスポーター

　ヌクレオシド輸送に関しては分子レベルで詳細な解析が進められているが，核酸塩基輸送に関しては不明な点が多い。古くから細胞や赤血球などを用いた一連の核酸輸送研究により，adenine や hypoxanthine の輸送系の存在が示され，その輸送機構は細胞内外の濃度勾配に依存した促進拡散であるとされている[4]。最近，ENT1 および ENT2 の輸送活性を欠損したブタ由来のPK15細胞を用いた核酸塩基の輸送解析より，プリン選択性トランスポーターの存在が示唆されている[52]。その細胞における adenine および guanine 輸送は顕著であり，その K_m 値は，それぞれ 2.5 μM, 6.4 μM と極めて低く，ピリミジン塩基（thymine, uracil）や ENT の基質である uridine ではほとんど阻害されない。また，興味深いことに，有機カチオントランスポーターの阻害剤である decynium 22（図6－2）により強力に阻害され，その K_i 値は 1 μM 以下であることが示されているが，他の有機カチオントランスポーターの代表的基質である MPP^+ や TEA による阻害は認められない。したがって，プリン選択性トランスポーターの分子的実体は，既存のヌクレオシドトランスポーターや有機カチオントランスポーターとは異なることが示されているが，未だその同定はなされていない。また，骨格筋由来および心臓由来の血管内皮細胞を用いた研究でも同様の輸送活性が認められており[53-55]，プリン塩基の細胞内取り込みを介したサルベージ経路の亢進による細胞増殖との関連が示唆されている。

(2) Na^+ 依存性核酸塩基トランスポーター

　Na^+ 依存性核酸塩基輸送系は小腸組織や培養組織で認められていたが，その分子的実体について長らく不明とされてきた[4]。しかし，最近，哺乳類で初となる核酸塩基特異的トランスポーターとして，ラット小腸より SNBT1 (sodium-dependent nucleobase transporter 1, SLC23A4) が同定された[9]。ラット SNBT1 (rSNBT1) は 614 アミノ酸残基からなる 12 回膜貫通型の膜タンパク質である。その構造は Na^+ 依存性 ascorbate トランスポーターである SVCT1 (sodium-dependent vitamin C transporter 1, SLC23A1) および SVCT2 (SLC23A2) と相同性を有するため[56]、これらと類似の 2 次構造を形成しているものと推察される。

 rSNBT1 は核酸塩基 (adenine および cytosine を除く) を選択的に輸送し、ヌクレオシド (uridine を除く) や ascorbate に対しては輸送活性を示さない。rSNBT1 による輸送は、抗がん剤である 5-fluorouracil や xanthine oxidoreductase 阻害剤である oxypurinol などの核酸塩基誘導体で阻害され、ENT1 の阻害剤である dipyridamole により中程度阻害される。その輸送は、細胞内外の Na^+ の濃度勾配を駆動力とし、Na^+：ヌクレオシドの輸送比率は、1：1 であることが示唆されている。

 rSNBT1 の発現は小腸に特異的であり、その発現には部位差が見られ、小腸下部で発現が高い (十二指腸＜空腸＜回腸)。また、極性細胞における rSNBT1 の細胞内局在は頂端側膜であることから、rSNBT1 は小腸上皮細胞の管腔側 (刷子縁膜側) に発現し、消化管内で核酸の分解により生じる核酸塩基の吸収に関与するものと思われる。さらに、ラット小腸組織におけるトランスポーター介在性の uracil 輸送がその rSNBT1 による輸送特性とよく一致することから、rSNBT1 はラット小腸での核酸塩基の吸収に関与する主要なトランスポーターであると考えられる。

 しかし、驚くべきことに、ヒトを含む高等霊長類 (類人猿) は SNBT1 遺伝子を遺伝的に欠損しているため、ヒトにおける核酸塩基の吸収機構はラットを含む他の哺乳類とは異なると考えられる。現在のところ、ヒトに発現する核酸塩基に特異的なトランスポーターは同定されていないため、その詳細は不明である。類人猿においては、核酸塩基の最終代謝産物である尿酸の分解酵素 (uricase) を遺伝的に欠損しているため[57,58]、進化過程における核酸代謝の変化と SNBT1 遺伝子の欠損との関連が示唆されている。

4．心臓血管系における核酸トランスポーターの役割

ヌクレオシドの1つであるadenosineは，シグナル分子として機能し，細胞膜に発現するadenosine受容体（分子種：A_1受容体，A_{2A}受容体，A_{2B}受容体，A_3受容体の4種）を介して，血管弛緩，白血球機能の抑制や血小板凝集抑制などによる抗炎症作用，虚血時における組織障害の予防や修復など多様な生理作用を示す[59,60]。一般に，正常時の細胞内外のadenosineは低濃度に維持されているが，炎症時や虚血等による低酸素供給条件下では，その濃度が上昇する。炎症時においては，好中球，マクロファージ，血小板等からATPが血液中に放出されるが，そのATPは血管内内皮細胞に存在するecto-apyrase（CD39）により，AMPに分解され，さらにecto-5'-nucleotidase（CD73）によりadenosineへと変換される。したがって，adenosine受容体を介した生理作用においては，細胞外のadenosine濃度の調節が極めて重要であり，その調節にはadenosine輸送能を有するヌクレオシドトランスポーターが関与している（図6-3）。

血管平滑筋には，CNTsがほとんど発現してしておらず，主にENT1と

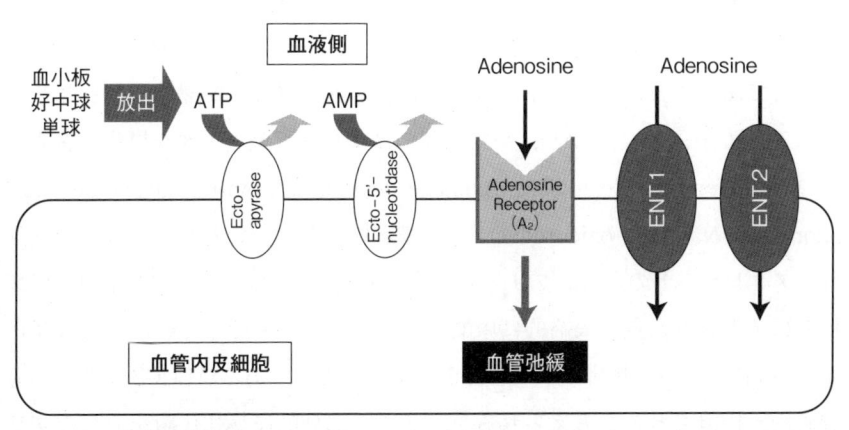

図6-3　血管内皮細胞におけるヌクレオシドトランスポーターによるadenosineシグナルの調節メカニズム

ENT2が発現しているが[61]，炎症や虚血時において，それらの発現が低下することが知られている[62]。これは，細胞内へのadenosineの取り込みを抑制することにより細胞外adenosine濃度を上昇させ，adenosine受容体を介した作用を増強させることにより組織障害を抑制するためであると考えられる。また，心筋細胞にはすべてのENTsが高発現しており[40]，虚血時におけるadenosineの放出と取り込みの両プロセスに関与していることが報告されている。したがって，細胞外adenosine濃度が上昇している病態に対してヌクレオシドトランスポーターの阻害剤は有用な予防・治療薬となる。実際，dipyridamoleは血小板凝集抑制効果や冠動脈の弛緩作用を有し，狭心症や心筋梗塞の予防に利用されているが，その作用はENT1によるadenosineの細胞内取り込み阻害によるとされている。

5．小腸における核酸トランスポーターの役割

ほとんどの食品に含まれる核酸は，膵液や腸液の核酸分解酵素（nuclease）によりヌクレオチドに分解され，さらに，小腸上皮細胞の刷子縁膜に発現するnucleotidaseによりヌクレオシドに変換されるため，摂取した核酸の多くはヌクレオシドとして吸収されると考えられている[63]。小腸上皮細胞の刷子縁膜にはCNT1およびCNT2が高発現しており，それらの発現は小腸上部（空腸）で顕著であることから[64]，空腸はヌクレオシド吸収の主要部位であると考えられる（図6-4）。しかし，小腸上部にはプリン核酸の主要な異化代謝酵素であるadenosine deaminase, guanine deaminase, purine nucleoside phosphorylase, xanthine oxidoreductaseが豊富に存在しているため[65,66]，吸収されたヌクレオシドのうち，プリンヌクレオシドの多くは小腸上皮細胞内で核酸塩基に変換された後，最終的に尿酸に代謝され[67]，おそらく刷子縁膜に存在するATP依存性異物排出トランスポーターの1つであるABCG2により小腸管腔内へ排泄されると考えられる[68]。また，部分的に異化代謝を免れたプリンヌクレオシドやプリン塩基は，小腸上皮細胞の基底膜に発現するENT1お

5. 小腸における核酸トランスポーターの役割　135

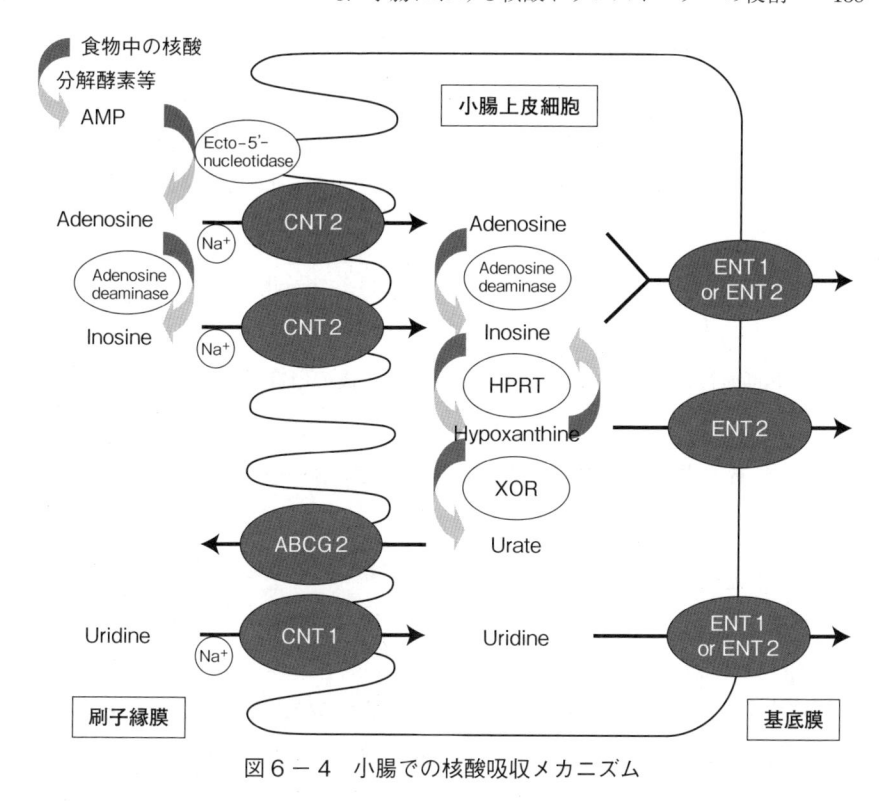

図6-4　小腸での核酸吸収メカニズム

およびENT2により血中に輸送される。さらに，ヒトの小腸上皮細胞の刷子縁膜にはENT4の発現も報告されている[69]。小腸上皮細胞表面のpHは，Na^+/H^+交換輸送系により，弱酸性（pH 6.0〜6.8）に維持されているため，ENT4を介したpH依存性adenosine輸送の関与も考えられるが，実際のadenosine吸収における寄与の程度は不明である。このように核酸として生体利用率が低いプリンヌクレオシドをトランスポーターにより積極的に吸収する意義については未だ不明であるが，おそらく，外因性のadenosineによる上皮細胞や分泌系細胞に発現するadenosine受容体の刺激応答を回避するためと考えられる。

一方，ピリミジンヌクレオシドは，ヒト小腸刷子縁膜を用いた輸送実験によりCNT1を介して効率よく輸送されることが示されている。ピリミジンのサルベージ酵素としてヌクレオシドと核酸塩基の変換反応に関与するuridine phosphorylase や thymidine phosphorylase のヒト小腸上皮細胞における発現および活性はマウスに比較して極めて低いため[70-74]，細胞内に取り込まれたピリミジンヌクレオシドの代謝は小さいと見積もられ，その多くがピリミジンヌクレオシドとして ENT1 により血中へ輸送されると思われる。

核酸塩基に関しては，ヒト小腸組織等を用いた輸送実験の報告がなく，詳細は明らかでない。上述のように，ラットにおける uracil 吸収は SNBT1 の機能で説明できるため，SNBT1 を欠損しているヒトが他の代替的な輸送系を利用している可能性については疑問が持たれる。今後の研究の進展に期待したい。

6．腎臓における核酸トランスポーターの役割

糸球体ろ過されたヌクレオシドは近位尿細管で再吸収を受ける。この分子機構では，ろ過されたヌクレオシドが近位尿細管上皮細胞の刷子縁膜に発現する CNTs により細胞内への取り込まれ，細胞内に蓄積したヌクレオシドが基底膜に発現する ENT1 および ENT2 により血液側への排出されると考えられている[75]。ヒトにおいては，すべての CNT 分子種の存在が近位尿細管で確認されており[19,76]，ヒト近位尿細管初代培養細胞を用いた検討では，主要な CNT 分子種は CNT3 であることが示唆されているが[77]，ヒト腎刷子縁膜ベシクルで認められている輸送特性と食い違う面もあり[78-80]，生理的条件下でのヌクレオシド再吸収に関与する CNT 分子種については明確でない。一方，遠位尿細管では CNTs の発現がほとんど認められないにもかかわらず，ENT1 と ENT2 の発現は近位尿細管よりも顕著に高いため[19]，これら ENTs が CNT と共役しないヌクレオシド輸送に関与する可能性も考えられる。

一方，ENT4/PMAT が腎臓に発現することが報告され[81]，adenosine やその基質となる有機カチオン化合物の再吸収への関与が考えられたが，その後の研究により，ヒトおよびラット腎臓の糸球体上皮細胞（podocytes）に特異的に発現していることが示されている。podocytes は糸球体基底膜を外側から覆い，血中タンパク質の最終的なろ過障壁として働くため，その障害は重篤な

腎機能低下を引き起こす。したがって，ENT4/PMATは糸球体機能の調節において重要な役割を果たしていると思われる。また，抗生物質（puromycin aminonucleoside等）の腎毒性とENT4/PMATの関係が示唆されている[82]。

7. お わ り に

以上のように，核酸の輸送にかかわるトランスポーター分子が消化管や尿細管での吸収機構や中枢神経系において重要な役割を担っていることが明らかとなってきた。しかし，核酸は細胞内で合成，再利用および分解の経路により複雑に制御されているため，細胞内の核酸（ヌクレオチド，ヌクレオシド，核酸塩基）の構成比は，細胞周期，細胞分化，病態（炎症やがんなど）等により影響を受け，トランスポーターによる制御が求められる核酸の対象も状況に応じて変化する。現在のところ，ヌクレオシドを主体として核酸のトランスポーター研究が展開されているが，核酸全体の動態を理解するためには，今後，ヌクレオチドや核酸塩基の輸送に関する分子メカニズムの解明が不可欠である。特に，核酸代謝は抗がん剤開発の主要な標的であり，核酸代謝とトランスポーターのクロストークの全貌解明がより効果的な薬剤の開発や適切な使用につながるものと期待している。

文　献

1) Zollner N. : Purine and pyrimidine metabolism. Proc Nutr Soc 1982 ; 41 ; 329 − 342.
2) Burnstock G. : Physiology and pathophysiology of purinergic neurotransmission. Physiol Rev 2007 ; 87 ; 659 − 797.
3) Murray A. W. : The biological significance of purine salvage. Annu Rev Biochem 1971 ; 40 ; 811 − 826.
4) Griffith D. A., Jarvis S. M. : Nucleoside and nucleobase transport systems of mammalian cells. Biochim Biophys Acta 1996 ; 1286 ; 153 − 181.
5) Plagemann P. G., Wohlhueter R. M., Woffendin C. : Nucleoside and nucleobase

transport in animal cells. Biochim Biophys Acta 1988 ; 947 ; 405-443.
6) Cass C. E., Young J. D., Baldwin S. A. : Recent advances in the molecular biology of nucleoside transporters of mammalian cells. Biochem Cell Biol 1998 ; 76 ; 761-770.
7) Young J. D., Yao S. Y., Sun L. et al : Human equilibrative nucleoside transporter (ENT) family of nucleoside and nucleobase transporter proteins. Xenobiotica 2008 ; 38 ; 995-1021.
8) Pastor-Anglada M., Cano-Soldado P., Errasti-Murugarren E. et al : SLC28 genes and concentrative nucleoside transporter (CNT) proteins. Xenobiotica 2008 ; 38 ; 972-994.
9) Yamamoto S., Inoue K., Murata T. et al : Identification and functional characterization of the first nucleobase transporter in mammals : implication in the species difference in the intestinal absorption mechanism of nucleobases and their analogs between higher primates and other mammals. J Biol Chem 2010 ; 285 ; 6522-6531.
10) Rose J. B., Coe I. R. : Physiology of nucleoside transporters : Back to the future. Physiology 2008 ; 23 ; 41-48.
11) Baldwin S. A., Beal P. R., Yao S. Y. et al : The equilibrative nucleoside transporter family, SLC29. Pflugers Arch 2004 ; 447 ; 735-743.
12) Griffiths M., Beaumont N., Yao S. Y. et al : Cloning of a human nucleoside transporter implicated in the cellular uptake of adenosine and chemotherapeutic drugs. Nat Med 1997 ; 3 ; 89-93.
13) Hyde R. J., Cass C. E., Young J. D. et al : The ENT family of eukaryote nucleoside and nucleobase transporters : recent advances in the investigation of structure/function relationships and the identification of novel isoforms. Mol Membr Biol 2001 ; 18 ; 53-63.
14) Kiss A., Farah K., Kim J. et al : Molecular cloning and functional characterization of inhibitor-sensitive (mENT1) and inhibitor-resistant (mENT2) equilibrative nucleoside transporters from mouse brain. Biochem J 2000 ; 352 ; 363-372.
15) Yao S. Y., Ng A. M., Muzyka W. R. et al : Molecular cloning and functional characterization of nitrobenzylthioinosine (NBMPR) -sensitive (es) and NBMPR-insensitive (ei) equilibrative nucleoside transporter proteins (rENT1 and rENT2) from rat tissues. J Biol Chem 1997 ; 272 ; 28423-28430.
16) Visser F., Vickers M. F., Ng A. M. et al : Mutation of residue 33 of human equilibrative nucleoside transporters 1 and 2 alters sensitivity to inhibition of

transport by dilazep and dipyridamole. J Biol Chem 2002 ; 277 ; 395-401.
17) Jennings L. L., Hao C., Cabrita M. A. et al : Distinct regional distribution of human equilibrative nucleoside transporter proteins 1 and 2 (hENT1 and hENT2) in the central nervous system. Neuropharmacology 2001 ; 40 ; 722-731.
18) Lai Y., Bakken A. H., Unadkat J. D. : Simultaneous expression of hCNT1-CFP and hENT1-YFP in Madin-Darby canine kidney cells. Localization and vectorial transport studies. J Biol Chem 2002 ; 277 ; 37711-37717.
19) Hamilton S. R., Yao S. Y., Ingram J. C. et al : Subcellular distribution and membrane topology of the mammalian concentrative Na^+-nucleoside cotransporter rCNT1. J Biol Chem 2001 ; 276 ; 27981-27988.
20) Govindarajan R., Bakken A. H., Hudkins K. L. et al : *In situ* hybridization and immunolocalization of concentrative and equilibrative nucleoside transporters in the human intestine, liver, kidneys, and placenta. Am J Physiol Regul Integr Comp Physiol 2007 ; 293 ; R1809-R1822.
21) Lai Y., Tse C. M., Unadkat J. D. : Mitochondrial expression of the human equilibrative nucleoside transporter 1 (hENT1) results in enhanced mitochondrial toxicity of antiviral drugs. J Biol Chem 2004 ; 279 ; 4490-4497.
22) Lee E. W., Lai Y., Zhang H. et al : Identification of the mitochondrial targeting signal of the human equilibrative nucleoside transporter 1 (hENT1) : implications for interspecies differences in mitochondrial toxicity of fialuridine. J Biol Chem 2006 ; 281 ; 16700-16706.
23) Damaraju V. L., Damaraju S., Young J. D. et al : Nucleoside anticancer drugs : the role of nucleoside transporters in resistance to cancer chemotherapy. Oncogene 2003 ; 22 ; 7524-7536.
24) Zhang J., Visser F., King K. M. et al : The role of nucleoside transporters in cancer chemotherapy with nucleoside drugs. Cancer Metastasis Rev 2007 ; 26 ; 85-110.
25) Choi D. S., Cascini M. G., Mailliard W. et al : The type 1 equilibrative nucleoside transporter regulates ethanol intoxication and preference. Nat Neurosci 2004 ; 7 ; 855-861.
26) Rose J. B., Naydenova Z., Bang A. et al : Equilibrative nucleoside transporter 1 plays an essential role in cardioprotection. Am J Physiol Heart Circ Physiol 2010 ; 298 ; H771-777.
27) Crawford C. R., Patel D. H., Naeve C. et al : Cloning of the human equilibrative,

nitrobenzylmercaptopurine riboside (NBMPR)-insensitive nucleoside transporter ei by functional expression in a transport-deficient cell line. J Biol Chem 1998 ; 273 ; 5288-5293.
28) Griffiths M., Yao S. Y., Abidi F. et al : Molecular cloning and characterization of a nitrobenzylthioinosine-insensitive (ei) equilibrative nucleoside transporter from human placenta. Biochem J 1997 ; 328 ; 739-743
29) Yao S. Y., Ng A. M., Vickers M. F. et al : Functional and molecular characterization of nucleobase transport by recombinant human and rat equilibrative nucleoside transporters 1 and 2. Chimeric constructs reveal a role for the ENT2 helix 5-6 region in nucleobase translocation. J Biol Chem 2002 ; 277 ; 24938-24948.
30) Owen R. P., Lagpacan L. L., Taylor T. R. et al : Functional characterization and haplotype analysis of polymorphisms in the human equilibrative nucleoside transporter, ENT2. Drug Metab Dispos 2006 ; 34 ; 12-15.
31) Hyde R. J., Cass C. E., Young J. D. et al: The ENT family of eukaryote nucleoside and nucleobase transporters : recent advances in the investigation of structure/function relationships and the identification of novel isoforms. Mol Membr Biol 2001 ; 18 ; 53-63.
32) Baldwin S. A., Yao S. Y., Hyde R. J. et al : Functional characterization of novel human and mouse equilibrative nucleoside transporters (hENT3 and mENT3) located in intracellular membranes. J Biol Chem 2005 ; 280 ; 15880-15887.
33) Govindarajan R., Leung G. P., Zhou M. et al : Facilitated mitochondrial import of antiviral and anticancer nucleoside drugs by human equilibrative nucleoside transporter-3. Am J Physiol Gastrointest Liver Physiol 2009 ; 296 ; G910-922.
34) Morgan N. V., Morris M. R., Cangul H. et al : Mutations in SLC29A3, encoding an equilibrative nucleoside transporter ENT3, cause a familial histiocytosis syndrome (Faisalabad histiocytosis) and familial Rosai-Dorfman disease. PLoS Genet 2010 ; 6 ; e1000833.
35) Cliffe S. T., Kramer J. M., Hussain K. et al : SLC29A3 gene is mutated in pigmented hypertrichosis with insulin-dependent diabetes mellitus syndrome and interacts with the insulin signaling pathway. Hum Mol Genet 2009 ; 18 ; 2257-2265.
36) Molho-Pessach V., Lerer I., Abeliovich D. et al : The H syndrome is caused by mutations in the nucleoside transporter hENT3. Am J Hum Genet 2008 ; 83 ; 529-534.

37) Kang N., Jun A. H., Bhutia Y. D. et al : Govindarajan R. Human equilibrative nucleoside transporter-3 (hENT3) spectrum disorder mutations impair nucleoside transport, protein localization, and stability. J Biol Chem 2010 ; 285 ; 28343 – 28352.
38) Engel K., Zhou M., Wang J. : Identification and characterization of a novel monoamine transporter in the human brain. J Biol Chem 2004 ; 279 ; 50042 – 50049.
39) Engel K., Wang J. : Interaction of organic cations with a newly identified plasma membrane monoamine transporter. Mol Pharmacol 2005;68;1397 – 1407.
40) Barnes K., Dobrzynski H., Foppolo S. et al : Distribution and functional characterization of equilibrative nucleoside transporter-4, a novel cardiac adenosine transporter activated at acidic pH. Circ Res 2006 ; 99 ; 510 – 519.
41) Zhou M., Duan H., Engel K. et al : Adenosine transport by plasma membrane monoamine transporter : reinvestigation and comparison with organic cations. Drug Metab Dispos 2010 ; 38 ; 1798 – 1805.
42) Li H., Smolen G. A., Beers L. F. et al : Adenosine transporter ENT4 is a direct target of EWS/WT1 translocation product and is highly expressed in desmoplastic small round cell tumor. PLoS One 2008 ; 3 ; e2353.
43) Gray J. H., Owen R. P., Giacomini K. M. : The concentrative nucleoside transporter family, SLC28. Pflugers Arch 2004 ; 447 ; 728 – 734.
44) Huang Q. Q., Yao S. Y., Ritzel M. W. et al : Cloning and functional expression of a complementary DNA encoding a mammalian nucleoside transport protein. J Biol Chem 1994 ; 269 ; 17757 – 17760.
45) Ritzel M. W., Yao S. Y., Huang M. Y. et al : Molecular cloning and functional expression of cDNAs encoding a human Na^+-nucleoside cotransporter (hCNT1). Am J Physiol 1997 ; 272 ; C707 – 714.
46) Smith K. M., Ng A. M., Yao S. Y. et al : Electrophysiological characterization of a recombinant human Na^+-coupled nucleoside transporter (hCNT1) produced in *Xenopus oocytes*. J Physiol 2004 ; 558 ; 807 – 823.
47) Wang J., Su S. F., Dresser M. J. et al : $Na^{(+)}$-dependent purine nucleoside transporter from human kidney : cloning and functional characterization. Am J Physiol 1997 ; 273 ; F1058 – 1065.
48) Ritzel M. W., Yao S. Y., Ng A. M. et al : Molecular cloning, functional expression and chromosomal localization of a cDNA encoding a human Na^+/nucleoside cotransporter (hCNT2) selective for purine nucleosides and uridine.

Mol Membr Biol 1998 ; 15 ; 203-211.
49) Schaner M. E., Wang J., Zhang L. et al : Functional characterization of a human purine-selective, Na$^+$-dependent nucleoside transporter (hSPNT1) in a mammalian expression system. J Pharmacol Exp Ther 1999 ; 289 ; 1487-1491.
50) Ritzel M. W., Ng A. M., Yao S. Y. et al : Molecular identification and characterization of novel human and mouse concentrative Na$^+$-nucleoside cotransporter proteins (hCNT3 and mCNT3) broadly selective for purine and pyrimidine nucleosides (system cib). J Biol Chem 2001 ; 276 ; 2914-2927.
51) Hu H., Endres C. J., Chang C. et al : Electrophysiological characterization and modeling of the structure activity relationship of the human concentrative nucleoside transporter 3 (hCNT3). Mol Pharmacol 2006 ; 69 ; 1542-1553.
52) Hoque K. M., Chen L., Leung G. P. et al : A purine-selective nucleobase/nucleoside transporter in PK15NTD cells. Am J Physiol Regul Integr Comp Physiol 2008 ; 294 ; R1988-1995.
53) Bone D. B., Hammond J. R. : Nucleoside and nucleobase transporters of primary human cardiac microvascular endothelial cells : characterization of a novel nucleobase transporter. Am J Physiol Heart Circ Physiol 2007 ; 293 ; H3325-3332.
54) Robillard K. R., Bone D. B., Hammond J. R. : Hypoxanthine uptake and release by equilibrative nucleoside transporter 2 (ENT2) of rat microvascular endothelial cells. Microvasc Res 2008 ; 75 ; 351-357.
55) Bone D. B., Choi D. S., Coe I. R. et al : Nucleoside/nucleobase transport and metabolism by microvascular endothelial cells isolated from ENT1-/- mice. Am J Physiol Heart Circ Physiol 2010 ; 299 ; H847-856.
56) Takanaga H., Mackenzie B., Hediger M. A. : Sodium-dependent ascorbic acid transporter family SLC23. Pflugers Arch 2004 ; 447 ; 677-682.
57) Wu X. W., Lee C. C., Muzny D. M. et al : Urate oxidase : primary structure and evolutionary implications. Proc Natl Acad Sci USA 1989 ; 86 ; 9412-9416.
58) Oda M., Satta Y., Takenaka O. et al : Loss of urate oxidase activity in hominoids and its evolutionary implications. Mol Biol Evol 2002 ; 19 ; 640-653.
59) Hasko G., Linden J., Cronstein B. et al : Adenosine receptors : therapeutic aspects for inflammatory and immune diseases. Nat Rev Drug Discov 2008 ; 7 ; 759-770.
60) Peart J. N., Headrick J. P. : Adenosinergic cardioprotection : multiple receptors,

multiple pathways. Pharmacol Ther 2007 ; 114 ; 208−221.
61) Archer R. G., Pitelka V., Hammond J. R. : Nucleoside transporter subtype expression and function in rat skeletal muscle microvascular endothelial cells. Br J Pharmacol 2004 ; 143 ; 202−214.
62) Casanello P., Torres A., Sanhueza F. et al : Equilibrative nucleoside transporter 1 expression is downregulated by hypoxia in human umbilical vein endothelium. Circ Res 2005 ; 97 ; 16−24.
63) Sanderson I. R., He Y. : Nucleotide uptake and metabolism by intestinal epithelial cells. J Nutr 1994 ; 124 ; 131S−137.
64) Meier Y., Eloranta J. J., Darimont J. et al : Regional distribution of solute carrier mRNA expression along the human intestinal tract. Drug Metab Dispos 2007 ; 35 ; 590−594.
65) Van der Weyden M. B., Kelley W. N. : Human adenosine deaminase. Distribution and properties. J Biol Chem 1976 ; 251 ; 5448−5456.
66) Witte D. P., Wiginton D. A., Hutton J. J. et al : Coordinate developmental regulation of purine catabolic enzyme expression in gastrointestinal and postimplantation reproductive tracts. J Cell Biol 1991 ; 115 ; 179−190.
67) Berthold H. K., Crain P. F., Gouni I. et al : Evidence for incorporation of intact dietary pyrimidine (but not purine) nucleosides into hepatic RNA. Proc Natl Acad Sci USA 1995 ; 92 ; 10123−10127.
68) Matsuo H., Takada T., Ichida K. et al : Common defects of ABCG2, a high-capacity urate exporter, cause gout : a function-based genetic analysis in a Japanese population. Sci Transl Med 2009 ; 1 ; 5ra11.
69) Zhou M., Xia L., Wang J. : Metformin transport by a newly cloned proton-stimulated organic cation transporter (plasma membrane monoamine transporter) expressed in human intestine. Drug Metab Dispos 2007 ; 35 ; 1956−1962.
70) Zhang Y., Repa J. J., Inoue Y. et al : Identification of a liver-specific uridine phosphorylase that is regulated by multiple lipid-sensing nuclear receptors. Mol Endocrinol 2004 ; 18 ; 851−862.
71) Haraguchi M., Tsujimoto H., Fukushima M. et al : Targeted deletion of both thymidine phosphorylase and uridine phosphorylase and consequent disorders in mice. Mol Cell Biol 2002 ; 22 ; 5212−5221.
72) Watanabe S., Uchida T. : Cloning and expression of human uridine phosphorylase. Biochem Biophys Res Commun 1995 ; 216 ; 265−272.

73) Johansson M. : Identification of a novel human uridine phosphorylase. Biochem Biophys Res Commun 2003 ; 307 ; 41-46.
74) Yoshimura A., Kuwazuru Y., Furukawa T. et al : Purification and tissue distribution of human thymidine phosphorylase ; high expression in lymphocytes, reticulocytes and tumors. Biochim Biophys Acta 1990 ; 1034 ; 107-113.
75) Elwi A. N., Damaraju V. L., Baldwin S. A. et al : Renal nucleoside transporters : physiological and clinical implications. Biochem Cell Biol 2006 ; 84 ; 844-858.
76) Damaraju V. L., Elwi A. N., Hunter C. et al : Localization of broadly selective equilibrative and concentrative nucleoside transporters, hENT1 and hCNT3, in human kidney. Am J Physiol Renal Physiol 2007 ; 293 : F200-211.
77) Elwi A. N., Damaraju V. L., Kuzma M. L. et al : Transepithelial fluxes of adenosine and 2'-deoxyadenosine across human renal proximal tubule cells : roles of nucleoside transporters hENT1, hENT2, and hCNT3. Am J Physiol Renal Physiol 2009 ; 296 ; F1439-1451.
78) Patil S. D., Unadkat J. D. : Sodium-dependent nucleoside transport in the human intestinal brush-border membrane. Am J Physiol 1997 ; 272 ; G1314-1320.
79) Gutierrez M. M., Brett C. M., Ott R. J. et al : Nucleoside transport in brush border membrane vesicles from human kidney. Biochim Biophys Acta 1992 ; 1105 ; 1-9.
80) Gutierrez M. M., Giacomini K. M. : Substrate selectivity, potential sensitivity and stoichiometry of $Na^{(+)}$-nucleoside transport in brush border membrane vesicles from human kidney. Biochim Biophys Acta 1993 ; 1149 ; 202-208.
81) Xia L., Engel K., Zhou M. et al : Membrane localization and pH-dependent transport of a newly cloned organic cation transporter (PMAT) in kidney cells. Am J Physiol Renal Physiol 2007 ; 292 ; F682-690.
82) Xia L., Zhou M., Kalhorn T. F. et al : Podocyte-specific expression of organic cation transporter PMAT : implication in puromycin aminonucleoside nephrotoxicity. Am J Physiol Renal Physiol 2009 ; 296 ; F1307-1313.

第7章　尿酸のトランスポーター

松尾　洋孝*

1．はじめに

　高尿酸血症は，性・年齢を問わず，血漿中の尿酸溶解濃度である 7.0 mg/dL を正常上限としてそれを超えるものと定義される生活習慣病の1つである。高尿酸血症は突発的な激しい関節痛を生じる痛風の直接的な原因であり，高血圧[1,2]，腎障害[3,4]，虚血性心疾患[5]，脳卒中[6,7] などの"common disease"（ありふれた疾患）[8] の要因となることも知られている。そのため，血清尿酸値の管理は，医学・栄養学を含む医療の現場において極めて重要であるといえる。

　尿酸トランスポーターは，細胞膜に存在して血清尿酸値を調節する分子であり，腎臓において尿酸の再吸収に働く分子と，尿酸の排泄に働く分子がある。尿酸再吸収トランスポーターの輸送機能を阻害することで，痛風や高尿酸血症の治療薬であるベンズブロマロン（ユリノーム®）は薬効を示すことがわかっている。また，尿酸排泄トランスポーター遺伝子の個人差が，痛風や高尿酸血症の主要病因であることが最近明らかになった[9]。

　本章では尿酸トランスポーターの視点からみた血清尿酸値の生理学的な調節機能と，その機能不全による病態についても解説し，トランスポーター研究の成果から生活習慣病の克服が可能となりつつある現状についても概説する。

---

*　防衛医科大学校分子生体制御学講座

2. ヒトにおける尿酸動態の特徴

(1) 尿酸動態の種差

医学・食品栄養学における血清尿酸値管理を考えるうえでは，まず，ヒトにおける尿酸動態の特徴を理解する必要がある。ヒトを含む霊長類の一部では尿酸分解酵素であるウリカーゼが欠損しているため，ウリカーゼの機能が保たれているマウスのような他の多くの哺乳類と比較すると，尿酸値は高値を示すことが知られている[10,11]。また，ウリカーゼの欠損のため，ヒトにおいて尿酸はプリン代謝の最終代謝産物となり，腎臓や腸管から排泄される[12]。したがって，ヒトにおける尿酸の代謝，輸送動態やその異常に起因する疾患については，ノックアウトマウスなどのモデル動物を用いた解析が困難であることが多く，ヒトを対象とした解析，特に，ヒトの疾患における臨床遺伝学的解析とそれに基づく分子機能解析は不可欠である[13]。

尿酸は抗酸化作用が強いため，マウスなどの他の哺乳類に比べて，ヒトが長寿である一因は血清尿酸値が高いことにあるとも考えられている[14,15]。すなわち，尿酸にはヒトの健康維持において抗酸化作用による良い面と，痛風や心血管病のリスクとなるような悪い面の両面性が認められる。このことは，適正な血清尿酸値管理を考えるうえでも重要である。

(2) ヒトの尿酸輸送機構とトランスポーター病

上記のような尿酸動態の特徴のために，ヒトにおける尿酸トランスポーターの同定は，ヒトゲノムの解読後に初めて成功したが，ゲノムワイド解析などのポストゲノム研究が進展するまでは，その後の第2，第3の尿酸トランスポーターの同定も長らくなされていなかった。これまでに，ヒトの疾患における臨床遺伝学的解析とそれに基づく分子機能解析から，尿酸トランスポーターの機能不全に起因するトランスポーター病の存在が明らかとなり，ヒトにおける生

2. ヒトにおける尿酸動態の特徴

表7－1 ヒトの尿酸トランスポーターとトランスポーター病

尿酸トランスポーター	生理機能（尿酸輸送）	遺伝子座位	機能不全によるトランスポーター病
URAT1/SLC22A12	腎近位尿細管における尿酸再吸収	11q13	腎性低尿酸血症1型（RHUC1, renal hypouricemia type 1）
GLUT9/SLC2A9	腎近位尿細管における尿酸再吸収	4p16-p15.3	腎性低尿酸血症2型（RHUC2, renal hypouricemia type 2）
ABCG2/BCRP	尿酸排泄	4q22	痛風（gout）*

＊痛風は単一遺伝子疾患ではないが，主要病因遺伝子として ABCG2 遺伝子が同定されている．

理学的な尿酸輸送の役割を担う尿酸トランスポーターが同定されてきた（表7－1）。Urate transporter 1（URAT1/SLC22A12）と Glucose transporter 9（GLUT9/SLC2A9）は，腎性低尿酸血症の病因遺伝子であることが同定され[16,17]，その腎近位尿細管における発現パターンから，生理学的には尿酸再吸収の役割を共同して担うこと[16,17]がわかってきた（図7－1）。すなわち，URAT1 または GLUT9 のいずれかの機能障害（尿酸再吸収障害）は血清尿酸値が低い状態，つまり腎性低尿酸血症を来す（図7－1）。腎性低尿酸血症は単一遺伝子病と考えられており，合併症としての尿路結石や運動後急性腎不全[18,19]が臨床上の問題となる。

URAT1 と GLUT9 はそれぞれ有機アニオントランスポーター（SLC22）のファミリーとグルコーストランスポーター（SLC2）のファミリーに属し，いずれも ATP 依存性の ABC トランスポーターではなく，solute carrier（SLC）トランスポーターである。尿酸と構造の類似性が低いグルコースのトランスポーターのファミリーから，生理学的に重要な尿酸再吸収トランスポーター GLUT9 が同定されたことは意外なことであり非常に興味深いことであった。このように，ヒトを対象とする臨床遺伝学的解析とそれに基づく分子機能解析からは，従来の常識にとらわれない新規の発見が期待できる。

ATP-binding cassette（ABC）transporter G2（ABCG2/BCRP）は，ABC トランスポーターの1種であり，ATP 依存性の基質の排出作用が特徴である。

A. 生理学的尿酸再吸収モデル

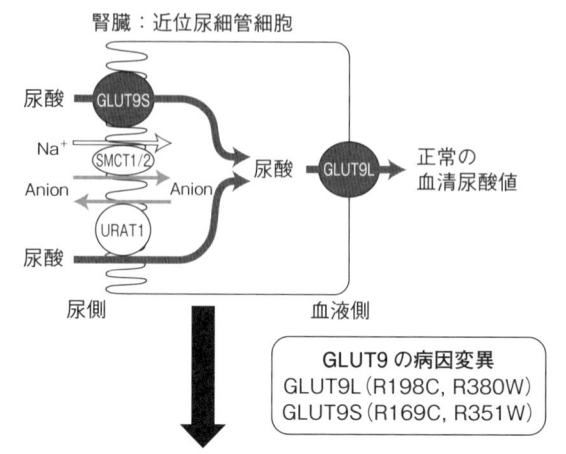

腎臓：近位尿細管細胞

GLUT9S / SMCT1/2 / URAT1 / GLUT9L → 正常の血清尿酸値

GLUT9 の病因変異
GLUT9L（R198C, R380W）
GLUT9S（R169C, R351W）

B. 尿酸再吸収障害モデル

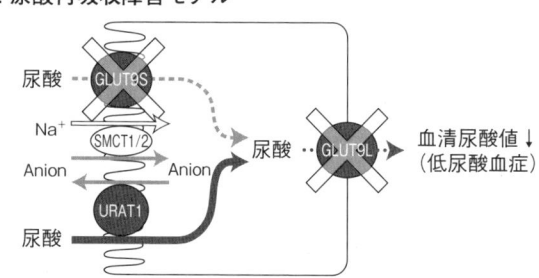

血清尿酸値↓
（低尿酸血症）

図7-1　ヒト腎臓における尿酸再吸収の分子機構[17]

ABCG2の分子機能としては，これまでは抗がん剤などの薬剤の排出作用[20,21]のほか，内因性基質としてはポルフィリンの排出作用が知られていた[22]。*ABCG2*は，痛風・高尿酸血症の主要病因遺伝子であることが同定され[9]，その発現パターンから生理学的には尿や糞便中への尿酸排泄の役割を担うことが示唆された（図7-2）[9]。すなわち，ABCG2の機能障害（尿酸排泄障害）は血清尿酸値が高い状態，つまり高尿酸血症とその続発症である痛風を引き起こす主要な病因である（図7-2）。痛風および高尿酸血症は，いわゆる生活習慣病としても重要であり，多因子疾患あるいは「ありふれた疾患"common disease"」の1つである。

A. 生理学的尿酸排泄モデル（正常尿酸値）

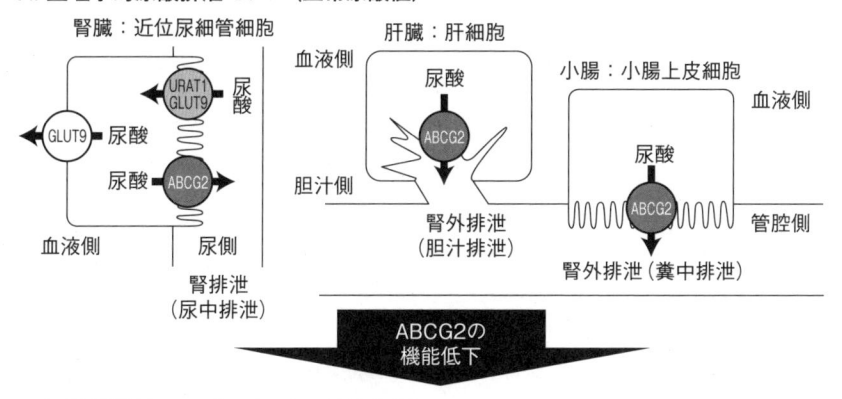

B. 尿酸排泄低下モデル（血清尿酸値高値）

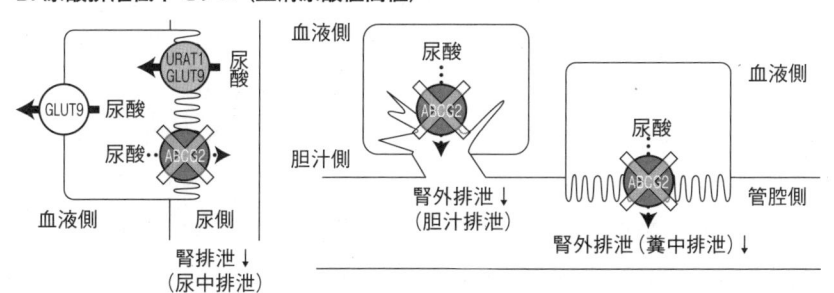

図7−2　ヒト腎臓および腸管からの尿酸排泄機構[9]

A：ABCG2の分子機能に基づく臨床遺伝学的解析により，生理学的な尿酸排泄機構を提案することができた．ABCG2の局在は，ヒトの腎臓，肝臓および小腸の免疫組織化学的解析の報告に基づいて示した．B：ABCG2機能低下型変異による血清尿酸値の上昇から，その病態における尿酸排泄低下の分子機序が解明された．

3．尿酸再吸収トランスポーター

(1) URAT1/SLC22A12

ヒトの血清尿酸値を調節する遺伝子として最初に同定されたのは，*URAT1/SLC22A12*遺伝子であった．*URAT1*遺伝子は，解読されたばかりのゲノム情報概要版を用いた相同性解析により，有機アニオントランスポー

ター遺伝子 *OAT4/SLC22A11* と相同性を持つ遺伝子として 2002 年に発見された [16]。URAT1 は 12 回膜貫通型の膜タンパク質で，腎臓特異的に発現する。また，近位尿細管の管腔側に局在する尿酸再吸収トランスポーターであり，痛風や高尿酸血症の治療薬であるベンズブロマロンの分子標的であることもあわせて報告された [16]。

このような URAT1 の生理学的な機能の解明は，*URAT1/SLC22A12* が腎性低尿酸血症の最初の病因遺伝子として同定されたことに基づいており，自衛隊熊本病院の症例 [23] を対象とした遺伝子解析により証明された [16]。*URAT1/SLC22A12* 遺伝子における腎性低尿酸血症の病因変異としては，W258X（G774A）変異が日本人の症例で最も多い（74.1%）[24]。この W258X 変異は，URAT1 タンパク質の 258 番目のアミノ酸であるトリプトファン（W）が終止コドン（X）となるようなナンセンス変異と呼ばれる遺伝子変異であり，URAT1 の分子機能が完全に消失することがわかっている。W258X 変異は日本人において頻度の高い一塩基多型（single nucleotide polymorphism, SNP）であり，健常人のアレル頻度は 2.30〜2.37% [25,26] と報告されている。このことは，染色体 100 本（50 人相当）あたり 2 本程度に W258X 変異を認めるということを意味している。日本人の腎性低尿酸血症ではそのほとんどに *URAT1* の変異が認められるが，一部に *URAT1* の変異を認めない症例が存在することも報告されており [24,27]，*URAT1* 以外の腎性低尿酸血症の病因遺伝子が存在することが示唆されていた。

(2) GLUT9/SLC2A9

ヒトゲノム情報の解読後，ゲノムワイド関連解析（genome-wide association study, GWAS）による疾患関連遺伝子の探索が盛んに行われるようになった（GWAS の詳細については後述）。血清尿酸値にかかわる GWAS も，2007 年以降，複数のグループにより実施され，尿酸値の変動に関与する遺伝子として *GLUT9/SLC2A9* が報告された [28-31]。これにより，GLUT9 がヒトにおいて生理学的に重要な尿酸トランスポーターの候補であることが示された（表 7-

2）。GLUT9 は 12 回膜貫通型の膜タンパク質であり，前述のようにグルコーストランスポーターのファミリーに属する分子である．

　Vitart らは，GLUT9 が尿酸を輸送することを GWAS の報告の際に初めて記載し，さらに，その輸送特性（K_m 値，890 μM）についても明らかにした[30]．また，Vitart らは，GLUT9 の機能がベンズブロマロンにより（URAT1 と比べて弱く）抑制されることも報告している[30]．GLUT9 による尿酸輸送能

表 7－2　血清尿酸値を対象とした主なゲノムワイド関連解析（GWAS）

年	著者	対象数	対象	遺伝子	文献
2007	Li et al.	4,731 人 [1,301 人]	イタリア人 Sardinia [イタリア人 Chianti]	GLUT9/SLC2A9, PJA2	28
2008	Döring et al.	1,644 人 [4,162 人] [4,066 人] [1,719 人]	ドイツ人 Augsberg [ドイツ人 Augsberg] [ドイツ人 Pomerania] [オーストリア人 Salzburg]	GLUT9/SLC2A9	29
2008	Vitart et al.	986 人 [708 人]	クロアチア人 [イギリス人 Orkney 島]	GLUT9/SLC2A9	30
2008	McArdle et al.	868 人	ドイツ系アメリカ人 Amish	GLUT9/SLC2A9	31
2008	Dehghan et al.	7,699 人 4,148 人 11,024 人 3,843 人	ヨーロッパ系白人 オランダ人系 Rotterdam アメリカ人白人 アメリカ人黒人	GLUT9/SLC2A9, ABCG2, SLC17A3-SLC17A1-SLC17A4	32
2009	Kolz et al.	28,141 人	ヨーロッパ人（メタ解析）	GLUT9/SLC2A9, ABCG2, SLC17A3-SLC17A1-SLC17A4, URAT1/SLC22A12, OAT4/SLC22A11, MCT9/SLC16A9, PDZK1, GCKR, LRRC16A-SCGN	33
2010	Kamatani et al.	14,700 人	日本人	URAT1/SLC22A12, GLUT9/SLC2A9, ABCG2, LRP2	34

注　[　] は replication study の対象を示す．（文献 13 より引用，改変）

は，その後の報告でも確認され[17, 35, 36]，従来，主要な輸送基質と考えられていたD-グルコース，D-フルクトースなどの糖輸送活性よりも尿酸輸送活性の方が数十倍高いことが示されている[35]。

GLUT9/SLC2A9が尿酸値の変動に関与することに加えて，過去の報告で近位尿細管におけるGLUT9の発現が示されていることから，GLUT9/SLC2A9遺伝子が腎性低尿酸血症の第2の病因遺伝子である可能性が示唆されていた。筆者らは過去10年間にわたる85万セットの健康診断データを有する海上自衛隊の健康診断データベースを活用することにより，十分な症例数を確保したうえで，GLUT9遺伝子を対象とした低尿酸血症の臨床遺伝学的解析を実施した。その詳細は他の総説に記したが[13]，この解析により腎性低尿酸血症を来す2つの機能消失型のミスセンス変異（アミノ酸置換を来たす遺伝子変異）としてR198CとR380Wを見いだすことができ（図7－1），かつGLUT9がその生理学的機能として，ヒトの近位尿細管における尿酸の再吸収という役割を担っていることを示すことができた（図7－1A）[17]。このほか，低尿酸血症の1例にGLUT9のP412R変異を認めたという報告[36]があるが，報告された機能変化の程度が小さいこと[36]，および機能解析の結果が別のグループにより再現できていないこと[17]から，今後の検討が必要とされている[37]。

腎性低尿酸血症の病因変異として見いだされたGLUT9遺伝子の2つの変異（R198C，R380W）は，ともに膜貫通部位近傍の細胞内ループの中に存在している。また，塩基性アミノ酸のアルギニンから中性アミノ酸への置換が起きることにより，プラスの電荷の消失が生じている[17]。興味深いことに上記の2つのGLUT9遺伝子の変異は，GLUT1欠損症候群（GLUT1 deficiency syndrome, GLUT1DS）で認められるGlucose transporter 1（GLUT1/SLC2A1）遺伝子の病因変異（R153CとR333W）[38, 39]と完全に相同なアミノ酸残基の変異であった[17]。GLUT1欠損症候群は，脳内へのグルコース供給が低下するためにてんかん発作や知能発育障害を来たす遺伝性の神経疾患である。これらのGLUT1およびGLUT9遺伝子に共通する病因変異部位のアルギニンは，

GLUT family で保存されたモチーフの中に存在し，哺乳類のみならず，細菌，酵母，植物の糖のトランスポーターに共通したコンセンサスパターンである sugar transport proteins signature の中に位置する[17]。

GLUT1 の R333 を含む配列については，膜貫通部位をつなぎとめるアンカーの1つとして重要な役割を担うことが Sato らにより示されており，このモチーフにおける3つのアルギニン残基を中性アミノ酸に置換することで，この細胞内ループが前後の膜貫通部位とともに，細胞外に飛び出ることが報告されている[40]。GLUT9 においては，相同のモチーフ中に認められるアルギニン残基は2つのみであり，かつ R380 は sugar transport proteins signature の中でも最も良く保存されているため，細胞質内アンカーとして膜トポロジーの維持に重要な役割を担っていると考えられる。したがって，R380 を含む膜貫通部位の保存されたアルギニン残基の置換を来す変異は，正電荷消失によるアンカー機能不全を来し，このことが尿酸輸送機能の消失につながる主要なメカニズムの1つであると考えられる[17,41]。

（3）腎性低尿酸血症1型および2型

腎性低尿酸血症の新規病因遺伝子 *GLUT9* の同定により，既知病因遺伝子である *URAT1* 変異によるものが「腎性低尿酸血症1型」(RHUC1, renal hypouricemia type 1, MIM 220150)，*GLUT9* 変異によるものが「腎性低尿酸血症2型」(RHUC2, renal hypouricemia type 2, MIM 612076) と初めて分類されるようになった[13]。その後，*GLUT9* のホモ病因変異を認める海外の複数の症例が報告され[42]，筆者らの報告[17]が支持された。さらに，「腎性低尿酸血症1型」と同様に「腎性低尿酸血症2型」においても，運動後急性腎不全や尿路結石の合併があることが併せて示された[42]。これまでの解析により，*URAT1* および *GLUT9* の両遺伝子に変異を認めない腎性低尿酸血症例が存在することも確認されており，未知の病因遺伝子異常による「腎性低尿酸血症3型」(RHUC3, renal hypouricemia type 3) の存在が示唆されている[13]。また，*GLUT9* 遺伝子の SNP と痛風の関連も複数の施設の症例対照研究におい

て示されているが，その分子機構は明らかにされておらず，今後の研究の進展が期待される．

4．尿酸排泄トランスポーター

(1) ABCG2/BCRP と痛風・高尿酸血症

ABCG2は6回膜貫通型の膜タンパク質であり，ホモ2量体を形成するハーフタイプのABCトランスポーターである．ABCG2は抗がん剤などの薬剤の排出を司ることが知られていたが，内因性の基質としてはポルフィリン以外の報告はほとんどされていなかった．

血清尿酸値にかかわるGWASに先立ち，痛風を認める台湾の先住民21家系を対象としたゲノムワイド連鎖解析（genome-wide linkage analysis）から，第4染色体長腕に，痛風の病因遺伝子の候補領域が存在することが報告された[43]．common diseaseとしての痛風と遺伝子の関係について，全ゲノムを対象とした報告はこれが最初であった．なお，第4染色体長腕上の候補領域には，のちに痛風の主要な病因遺伝子として同定される*ABCG2/BCRP*が含まれていた．その後，血清尿酸値に関するGWASの結果，*ABCG2*を含む関連候補遺伝子が報告された（表7-2）[32-34]．*ABCG2*遺伝子については，高容量性のATP依存性尿酸排泄輸送体ABCG2をコードしており[9]，この遺伝子における輸送機能を低下させる変異が痛風と関連していることを，筆者ら[9]とWoodwardら[44]がそれぞれ独立に見いだし報告した．筆者らはさらに，*ABCG2*遺伝子における高い頻度のSNPであるQ126XおよびQ141Kの組み合わせが痛風の発症に重要であり，痛風の主要な病因であることを見いだした[9]．これらを詳しく調べたところ，①Q126Xは輸送体ABCG2の排泄機能を約0%まで消失させ，Q141Kは約50%に半減させる（図7-3），②これらのSNPは同じハプロタイプ上にない（すなわち片親からは，Q126XとQ141Kの2種類のSNPが同時に遺伝することはない），という2つの結果から，③ヒ

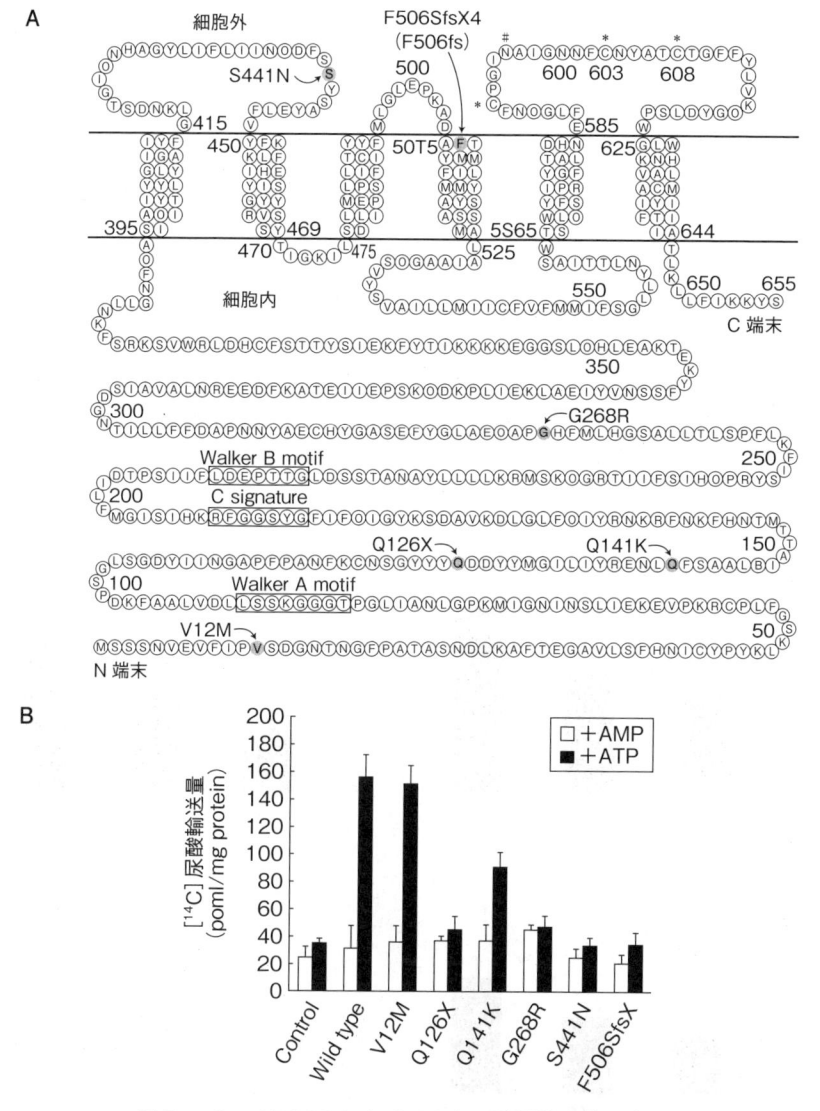

図7-3 ABCG2におけるアミノ酸置換を伴う変異

A：トポロジーモデルと変異部位。90人の高尿酸血症症例を対象としたリシークエンスにより認められた6つのアミノ酸置換を伴う遺伝子変異を示す。#：N結合型糖鎖結合部位（N596），＊：ジスルフィド結合の形成に必要なシステイン残基（C592, C603, C608）。B：変異体による尿酸輸送能の低下。野生型（wild type）または6つの変異体を発現させたHEK293細胞から調製した細胞膜小胞（ベシクル）を用いて，ATP存在下または非存在下における尿酸の輸送を検討した（平均値±標準偏差で表示）。（文献9より引用，改変）

トの体内における輸送体 ABCG2 の尿酸排泄機能は，両親由来の SNP の影響から「0%」「25%」「50%」「75%」「100%」に分類して推定可能である，と考えられた[9]。

ABCG2 のヒトの体内における機能を検討するために，739 名の日本人の健康診断受検者のゲノムサンプルを用いて，血清尿酸値と *ABCG2* の変異との関係について量的形質座位（quantitative trait locus：QTL）解析を実施したところ，機能低下型 SNP である Q141K を有する変異数が多いほど，血清尿酸値が有意に上昇することがわかった（図 7－4）。この QTL 解析の結果と，ABCG2 の局在に関する過去の報告により，図 7－2 で示されるような腎臓や腸管における尿酸排泄が，ABCG2 の生理学的な機能であることが示された。

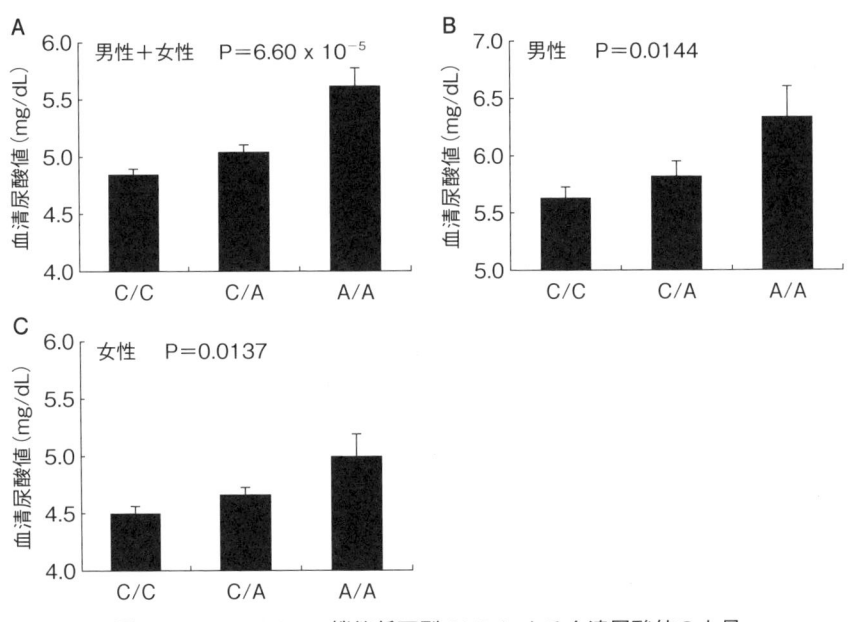

図 7－4 ABCG2 の機能低下型 SNP による血清尿酸値の上昇

日本人 739 名（うち男性 245 名，女性 494 名）の血清尿酸値を対象とした QTL 解析の結果，ABCG2 の機能低下型 SNP である Q141K のヘテロ変異およびホモ変異では，ワイルドタイプと比べて，血清尿酸値が有意に上昇することがわかった（P<0.05）。C/C は野生型，C/A はヘテロ変異，A/A はホモ変異を示す。ABCG2 の局在に関する過去の報告と QTL 解析の結果により，ABCG2 が前述の図 7－2 で示されるように，腎臓や腸管における尿酸排泄を司ることが示唆された。（文献 9 より引用，改変）

ABCG2の尿酸排泄機能についての上記の分類に基づいて，尿酸値正常の対照群男性865名と痛風患者群男性161症例において，ABCG2の機能低下が及ぼす痛風のリスクについて評価したところ，少しでもABCG2に機能低下があるヒトでは約3倍以上，25％以下まで機能が低下している場合は約26倍の痛風発症リスクを認めることがわかった（図7－5）[9]。さらに，少しでもABCG2に機能低下があるヒトは痛風患者の8割を占め，25％以下まで機能が低下しているヒトの割合は，対照群の0.9％に比して，患者群では約10％であったことからも，*ABCG2*が痛風の主要な病因遺伝子であることがわかった（図7－5）[9]。生活習慣病を含むcommon diseaseにおいて，リスクを高める遺伝子が同定される場合，現状では1.5倍以下のリスクであることが多く，このように8割もの症例において3倍以上のリスクを認めるような主要病因遺伝子の同定はこれまでにほとんどない研究成果といえる。この研究についての詳細は，別の総説[45]も参照されたい。

（2）ABCG2以外の尿酸排泄トランスポーター

　2008年末にDehghanらにより報告されたGWASでは，*GLUT9*以外に，*ABCG2*，*SLC17A3*を含む遺伝子領域が尿酸値の変動にかかわることが報告された（表7－2）[32]。しかしながら，*SLC17A3*のように，GWASで同定された領域が，*SLC17A3-SLC17A1-SLC17A4*と複数のトランスポーター遺伝子を含む領域にまたがっている場合には，連鎖不平衡という問題がある。すなわち，GWASなどにより同定されたSNPが，複数の遺伝子のうち，どの遺伝子の影響を反映しているかという課題については遺伝学的解析のみでは解決が困難である。そのため，それを解決して生理学的な血清尿酸値の調節において真に重要な遺伝子を同定するためには，GWAS後のさらなる詳細な解析が必要である。*SLC17A3-SLC17A1-SLC17A4*のうち，*NPT1/SLC17A1*については，その遺伝子のSNPと痛風の発症との関連についてUranoら[46]が報告している。NPT1/SLC17A1[47]，NPT4/SLC17A3[48]ともにそれぞれ尿酸を輸送することが最近報告されており，*SLC17A3-SLC17A1-SLC17A4*の遺伝子領

158　第7章　尿酸のトランスポーター

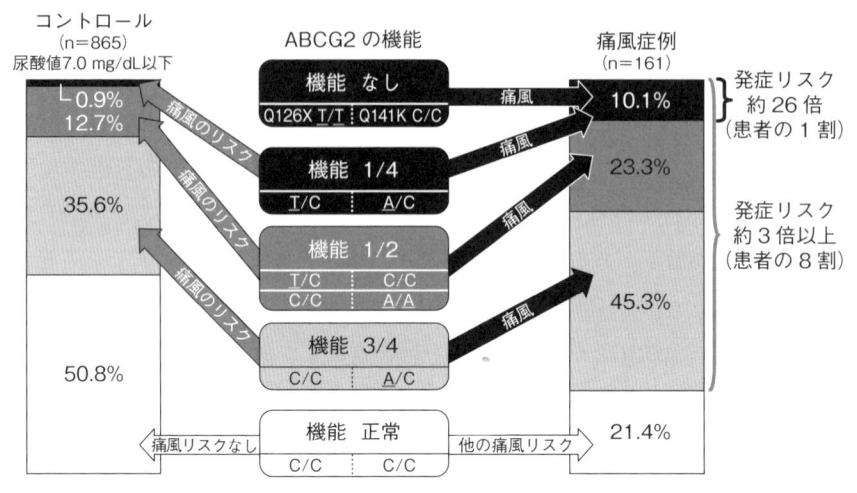

図7-5　ABCG2の輸送機能低下と痛風発症リスクの関係

機能消失型変異であるQ126Xおよび機能半減型変異であるQ141Kの組み合わせから輸送体ABCG2の機能を5段階に分類できる。輸送体ABCG2に何らかの機能異常を認めるのは、血清尿酸値7.0 mg/dL以下の男性865名（コントロール群）のうち約半数であったのに対し、痛風男性161症例（症例群）では8割に上り、3倍以上の痛風発症リスクを認めた。また、機能低下が著しい（機能25％以下）例は、コントロール群では0.9％であったのに対し、症例群では10.1％を占め、極めて高い痛風発症リスクを認めた。下線はリスク変異を示す。（文献9より引用、改変）

域においてどの遺伝子が生理学的な尿酸値の調節において重要であるのか、これらの知見をもとに今後解明されていくものと期待される。ABCG2以外の尿酸排泄トランスポーター遺伝子は、これらの遺伝子を含むGWASで見いだされているものの中から、解明されていくと考えられる。

5．尿酸トランスポーター研究の現状

（1）ゲノムワイド解析と尿酸トランスポーター

　ヒトゲノム情報の解読後、GWASにより疾患に関連する遺伝子の探索が盛んに行われるようになった。GWASとは疾患関連遺伝子の同定を可能とする日本で開発された、有用な遺伝子解析法である。GWASはゲノムに多数存在

する遺伝子の個人差である遺伝子多型，特に一塩基多型（single nucleotide polymorphism, SNP）を50万〜100万ヵ所選んで，注目する疾患の患者群と健常人群の間で比較すると，その出現頻度に違いがでるという原理に基づいている。この解析法が開発されて以来，尿酸値変動をはじめ，数多くの病態と遺伝子の関連が指摘されてきている。血清尿酸値にかかわるGWASについては，2007年以降，複数のグループにより実施され，尿酸値の変動に関与する遺伝子として *GLUT9/SLC2A9* が報告された（表7−2）[28-31]。また，その後のDehghanらにより報告されたGWASでは，前述のように *GLUT9* 以外に，*ABCG2*, *SLC17A3* を含む遺伝子領域が尿酸値の変動にかかわることが報告された（表7−2）[32]。

さらに，これまでのGWASの成果をもとにして，2万8千人以上を対象としたメタ解析がKolzらにより実施され，尿酸値の変動にかかわるさらに多くの遺伝子群が報告された[33]。この報告では，これら3つの遺伝子領域のほかに，新たに，6つの遺伝子領域が見いだされた。トランスポーター遺伝子の領域としては，*URAT1/SLC22A12*, *OAT4/SLC22A11*, *MCT9/SLC16A9* が挙げられ，そのほかに，*PDZK1*, *GCKR*, *LRRC16A-SCGN* といった様々な遺伝子領域も報告された（表7−2）。上記のうち，*LRRC16A-SCGN* 以外は，その後のreplication studyにおいても血清尿酸値への影響の再現性が認められている[49]。Kolzらの報告において，*URAT1* のSNPと尿酸値変動とのかかわりが，GWASにおいても初めて報告された[33]。OAT4については尿酸輸送活性があることがすでに示されており[50,51]，高尿酸血症や低尿酸血症などの疾患との関連が解明されていくものと考えられている。PDZドメインタンパク質PDZK1は，URAT1をはじめとするトランスポーターと結合してその機能を高めるため[52]，尿酸トランスポートソーム（尿酸輸送分子複合体）における尿酸輸送調節機構の解明につながることが期待される。

これまでに述べた遺伝子については，尿酸輸送との関連が示唆されているが，以降に述べる遺伝子については，尿酸動態との関連が現在のところ不明である。GCKR（glucokinase regulatory protein）はグルコースセンサーとして

作用する解糖系酵素の調節因子であり，2型糖尿病を対象としたGWASにおいて GCKR 遺伝子の同じ SNP が中性脂肪値の変動に関連することが報告された[53]。これは，中性脂肪を含むメタボリック症候群の指標と血清尿酸値との関連の解明のうえでも，興味深い知見である。その後，Kamataniらにより，日本人におけるGWASの結果も報告されており，血清尿酸値と関連することがこれまでに示されている GLUT9, URAT1, ABCG2 のほかに，新たな関連遺伝子として low density lipoprotein receptor-related protein 2（LRP2）が見いだされた（表7－2）[34]。これらの遺伝子と尿酸関連疾患との関係についても，今後の研究の進歩が期待される。

(2) トランスポーター機能を指標とした臨床遺伝学的解析

尿酸トランスポーター分子の同定に関する歴史は浅く，ヒトゲノム解読後のポストゲノムシークエンス研究を駆使することで，現在においても新たなトランスポーターが同定されてきている。尿酸以外の重要な基質を輸送する未知のトランスポーターへのアプローチとしても，今回紹介した尿酸トランスポーター研究で採用されたような分子機能を指標とした臨床遺伝学的解析の手法は参考になると考えられる。

ポストゲノムシークエンス研究の1つとして重要な位置を占めるGWASにより，極めて多くの疾患関連遺伝子やその候補遺伝子が同定されている。しかしながら，疾患に関連する遺伝子のめどがついても，分子機能が不明であったり，あるいは，真に病因となる変異の同定や評価が困難であることから，現状では，疾患の病態の解明にまで至っていない例が多い。そのため，GWASのさらに後の研究（次世代のポストゲノムシークエンス研究）においては，上記のようなトランスポーター等の「分子機能を指標とした遺伝学的解析」の活用が，「残された重要な分子」の生理学的機能の同定や，生活習慣病を含む重要な疾患の病態解明に役立つと考えられる。

6. おわりに

　尿酸トランスポーター研究の最近の進展によって，生理学的な尿酸の輸送機構について多くが明らかとなり，尿酸の再吸収や排泄の分子機構や，その機能不全による病態が明らかとなってきた。特に，尿酸排泄にかかわるトランスポーター ABCG2 には，機能低下を伴う個人差が高頻度で認められ，8割の症例において，痛風という生活習慣病のリスクを3倍以上に高めることが明らかとなった。

　一般に，高尿酸血症は血清尿酸値 7.0 mg/dL を超えた場合と定義されている。高尿酸血症の治療ガイドラインによると，痛風のない無症候性高尿酸血症において，合併症（腎障害，尿路結石，高血圧，高脂血症，虚血性心疾患，耐糖能異常など）を認める場合には，血清尿酸値 8.0 mg/dL 以上になって初めて薬物治療を始めることになっており，それまでは食事療法を含む生活指導のみとなっている。上記の合併症を認めない場合には，血清尿酸値 9.0 mg/dL 以上になって初めて薬物治療を始めることとなる。これまでは一律に上記の基準による治療が実施されており，一部の症例については，薬物治療の開始前に痛風発作を生じることが認められていた。前述のように，尿酸トランスポーター *ABCG2* の遺伝子型のタイピングにより，ハイリスクグループが簡易的に抽出できることから，リスクに応じた適切な早期予防，早期治療が可能となり，ハイリスクグループに対するテーラーメイド栄養指導を含む個人差医療にもつながることが期待できる。

　日本においては，トランスポーター研究が非常に盛んであり，これらの分子の機能解析の技術が確立している。そのため，分子機能解析と臨床遺伝学的解析を効果的に組み合わせたトランスレーショナルリサーチを，トランスポーターの基礎研究者と，遺伝学，遺伝統計学，臨床医学の研究者らが効率的に共同して実施することにより，様々な疾患における病態の解明や未知の生理学的機能の解明が日本発で実現できる状況にあると考えられる。このような解析法

を1つの手段として，未知の尿酸トランスポーターを含めた残された重要な分子の生理学的および病態生理学的役割が明らかになり，生活習慣病を含む種々の疾患の克服が実現されていくことが期待できる．

文　献

1) Cannon P. J., Stason W. B., Demartini F. E. et al : Hyperuricemia in primary and renal hypertension. N Engl J Med 1966 ; 275 ; 457-464.
2) Forman J. P., Choi H., Curhan G. C. : Uric acid and insulin sensitivity and risk of incident hypertension. Arch Intern Med 2009 ; 169 ; 155-162.
3) Siu Y. P., Leung K. T., Tong M. K. et al : Use of allopurinol in slowing the progression of renal disease through its ability to lower serum uric acid level. Am J Kidney Dis 2006 ; 47 ; 51-59.
4) Talaat K. M., el-Sheikh A. R. : The effect of mild hyperuricemia on urinary transforming growth factor beta and the progression of chronic kidney disease. Am J Nephrol 2007 ; 27 ; 435-440.
5) Tuttle K. R., Short R. A., Johnson R. J. : Sex differences in uric acid and risk factors for coronary artery disease. Am J Cardiol 2001 ; 87 ; 1411-1414.
6) Lin Y. H., Hsu H. L., Huang Y. C. et al : Gouty arthritis in acute cerebrovascular disease. Cerebrovasc Dis 2009 ; 28 ; 391-396.
7) Chen J. H., Chuang S. Y., Chen H. J. et al : Serum uric acid level as an independent risk factor for all-cause, cardiovascular, and ischemic stroke mortality: a Chinese cohort study. Arthritis Rheum 2009 ; 61 ; 225-232.
8) Feig D. I., Kang D. H., Johnson R. J. : Uric acid and cardiovascular risk. N Engl J Med 2008 ; 359 ; 1811-1821.
9) Matsuo H., Takada T., Ichida K. et al : Common defects of ABCG2, a high-capacity urate exporter, cause gout : a function-based genetic analysis in a Japanese population. Sci Transl Med 2009 ; 1 ; 5ra11.
10) Wu X. W., Lee C. C., Muzny D. M. et al : Urate oxidase : primary structure and evolutionary implications. Proc Natl Acad Sci USA 1989 ; 86 ; 9412-9416.
11) Lee C. C., Wu X. W., Gibbs R. A. et al : Generation of cDNA probes directed by amino acid sequence: cloning of urate oxidase. Science 1988 ; 239 ; 1288-1291.
12) Sorensen L. B. : Role of the intestinal tract in the elimination of uric acid.

Arthritis Rheum 1965；8；694-706.
13) 松尾洋孝：尿酸の再吸収機構と輸送体病―ゲノムワイド関連解析後の新展開. Annual Review 腎臓 2010（御手洗哲也，東原英二，秋澤忠男，五十嵐隆，金井好克編），中外医学社，2010，p9-20.
14) Hediger M. A.：Kidney function：gateway to a long life? Nature 2002；417；393-395.
15) Cutler R. G.：Urate and ascorbate：their possible roles as antioxidants in determining longevity of mammalian species. Arch Gerontol Geriatr 1984；3；321-348.
16) Enomoto A., Kimura H., Chairoungdua A. et al：Molecular identification of a renal urate anion exchanger that regulates blood urate levels. Nature 2002；417；447-452.
17) Matsuo H., Chiba T., Nagamori S. et al：Mutations in glucose transporter 9 gene SLC2A9 cause renal hypouricemia. Am J Hum Genet 2008；83；744-751.
18) Ishikawa I.：Acute renal failure with severe loin pain and patchy renal ischemia after anaerobic exercise in patients with or without renal hypouricemia. Nephron 2002；91；559-570.
19) Ishikawa I., Nakagawa M., Hayama S. et al：Acute renal failure with severe loin pain and patchy renal ischaemia after anaerobic exercise (ALPE) (exercise-induced acute renal failure) in a father and child with URAT1 mutations beyond the W258X mutation. Nephrol Dial Transplant 2005；20；1015.
20) Cusatis G., Gregorc V., Li J. et al：Pharmacogenetics of ABCG2 and adverse reactions to gefitinib. J Natl Cancer Inst 2006；98；1739-1742.
21) Zhang W., Yu B. N., He Y. J. et al：Role of BCRP 421C>A polymorphism on rosuvastatin pharmacokinetics in healthy Chinese males. Clin Chim Acta 2006；373；99-103.
22) Jonker J. W., Buitelaar M., Wagenaar E. et al：The breast cancer resistance protein protects against a major chlorophyll-derived dietary phototoxin and protoporphyria. Proc Natl Acad Sci USA 2002；99；15649-15654.
23) Kikuchi Y., Koga H., Yasutomo Y. et al：Patients with renal hypouricemia with exercise-induced acute renal failure and chronic renal dysfunction. Clin Nephrol 2000；53；467-472.
24) Ichida K., Hosoyamada M., Hisatome I. et al：Clinical and molecular analysis

of patients with renal hypouricemia in Japan-influence of URAT1 gene on urinary urate excretion. J Am Soc Nephrol 2004 ; 15 ; 164-173.
25) Iwai N., Mino Y., Hosoyamada M. et al : A high prevalence of renal hypouricemia caused by inactive SLC22A12 in Japanese. Kidney Int 2004 ; 66 ; 935-944.
26) Taniguchi A., Urano W., Yamanaka M. et al : A common mutation in an organic anion transporter gene, SLC22A12, is a suppressing factor for the development of gout. Arthritis Rheum 2005 ; 52 ; 2576-2577.
27) Wakida N., Tuyen D. G., Adachi M. et al : Mutations in human urate transporter 1 gene in presecretory reabsorption defect type of familial renal hypouricemia. J Clin Endocrinol Metab 2005 ; 90 ; 2169-2174.
28) Li S., Sanna S., Maschio A. et al : The GLUT9 gene is associated with serum uric acid levels in Sardinia and Chianti cohorts. PLoS Genet 2007 ; 3 ; e194.
29) Döring A., Gieger C., Mehta D. et al : SLC2A9 influences uric acid concentrations with pronounced sex-specific effects. Nat Genet 2008 ; 40 ; 430-436.
30) Vitart V., Rudan I., Hayward C. et al : SLC2A9 is a newly identified urate transporter influencing serum urate concentration, urate excretion and gout. Nat Genet 2008 ; 40 ; 437-442.
31) McArdle P. F., Parsa A., Chang Y. P. et al : Association of a common nonsynonymous variant in GLUT9 with serum uric acid levels in old order amish. Arthritis Rheum 2008 ; 58 ; 2874-2881.
32) Dehghan A., Köttgen A., Yang Q. et al : Association of three genetic loci with uric acid concentration and risk of gout : a genome-wide association study. Lancet 2008 ; 372 ; 1953-1961.
33) Kolz M., Johnson T., Sanna S. et al : Meta-analysis of 28,141 individuals identifies common variants within five new loci that influence uric acid concentrations. PLoS Genet 2009 ; 5 ; e1000504.
34) Kamatani Y., Matsuda K., Okada Y. et al : Genome-wide association study of hematological and biochemical traits in a Japanese population. Nat Genet 2010 ; 42 ; 210-215.
35) Caulfield M. J., Munroe P. B., O'Neill D. et al : SLC2A9 is a high-capacity urate transporter in humans. PLoS Med 2008 ; 5 ; e197.
36) Anzai N., Ichida K., Jutabha P. et al : Plasma urate level is directly regulated by a voltage-driven urate efflux transporter URATv1 (SLC2A9) in humans. J Biol Chem 2008 ; 283 ; 26834-26838.
37) 金井好克：尿酸排泄異常の成因 尿酸トランスポーター．高尿酸血症と痛風

2009 ; 17 ; 21-27.
38) Pascual J. M., Wang D., Lecumberri B. et al : GLUT1 deficiency and other glucose transporter diseases. Eur J Endocrinol 2004 ; 150 ; 627-633.
39) Pascual J. M., Wang D., Yang R. et al : Structural signatures and membrane helix 4 in GLUT1 : inferences from human blood-brain glucose transport mutants. J Biol Chem 2008 ; 283 ; 16732-16742.
40) Sato M., Mueckler M. : A conserved amino acid motif (R-X-G-R-R) in the Glut1 glucose transporter is an important determinant of membrane topology. J Biol Chem 1999 ; 274 ; 24721-24725.
41) 松尾洋孝, 市田公美 : GLUT9の異常症. 高尿酸血症と痛風 2010 ; 18 ; 84-89.
42) Dinour D., Gray N. K., Campbell S. et al : Homozygous SLC2A9 mutations cause severe renal hypouricemia. J Am Soc Nephrol 2010 ; 21 ; 64-72.
43) Cheng L. S., Chiang S. L., Tu H. P. et al : Genomewide scan for gout in Taiwanese aborigines reveals linkage to chromosome 4q25. Am J Hum Genet 2004 ; 75 ; 498-503.
44) Woodward O. M., Köttgen A., Coresh J. et al : Identification of a urate transporter, ABCG2, with a common functional polymorphism causing gout. Proc Natl Acad Sci USA 2009 ; 106 ; 10338-10342.
45) 松尾洋孝, 高田龍平, 市田公美ほか : 痛風の主要な病因遺伝子 ABCG2 の同定. 実験医学 2010 ; 28 ; 1285-1289.
46) Urano W., Taniguchi A., Anzai N. et al : Sodium-dependent phosphate cotransporter type 1 sequence polymorphisms in male patients with gout. Ann Rheum Dis 2010 ; 69 ; 1232-1234.
47) Iharada M., Miyaji T., Fujimoto T. et al : Type 1 sodium-dependent phosphate transporter (SLC17A1 Protein) is a Cl^--dependent urate exporter. J Biol Chem 2010 ; 285 ; 26107-26113.
48) Jutabha P., Anzai N., Kitamura K. et al : Human sodium phosphate transporter 4 (hNPT4/SLC17A3) as a common renal secretory pathway for drugs and urate. J Biol Chem 2010 ; 285 ; 35123-35132.
49) van der Harst P., Bakker S. J., de Boer R. A. et al : Replication of the five novel loci for uric acid concentrations and potential mediating mechanisms. Hum Mol Genet 2010 ; 19 ; 387-395.
50) 木村弘章, 市田公美, 細山田真ほか : 近位尿細管管腔膜側に存在するヒト有機陰イオントランスポーター hOAT4 (human Organic Anion Transporter 4) における尿酸輸送の解析. 痛風と核酸代謝 2001 ; 25 ; 113-120.

51) Hagos Y., Stein D., Ugele B. et al：Human renal organic anion transporter 4 operates as an asymmetric urate transporter. J Am Soc Nephrol 2007；18；430−439.
52) Anzai N., Miyazaki H., Noshiro R. et al：The multivalent PDZ domain-containing protein PDZK1 regulates transport activity of renal urate-anion exchanger URAT1 via its C terminus. J Biol Chem 2004；279；45942−45950.
53) Saxena R., Voight B. F., Lyssenko V. et al：Genome-wide association analysis identifies loci for type 2 diabetes and triglyceride levels. Science 2007；316；1331−1336.

第8章　脂溶性ビタミンのトランスポーター

高田　龍平＊

1．はじめに

　ビタミンは，栄養学的には「微量ではあるが，ヒトおよび動物の栄養状態に影響を及ぼし，多くの場合に体内で生合成されないので，微量栄養素として外部から摂取しなくてはならない有機化合物」として定義される物質群の総称である[1]。ビタミンはその化学的性質の違いから水溶性または脂溶性ビタミンに分類され，脂溶性ビタミンはビタミンA・D・E・Kの4種類からなる。従来，脂質二重層により構成される細胞膜の膜透過において，脂溶性物質は受動的に（細胞膜になじむように）細胞内外を移動可能であると考えられてきたが，ABCA1やNPC1L1などの膜タンパク質を介した生理的なコレステロール輸送の発見などを契機として，トランスポーターを介した脂溶性物質輸送に関する研究が精力的に進められるようになった。本章においては，脂溶性ビタミンの体内動態制御に関与するトランスポーターについて，比較的報告の多いビタミンEを中心に，最新の知見をまじえて概説する。

2．ビタミンE

　ビタミンEは4種のトコフェロールと4種のトコトリエノールからなり（図8-1），古くから知られる脂溶性抗酸化物質としての役割以外にも，細胞内・細胞間シグナル伝達の調節作用やタンパク質・遺伝子発現に対する作用などが

＊　東京大学医学部附属病院薬剤部

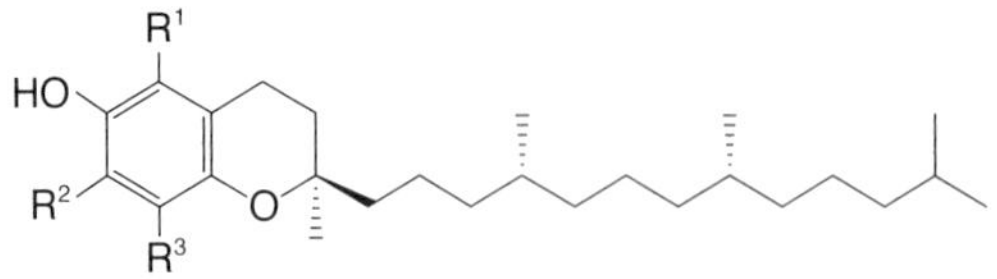

トコフェロール

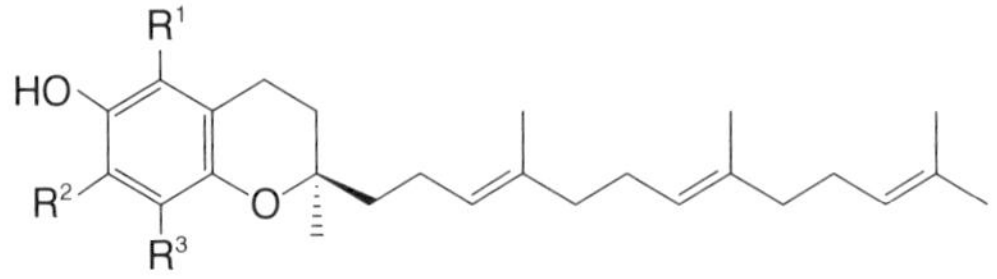

トコトリエノール

	R^1	R^2	R^3
α	CH_3	CH_3	CH_3
β	CH_3	H	CH_3
γ	H	CH_3	CH_3
δ	H	H	CH_3

図8－1　ビタミンEの構造式

明らかにされ，関心を集めている。ビタミンEの体内量の制御に関しては，主に肝臓におけるビタミンEの貯蔵・分配に関与する細胞質タンパク質α-TTP（α-tocopherol transfer protein）が重要な役割を果たすことがわかっていたが[2]，近年の研究により，細胞膜タンパク質によるビタミンE輸送についても次第に明らかになりつつある（図8－2）[3]。

（1）ABCA1

ABCA1（ATP-binding cassette transporter A1）は，様々な臓器の血管側膜上でコレステロールをATP依存的にapoA-Iに引き渡している。このプロセスは生理的なHDL生成の第1段階として必須であり，ABCA1の遺伝的欠損はTangier病を引き起こすことが知られている[4-6]。

Abca1欠損マウスにおいては，血中HDLレベルの顕著な低下に加え，ビタミンEの血中濃度も検出限界以下にまで低下していることが報告された[7]。その後，遺伝子発現系を用いた*in vitro*実験により，ABCA1がビタミンEを輸送することが直接的に示された[8]。また，α-TTPによる細胞外へのα-トコフェロール分泌促進において，ABCA1が重要な役割を果たすことが，ABCA1の機能阻害剤であるプロブコールやABCA1に対するsiRNAを用いた検討により明らかとなった[9]。さらに，Abca1欠損マウスにおいてはγ-ト

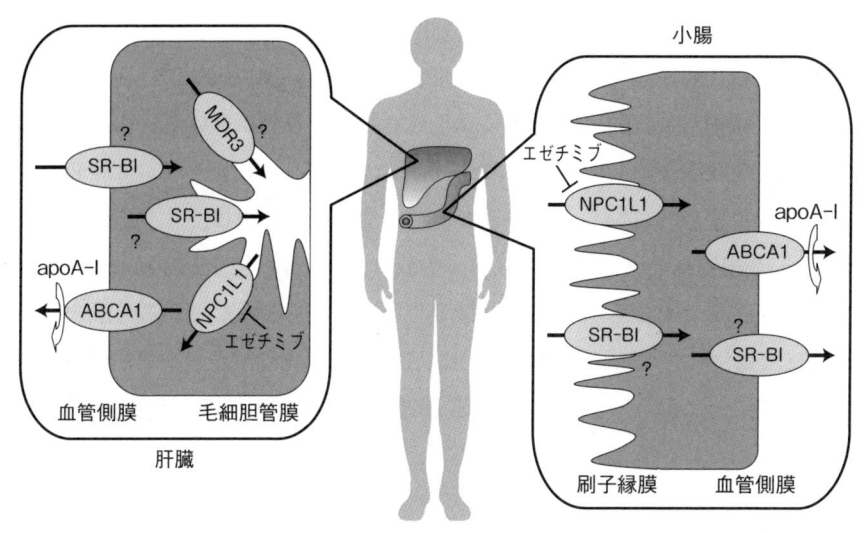

図8-2 肝臓および小腸におけるビタミンE輸送[3]

コフェロールの吸収が約$\frac{1}{4}$まで低下していることが示され[10]，ビタミンEの消化管吸収においてもABCA1が重要な役割を果たしていることが示唆されている。

(2) SR-BI

SR-BI (scavenger receptor class B type I) は，もともと酸化LDL受容体として見いだされたが[11]，現在では血管側膜の高親和性HDL受容体として一般的に認識されている[12]。しかしながら，その広範な組織分布と種々条件下における頂端膜への細胞内局在変化，双方向性の輸送特性などから，多様な生理機能を持つ分子であると考えられている。

SR-BI欠損マウスにおいて，α-トコフェロールの体内分布が変化していることが見いだされている[13]。血中濃度は2倍以上に上昇している一方で，卵巣・精巣・肺・脳における濃度は半分以下まで低下していたが，これらの結果は，HDL中のα-トコフェロールがSR-BIにより末梢組織に取り込まれることにより生じていると考えられる。一方，肝臓中濃度は低下していないものの，

胆汁中への α-トコフェロール排出は $\frac{1}{5}$ 程度まで低下していたことから，SR-BI は α-トコフェロールの胆汁排泄に促進的に働いていることが示唆された。

また，SR-BI の小腸特異的トランスジェニックマウスにおいて，γ-トコフェロールの吸収率が約 2.7 倍の上昇を示したことから，SR-BI がビタミン E の消化管吸収に寄与していることが示唆された[14]。この結果は，ヒト消化管由来の Caco-2 細胞への α-トコフェロールの取り込み活性が，SR-BI 抗体や SR-BI 選択的阻害剤である BLT-1 により低下した事実とも一致している[14]。上述の SR-BI 欠損マウスの結果と合わせると，SR-BI は消化管吸収および胆汁排泄を促進することにより，ビタミン E の腸肝循環を促進する方向に働いていると考えられる。

(3) NPC1L1

NPC1L1（Niemann-Pick C1-like 1）は，消化管からのコレステロール吸収において重要な役割を果たし[15]，コレステロール吸収阻害を作用機序とする脂質異常症治療薬エゼチミブの標的分子であると考えられている[16]（第 4 章参照）。

NPC1L1 はコレステロールや植物ステロールなどのステロール類に選択的なトランスポーターであると考えられていたが，NPC1L1 遺伝子を導入した Caco-2 細胞を用いた *in vitro* 実験や，ラットを用いた *in vivo* 消化管吸収実験により，NPC1L1 が生理基質として α-トコフェロールを認識し，コレステロールと同様のエゼチミブ感受性な消化管吸収を担うことを示すことができた[17, 18]。

また，その後の検討により，他のビタミン E 同族体も NPC1L1 により輸送されること[3]，NPC1L1 が γ-トコフェロールの消化管吸収にも関与すること[19] が示された。この結果は，ビタミン E 同族体間の体内挙動の違いが，消化管吸収の違いではなく，α-TTP による肝臓への保持能の違いによる（α-TTP は α-トコフェロール結合活性が相対的に強い）という事実と矛盾しないものであった[20, 21]。NPC1L1 はヒトにおいては肝臓の毛細胆管膜にも高発

現していることから，胆汁中に分泌されたビタミンEの再吸収に関与している可能性もある。

(4) MDR3/ABCB4

MDR3 (multidrug resistance 3)/ABCB4 は，胆汁中へのホスファチジルコリンの分泌に必須の分子であり，その遺伝的機能欠損により適切な胆汁ミセル形成ができなくなると，進行性家族性胆汁うっ滞3型（PFIC3：progressive familial intrahepatic cholestasis 3）を発症する[22,23]。

ヒトMDR3に対応するmdr2を欠損したマウスにおいては，胆汁中のホスファチジルコリン濃度の著しい低下に加え，α-トコフェロールの分泌量も約 $\frac{1}{4}$ まで低下していることが見いだされた[24]。この現象がmdr2によるビタミンEの直接的な輸送の低下によるものか，胆汁形成不全による二次的な影響によるものかは不明であるが，ヒトにおいても胆汁中にビタミンEが検出されることから[25]，ヒトMDR3もビタミンEの胆汁排泄に関与している可能性がある。

3．ビタミンD

ビタミンDは食餌から摂取されるか，または体内のプロビタミンDから皮膚において生成される。側鎖構造の違う多数の同族体が存在するが，生体内では主に植物由来のビタミンD_2と動物由来のビタミンD_3が利用されている（図8-3）。ビタミンD_2・ビタミンD_3とも，肝臓で25位の水酸化を受け25(OH)Dとなり，腎臓においてさらに1位が水酸化され，活性型ビタミンD（1,25(OH)$_2$D）となる。ビタミンDの主たる生理作用はカルシウムおよびリン酸の恒常性維持であり，この作用には核内受容体VDR（vitamin D receptor）/NR1I1が重要な役割を果たしている。トランスポーターとビタミンDに関する情報は多くないが，ここではVDRを介したトランスポーターの転写調節と，DBP（vitamin D-binding protein）と結合したビタミンDの腎臓での動態につ

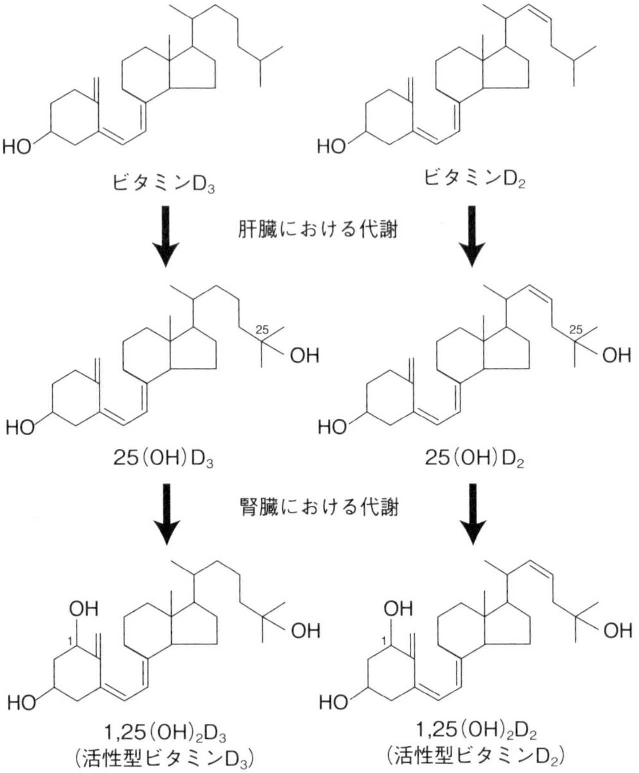
HO
ビタミンD_3
HO
ビタミンD_2
肝臓における代謝
25
OH
HO
25
OH
HO
25(OH)D_3
25(OH)D_2
腎臓における代謝
OH
1
OH
HO
OH
1
OH
HO
1,25$(OH)_2D_3$
(活性型ビタミンD_3)
1,25$(OH)_2D_2$
(活性型ビタミンD_2)

図８－３　ビタミンＤの構造式

いて記す。

活性型ビタミンＤは消化管において，カルシウム結合タンパク質である calbindin やカルシウムチャネル TRPV6 の発現量上昇などの機序によりカルシウム吸収上昇に寄与していると考えられている[26]。一方，リン酸の輸送に関しては，腎臓でのリン酸の再吸収にかかわる NaPi-3（type II Na^+-dependent Pi transporter）/SLC34A1 の発現がビタミンＤ・VDR 依存的な正の発現制御を受けることが示されている[27]。また，他のトランスポーター分子についても，最も重要な薬物動態規定因子の１つである P-glycoprotein（P-gp）/MDR1/ABCB1[28] や薬物・胆汁酸などを輸送する MRP3（multidrug resistance-associated protein 3)/ABCC3[29], 葉酸の消化管吸収を担う PCFT (proton-coupled folate transporter)/SLC46A1[30] などがビタミンD・VDRによる転写制御を受けることが示されている．

肝臓での代謝により生じた 25(OH)D は DBP と結合し，腎臓において糸球体ろ過され，近位尿細管で再吸収を受けた後，さらなる水酸化を受け活性型ビタミンDとなるが，この一連のプロセスにおいて megalin/LRP2 (LDL receptor-related protein 2) が極めて重要な役割を果たすことが示されている．megalin 欠損マウスは尿中への 25(OH)D および DBP の排泄が顕著に上昇しており，ビタミンD欠乏症状を示すが，これは約 600 kDa の巨大膜タンパク質である megalin が 25(OH)D-DBP 複合体の受容体として機能し，エンドサイトーシスを介した尿細管での再吸収に必須の分子であることによる[31]．また，約 460 kDa の cubilin タンパク質の欠損も類似した病態を招くことが示されており，megalin と協調して機能している可能性も示唆されているが，詳細は不明である[32]．

4．ビタミンA

ビタミンAは，レチノール（アルコール型），レチナール（アルデヒド型），レチノイン酸（カルボン酸型）の3種類からなり，レチノイドと総称される（図8-4）．ビタミンAは一般に動物にのみ存在しているが，代表的なプロビタミンAである β-カロテンは高等植物中に広く存在する（図8-4）．ビタミンAの主な生理機能としては，オプシンと結合したロドプシンとしての視細胞における光興奮の情報伝達作用，皮膚や粘膜などの上皮細胞における生体防御作用などが挙げられる．運搬タンパク質（RBP, retinol-binding protein）が存在し腎臓で megalin を介して再吸収されること[33]，核内受容体（RXRs (retinoid X receptors)/NR2Bs, RARs (retinoic acid receptors)/NR1Bs) のリガンドとして主な生理機能を発揮することなど，ビタミンDとの共通点が多い．ここでは，ビタミンAの消化管吸収，RBP の細胞内への取り込み，ビタミンA

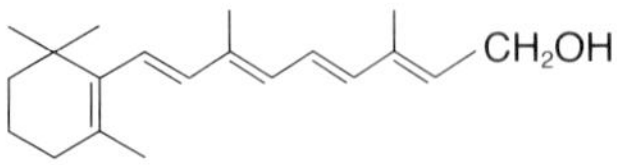

174　第8章　脂溶性ビタミンのトランスポーター

図8－4　ビタミンAの構造式

（構造式：オールトランスレチノール、オールトランスレチナール、オールトランスレチノイン酸、9-シスレチノイン酸、β-カロテン）

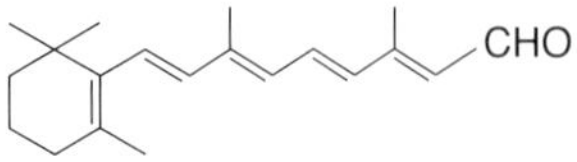

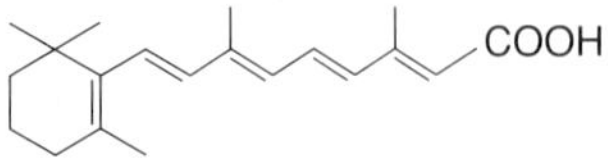

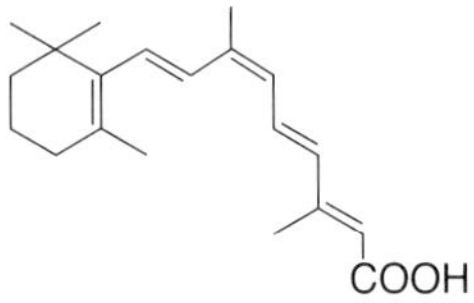

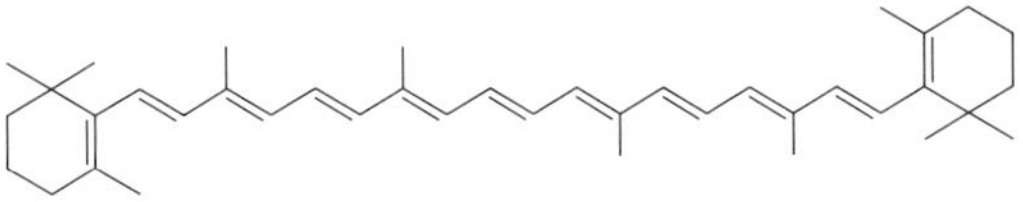

によるトランスポーターの発現制御について記す。

　ビタミンAの消化管吸収に関しては，ビタミンEと同じく，ABCA1，SR-BI，NPC1L1について検討が行われている。Abca1欠損マウスの血中濃度については，ビタミンA濃度が有意に低下するという報告[7]とレチノール濃度には野生型との違いが見られないという報告[10]があり，Caco-2細胞を用いた排出実験においても，apoA-I添加によりレチノールのエステル体の排出活性が上昇しないという報告[10]とsiRNAによるABCA1の発現抑制によりレチノールの排出能が低下するという報告[34]があるなど，統一した見解は得られておらず，個々のビタミンA同族体（およびその関連物質）に関する詳細な解析が望まれる。一方，SR-BIに関しては，Caco-2細胞を用いたノックダウン実験[34]と遺伝子欠損マウスを用いた吸収実験[35]で同様の傾向が見られており，β-カロテンの消化管吸収においてSR-BIが重要な役割を果たしていることが示されている。NPC1L1に関しては，Caco-2細胞へのsiRNAの導入により

4. ビタミンA

β-カロテンおよびレチノールの取り込み活性に変化が見られないこと[34]，NPC1L1高発現細胞におけるレチノール輸送がエゼチミブ感受性でないこと[17]が報告されており，ビタミンA吸収への寄与は低いようである。

血液中の主要なビタミンAであるレチノールはRBPと結合して各臓器に運ばれるが，このレチノール-RBP複合体の組織内取り込みを担う分子としてSTRA6 (stimulated by retinoic acid 6) が同定された[36]。STRA6はレチノール-RBP複合体を分泌する肝臓を除く各組織の血管側膜に発現しており，RBPと結合したレチノールをエンドサイトーシスを介さずに細胞内に移行させていることが示されている。また，STRA6変異による奇形や形成異常に関する報告がなされているが[37]，その症状がビタミンA欠乏やRXRs・RARsの機能欠損で見られる症状と類似していたことは，ビタミンAが生理機能を果たすうえでSTRA6が重要であることを示していると考えられる。

ビタミンAによる発現制御はよく研究されており，トランスポーターに関する報告も多い。例えば，脳や胎盤における甲状腺ホルモン輸送にかかわるMct8 (monocarboxylate transporter 8)/Slc16a2[38]や腎臓でのリン酸再吸収にかかわるNpt2a (Na^+-dependent phosphate co-transporer 2a)/SLC34A1およびNpt2c/SLC34A3[39]はRXRs/RARs依存的な転写制御を受けることが示されている。また，肝臓への胆汁酸取り込みに関与するNTCP (Na^+-dependent taurocholate co-transporting polypeptide)/SLC10A1，胆汁中への胆汁酸分泌を担うBSEP (bile salt export pump)/ABCB11については，BSEPの転写が9-シスレチノイン酸で低下する一方で，NTCPタンパク質がビタミンA欠乏条件下で転写後調節により強く発現抑制されるなど，直接的な転写調節にとどまらない複雑な制御機構の存在が示唆されている[40]。核酸の輸送に関与するCNT3 (concentrative nucleoside transporter 3)/SLC28A3に関しても，オールトランスレチノイン酸がp38, TGF-β1, RhoA, ERK1/2などを経由してCNT3の細胞膜へのトラフィックを正に制御するとの報告があり[41]，ビタミンAは様々な機序によりトランスポーターの機能・発現を制御しているようである。

5. ビタミンK

天然ビタミンKはビタミンK_1(フィロキノン)とビタミンK_2(メナキノン-n)に大別される(図8-5)。ビタミンK_1は緑黄色野菜や植物油,豆類などに含まれている一方,ビタミンK_2は主に腸内細菌により合成される。ビタミンKの生理作用としては,ビタミンK依存性γ-グルタミルカルボキシラーゼの補酵素として,第II,VII,IX,X因子などの各種血液凝固因子や骨基質タンパク質オステオカルシンの活性化(Gla化)において重要な役割を果たすことがよく知られている。さらに,近年の研究により,ビタミンK_2が核内受容体PXR(pregnane X receptor)/SXR(steroid and xenobiotic receptor)/NR1I2のリガンドとして働き,種々因子の転写調節を介して骨芽細胞系におけるコラーゲン蓄積などに寄与していることが示されている。ビタミンKの体内動態に関しては,ビタミンKの再利用サイクルにおいて重要な因子であるVKORC1(vitamin K epoxide reductase complex subunit 1)[42-44],ビタミンKの代謝に関与するCYP4F2[45],ごく最近に見いだされたビタミンK_2合成酵素UBIAD1(UbiA prenyltransferase containing 1)[46]などの酵素群に比べ研究が遅れているものの,トランスポーターに関する知見も少しずつ集積しつつある。

Abca1欠損マウスの肝臓中ビタミンK濃度は野生型マウスの$\frac{1}{20}$程度と激減しており,ビタミンK欠乏により生じていると推測される出血傾向も観察されているが[7],ABCA1によるビタミンK輸送は未だ報告されておらず,リポタンパク代謝異常に伴い二次的に生じた現象である可能性もある。

多くの薬物やポルフィリン系化合物[47],尿酸[48]などの体外への排出に関与するBCRP(breast cancer resistance protein)/ABCG2[49,50]は,合成ビタミンKであるビタミンK_3(メナジオン,図8-5)およびその類縁化合物を輸送することが示唆されている[51]。しかしながら,多くの輸送基質薬物やビタミンB_2などについて観察されているBCRP依存的な乳汁中への分泌促進はビタ

ビタミンK₁（フィロキノン）

ビタミンK₂（メナキノン-n）

ビタミンK₃（メナジオン）

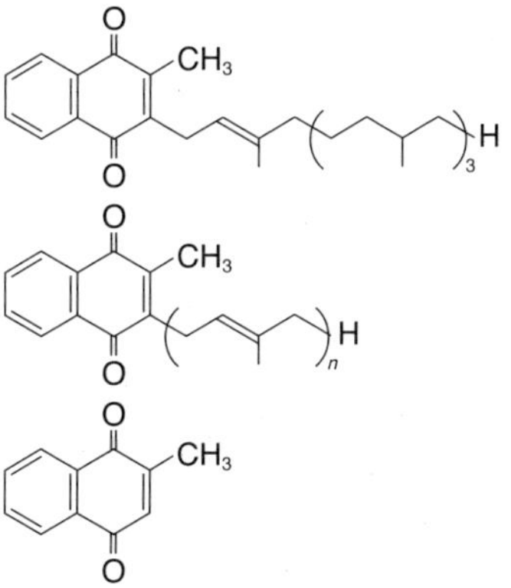

図8-5　ビタミンKの構造式

ミンK₁に関しては観察されておらず[52]．Bcrp欠損マウスの胎児においてビタミンK欠乏状態が観察されないことから，BCRPによるビタミンK輸送は側鎖の短いビタミンK₃選択的なものである可能性が高い。また，MRPファミリー分子の阻害剤であるMK571によりビタミンK₃誘発性の酸化ストレスが強まることが報告されているが[53]，これはMK571感受性トランスポーターがグルタチオン抱合ビタミンK₃を細胞から排出することにより細胞防御を担っていることで説明されている。

弾力線維性仮性黄色腫（PXE, pseudoxanthoma elasticum）は，皮膚，眼および心血管系の全身性結合組織疾患であり，MRP6/ABCC6の遺伝子変異により生じることが示されているものの[54,55]，その機序については未だ明らかでない。肝臓におけるMRP6の機能欠損が疾患の原因であると考えられており，MRP6により肝臓から血液中に放出される何らかの因子の分泌不全が病態発症をもたらす可能性が高いが，この因子の候補として，ビタミンK（およびその関連物質）が挙げられている[56]。PXE病態とビタミンK欠乏状態の類似性などから考えられた魅力的な仮説であるが，ビタミンK投与によるPXE病態の改善やMRP6によるビタミンK（およびその関連物質）の輸送は現在までに示されていない。

6. お わ り に

　脂溶性ビタミンは多様な生命現象に関与し，生理的に極めて重要な栄養物質であるにもかかわらず，その体内動態制御機構については未解明の点が多い。消化管からの吸収や各組織への分布などのプロセスに関与するトランスポーター群を同定したうえで，代謝を含めた各々のプロセスを統合した適切な全身動態モデルを構築することは，脂溶性ビタミンの生理学的・病態生理学的な理解を深めるうえで肝要であると考える。

文　献

1) 小田裕昭，加藤久典，関泰一郎編：健康栄養学．共立出版，2005.
2) Kaempf-Rotzoll D. E., Traber M. G., Arai H.：Vitamin E and transfer proteins. Curr Opin Lipidol 2003；14；249-254.
3) Takada T., Suzuki H.：Molecular mechanisms of membrane transport of vitamin E. Mol Nutr Food Res 2010；54；616-622.
4) Bodzioch M., Orso E., Klucken J. et al：The gene encoding ATP-binding cassette transporter 1 is mutated in Tangier disease. Nat Genet 1999；22；347-351.
5) Brooks-Wilson A., Marcil M., Clee S. M. et al：Mutations in ABC1 in Tangier disease and familial high-density lipoprotein deficiency. Nat Genet 1999；22；336-345.
6) Rust S., Rosier M., Funke H. et al：Tangier disease is caused by mutations in the gene encoding ATP-binding cassette transporter 1. Nat Genet 1999；22；352-355.
7) Orso E., Broccardo C., Kaminski W. E. et al：Transport of lipids from golgi to plasma membrane is defective in tangier disease patients and Abc1-deficient mice. Nat Genet 2000；24；192-196.
8) Oram J. F., Vaughan A. M., Stocker R.：ATP-binding cassette transporter A1 mediates cellular secretion of alpha-tocopherol. J Biol Chem 2001；276；39898-39902.
9) Shichiri M., Takanezawa Y., Rotzoll D. E. et al：ATP-binding cassette

transporter A1 is involved in hepatic alpha-tocopherol secretion. J Nutr Biochem 2010 ; 21 ; 451 – 456.
10) Reboul E., Trompier D., Moussa M. et al : ATP-binding cassette transporter A1 is significantly involved in the intestinal absorption of alpha- and gamma-tocopherol but not in that of retinyl palmitate in mice. Am J Clin Nutr 2009 ; 89 ; 177 – 184.
11) Acton S. L., Scherer P. E., Lodish H. F. et al : Expression cloning of SR-BI, a CD36-related class B scavenger receptor. J Biol Chem 1994 ; 269 ; 21003 – 21009.
12) Acton S., Rigotti A., Landschulz K. T. et al : Identification of scavenger receptor SR-BI as a high density lipoprotein receptor. Science 1996 ; 271 ; 518 – 520.
13) Mardones P., Strobel P., Miranda S. et al : Alpha-tocopherol metabolism is abnormal in scavenger receptor class B type I (SR-BI)-deficient mice. J Nutr 2002 ; 132 ; 443 – 449.
14) Reboul E., Klein A., Bietrix F. et al : Scavenger receptor class B type I (SR-BI) is involved in vitamin E transport across the enterocyte. J Biol Chem 2006 ; 281 ; 4739 – 4745.
15) Altmann S. W., Davis H. R. Jr., Zhu L. J. et al : Niemann-Pick C1 Like 1 protein is critical for intestinal cholesterol absorption. Science 2004 ; 303 ; 1201 – 1204.
16) Garcia-Calvo M., Lisnock J., Bull H. G. et al : The target of ezetimibe is Niemann-Pick C1-Like 1(NPC1L1). Proc Natl Acad Sci USA 2005 ; 102 ; 8132 – 8137.
17) Narushima K., Takada T., Yamanashi Y. et al : Niemann-Pick C1-like 1 mediates α-tocopherol transport. Mol Pharmacol 2008 ; 74 ; 42 – 49.
18) 高田龍平, 鈴木洋史：コレステロールトランスポーター NPC1L1 によるビタミンEの消化管吸収．ビタミン 2010 ; 84 ; 376 – 383.
19) Abuasal B., Sylvester P. W., Kaddoumi A. : Intestinal absorption of gamma-tocotrienol is mediated by Niemann-Pick C1-like 1 : in situ rat intestinal perfusion studies. Drug Metab Dispos 2010 ; 38 ; 939 – 945.
20) Traber M. G., Arai H. : Molecular mechanisms of vitamin E transport. Annu Rev Nutr 1999 ; 19 ; 343 – 355.
21) Traber M. G., Burton G. W., Hughes L. et al : Discrimination between forms of vitamin E by humans with and without genetic abnormalities of lipoprotein metabolism. J Lipid Res 1992 ; 33 ; 1171 – 1182.

22) de Vree J. M., Jacquemin E., Sturm E. et al : Mutations in the MDR3 gene cause progressive familial intrahepatic cholestasis. Proc Natl Acad Sci USA 1998 ; 95 ; 282-287.
23) Deleuze J. F., Jacquemin E., Dubuisson C. et al : Defect of multidrug-resistance 3 gene expression in a subtype of progressive familial intrahepatic cholestasis. Hepatology 1996 ; 23 ; 904-908.
24) Mustacich D. J., Shields J., Horton R. A. et al : Biliary secretion of alpha-tocopherol and the role of the mdr2 P-glycoprotein in rats and mice. Arch Biochem Biophys 1998 ; 350 ; 183-192.
25) Traber M. G., Kayden H. J. : Preferential incorporation of alpha-tocopherol vs gamma-tocopherol in human lipoproteins. Am J Clin Nutr 1989 ; 49 ; 517-526.
26) Christakos S., Dhawan P., Benn B. et al : Vitamin D : molecular mechanism of action. Ann N Y Acad Sci 2007 ; 1116 ; 340-348.
27) Taketani Y., Segawa H., Chikamori M. et al : Regulation of type II renal Na^+-dependent inorganic phosphate transporters by 1,25-dihydroxyvitamin D_3. Identification of a vitamin D-responsive element in the human NaPi-3 gene. J Biol Chem 1998 ; 273 ; 14575-14581.
28) Tachibana S., Yoshinari K., Chikada T. et al : Involvement of Vitamin D receptor in the intestinal induction of human ABCB1. Drug Metab Dispos 2009 ; 37 ; 1604-1610.
29) McCarthy T. C., Li X., Sinal C. J. : Vitamin D receptor-dependent regulation of colon multidrug resistance-associated protein 3 gene expression by bile acids. J Biol Chem 2005 ; 280 ; 23232-23242.
30) Eloranta J. J., Zair Z. M., Hiller C. et al : Vitamin D_3 and its nuclear receptor increase the expression and activity of the human proton-coupled folate transporter. Mol Pharmacol 2009 ; 76 ; 1062-1071.
31) Nykjaer A., Dragun D., Walther D. et al : An endocytic pathway essential for renal uptake and activation of the steroid 25-(OH) vitamin D_3. Cell 1999 ; 96 ; 507-515.
32) Nykjaer A., Fyfe J. C., Kozyraki R. et al : Cubilin dysfunction causes abnormal metabolism of the steroid hormone 25(OH)vitamin $D_{(3)}$. Proc Natl Acad Sci USA 2001 ; 98 ; 13895-13900.
33) Christensen E. I., Moskaug J. O., Vorum H. et al : Evidence for an essential role of megalin in transepithelial transport of retinol. J Am Soc Nephrol 1999 ; 10 ; 685-695.

34) During A., Harrison E. H. : Mechanisms of provitamin A (carotenoid) and vitamin A (retinol) transport into and out of intestinal Caco-2 cells. J Lipid Res 2007 ; 48 ; 2283-2294.
35) van Bennekum A., Werder M., Thuahnai S. T. et al : Class B scavenger receptor-mediated intestinal absorption of dietary beta-carotene and cholesterol. Biochemistry 2005 ; 44 ; 4517-4525.
36) Kawaguchi R., Yu J., Honda J. et al : A membrane receptor for retinol binding protein mediates cellular uptake of vitamin A. Science 2007 ; 315 ; 820-825.
37) Pasutto F., Sticht H., Hammersen G. et al : Mutations in STRA6 cause a broad spectrum of malformations including anophthalmia, congenital heart defects, diaphragmatic hernia, alveolar capillary dysplasia, lung hypoplasia, and mental retardation. Am J Hum Genet 2007 ; 80 ; 550-560.
38) Kogai T., Liu Y. Y., Richter L. L. et al : Retinoic acid induces expression of the thyroid hormone transporter, monocarboxylate transporter 8 (Mct8). J Biol Chem 2010 ; 285 ; 27279-27288.
39) Masuda M., Yamamoto H., Kozai M. et al : Regulation of renal sodium-dependent phosphate co-transporter genes (Npt2a and Npt2c) by all-trans-retinoic acid and its receptors. Biochem J 2010 ; 429 ; 583-592.
40) Hoeke M. O., Plass J. R., Heegsma J. et al : Low retinol levels differentially modulate bile salt-induced expression of human and mouse hepatic bile salt transporters. Hepatology 2009 ; 49 ; 151-159.
41) Fernandez-Calotti P., Pastor-Anglada M. : All-trans-retinoic acid promotes trafficking of human concentrative nucleoside transporter-3 (hCNT3) to the plasma membrane by a TGF-beta1-mediated mechanism. J Biol Chem 2010 ; 285 ; 13589-13598.
42) Li T., Chang C. Y., Jin D. Y. et al : Identification of the gene for vitamin K epoxide reductase. Nature 2004 ; 427 ; 541-544.
43) Rieder M. J., Reiner A. P., Gage B. F. et al : Effect of VKORC1 haplotypes on transcriptional regulation and warfarin dose. N Engl J Med 2005 ; 352 ; 2285-2293.
44) Rost S., Fregin A., Ivaskevicius V. et al : Mutations in VKORC1 cause warfarin resistance and multiple coagulation factor deficiency type 2. Nature 2004 ; 427 ; 537-541.
45) McDonald M. G., Rieder M. J., Nakano M. et al : CYP4F2 is a vitamin K_1 oxidase : An explanation for altered warfarin dose in carriers of the V433M

variant. Mol Pharmacol 2009 ; 75 ; 1337-1346.
46) Nakagawa K., Hirota Y., Sawada N. et al : Identification of UBIAD1 as a novel human menaquinone-4 biosynthetic enzyme. Nature 2010 ; 468 ; 117-121.
47) Jonker J. W., Buitelaar M., Wagenaar E. et al : The breast cancer resistance protein protects against a major chlorophyll-derived dietary phototoxin and protoporphyria. Proc Natl Acad Sci USA 2002 ; 99 ; 15649-15654.
48) Matsuo H., Takada T., Ichida K. et al : Common defects of ABCG2, a high-capacity urate exporter, cause gout : a function-based genetic analysis in a Japanese population. Sci Transl Med 2009 ; 1 ; 5ra11.
49) 高田龍平：ABC トランスポーター BCRP. 創薬動態, 日本薬物動態学会発行, 2006, p164-168.
50) 高田龍平, 鈴木洋史：第2章 ABC 3.. White (ABCG) BCRP. 薬物トランスポーター 活用ライブラリー (乾賢一編), 羊土社, 2009, p153-155.
51) Shukla S., Wu C. P., Nandigama K. et al : The naphthoquinones, vitamin K_3 and its structural analogue plumbagin, are substrates of the multidrug resistance linked ATP binding cassette drug transporter ABCG2. Mol Cancer Ther 2007 ; 6 ; 3279-3286.
52) van Herwaarden A. E., Wagenaar E., Merino G. et al : Multidrug transporter ABCG2/breast cancer resistance protein secretes riboflavin (vitamin B_2) into milk. Mol Cell Biol 2007 ; 27 ; 1247-1253.
53) Takahashi K., Shibata T., Oba T. et al : Multidrug-resistance-associated protein plays a protective role in menadione-induced oxidative stress in endothelial cells. Life Sci 2009 ; 84 ; 211-217.
54) Bergen A. A., Plomp A. S., Schuurman E. J. et al : Mutations in ABCC6 cause pseudoxanthoma elasticum. Nat Genet 2000 ; 25 ; 228-231.
55) Le Saux O., Urban Z., Tschuch C. et al : Mutations in a gene encoding an ABC transporter cause pseudoxanthoma elasticum. Nat Genet 2000 ; 25 ; 223-227.
56) Borst P., van de Wetering K., Schlingemann R. : Does the absence of ABCC6 (multidrug resistance protein 6) in patients with Pseudoxanthoma elasticum prevent the liver from providing sufficient vitamin K to the periphery? Cell Cycle 2008 ; 7 ; 1575-1579.

第9章 水溶性ビタミンのトランスポーター

米澤 淳[*]

1. はじめに

　水溶性ビタミンであるビタミンB群やビタミンCは生体に必須の化合物である。しかし，そのほとんどが生体では合成できないことから，食物などから摂取する必要がある。水溶性化合物の膜透過には輸送担体であるトランスポーターが必要である。したがって，膜透過過程を介する小腸における吸収や腎臓における再吸収にはトランスポーターの機能が必要となり，その恒常性の維持に重要な役割を果たす。一般的に，水溶性ビタミンのトランスポーターは，基質選択性が狭く，それぞれが固有のビタミンのみを輸送する。一方で，ペプチドトランスポーター PEPT/SLC15，有機アニオントランスポーター OATP/SLC21，有機イオントランスポーター OCT，OCTN，OAT/SLC22 などの薬物トランスポーターは基質認識が広く，薬物のほかに一部の水溶性ビタミンも輸送することが知られている。

　1960年代からビタミンの輸送機構に関する研究が進められ，基質認識特性や輸送機構の情報が蓄積されてきた。1980年代半ばよりトランスポーターの分子実体同定がはじまり，現在では約400種類のトランスポーターが報告されている。ビタミントランスポーターについても，2000年前後から報告されはじめた。

　ヒトの遺伝子は約26,000個存在すると推定されており，2001年の時点で60%弱の遺伝子についてコードするタンパク質の機能が同定されている[1]。全

---

[*] 京都大学医学部附属病院薬剤部

遺伝子の中で約 1.7%がトランスポーターとして分類されている。したがって，機能未知の遺伝子が未だに約 12,000 個存在することから，単純計算して約 300 個のトランスポーターが未同定であると考えられる。リボフラビントランスポーターの発見が 2008 年であり，これからもさらに多くのトランスポーター同定が進む可能性が考えられる。

本章では，水溶性ビタミントランスポーター（表 9 − 1）であるチアミントランスポーター（THTR1,2/SLC19A2,3），リボフラビントランスポーター（RFT1, RFT2, RFT3），葉酸トランスポーター（RFC1/SLC19A1, PCFT/SLC46A1），アスコルビン酸トランスポーター（SVCT1,2/SLC23A1,2）について解説する。

表 9 − 1 水溶性ビタミントランスポーター

タンパク名	遺伝子名	基質	輸送機構	発現分布	遺伝子疾患
Thiamine Transporter					
THTR1	SLC19A2	チアミン	H^+ 交換輸送	ユビキタス	ビタミン B_1 反応性巨赤芽球性貧血
THTR2	SLC19A3	チアミン	H^+ 交換輸送	ユビキタス	ビオチン反応性基底核病
Riboflavin Transporter					
RFT1	未定	リボフラビン	不明	胎盤，小腸など	不明
RFT2	未定	リボフラビン	不明	精巣，小腸など	不明
RFT3	未定	リボフラビン	不明	ユビキタス	不明
Reduced Folate Carrier					
RFC1	SLC19A1	葉酸	OH^- 交換輸送	ユビキタス	不明
Proton-Coupled Folate Transporter					
PCFT	SLC46A1	葉酸	H^+ 共輸送	腎臓，肝臓，小腸，胎盤など	遺伝性葉酸吸収不良
Sodium-dependent Vitmin C Transporter					
SVCT1	SLC23A1	アスコルビン酸	Na^+ 共輸送	腎臓，小腸，肝臓など	不明
SVCT2	SLC23A2	アスコルビン酸	Na^+ 共輸送	ユビキタス	不明

2．チアミントランスポーター THTR1, 2/SLC19A2, 3
(図9-1)

(1) チアミンについて

　チアミン（ビタミンB_1）は最初に発見された無色の水溶性ビタミンであり，その不足により脚気を引き起こす。細胞内で活性体へと変換され，ピルビン酸の代謝など重要な生体反応の補酵素として働く。高カロリー輸液療法の際に不足するとアシドーシスを引き起こす原因となることから，チアミンを含むビタミンを併用することが必須である。

(2) チアミントランスポーター THTR の同定

　1999年に Dutta らは，還元型葉酸トランスポーター RFC1/SLC19A1 のアミノ酸配列をもとに Blast 解析を用いて GenBank データベースに登録されていた相同性の高い遺伝子を抽出した[2]。その配列情報をもとに，ヒト胎盤 cDNA より THTR1/SLC19A2 の単離に成功した。翌年，同様に RFC の配列をもとに EST データベースの解析によって，THTR2/SLC19A3 が同定された[3]。

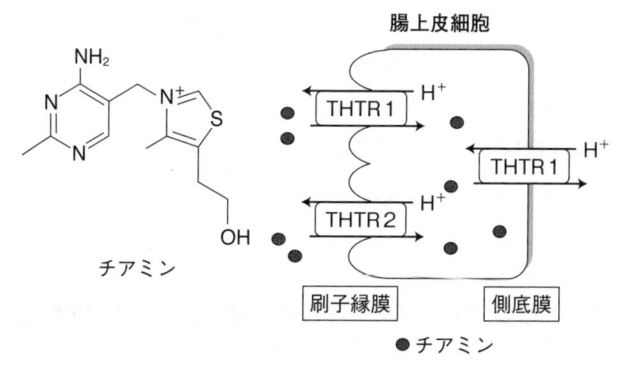

図9-1　チアミンの構造式と小腸における THTR 発現と機能

(3) チアミントランスポーター THTR の構造，発現，機能

ヒト THTR1/SLC19A2 および THTR2/SLC19A3 は 497, 496 アミノ酸より構成され，53％の相同性を示す[4]。アミノ酸配列から 12 回膜貫通タンパク質と推定されている。THTR1 および THTR2 はともにユビキタスに発現する。ラット小腸を用いた検討では，THTR1 は刷子縁膜および側底膜に，THTR2 は刷子縁膜のみに発現が観察されている[5]。チアミン輸送におけるミカエリスメンテン定数は THTR1 で 2.5 μM である。THTR は Na^+ 非依存的であり，チアミン輸送に関する膜小胞等を用いた研究から H^+ との交換輸送体であると考えられている。他の有機カチオンの輸送は認められず，チアミンへの基質特異性は高い。

(4) チアミントランスポーター THTR の生理的役割

THTR1 ノックアウトマウスおよび THTR2 ノックアウトマウスが樹立され生理的役割について研究が進められた[6, 7]。THTR1 ノックアウトマウスの赤血球を用いたチアミン取り込み実験では，輸送活性の低下が認められた[6]。一方，通常食で飼育したマウスでは血中チアミン濃度に変化が認められなかった。チアミン吸収にも低下は観察されなかった。THTR1 ノックアウトマウスでは小腸における THTR2 発現が上昇しており，THTR1 の機能変化は THTR2 が代償していると考えられた。

THTR2 のノックアウトマウスでは血中チアミン濃度の低下および小腸におけるチアミン取り込み低下が観察された[7]。一方，THTR1 の発現変化は認められなかった。THTR1 および THTR2 はともにユビキタスに発現することから，両トランスポーターは協調してチアミンの動態に関与し，時に代償的な役割を果たしていると考えられる。

(5) チアミントランスポーター THTR の遺伝子多型と病態生理

1999 年の分子実体の同定直後に，THTR1 はチアミン反応性巨赤芽球性貧血

(TRMA；OMIM249270) の原因遺伝子として3報同時にNature Geneticsに報告された[8-10]。また，THTR1ノックアウトマウスを用いた解析では，通常食では特異的な表現系は認められないものの，チアミン欠乏食を与えた場合TRMAが観察された[6]。臨床報告と一致して，チアミン欠乏時にはインスリン分泌による糖尿病や聴覚障害の症状が観察された。

THTR2遺伝子変異はビオチン反応性基底核病（BRBG；OMIN607483）の原因遺伝子と推察されている[11]。しかし，ノックアウトマウスを用いた検討からTHTR2はビオチンの輸送には関与しないことが示された[7]。最近，Wernicke脳症様の症状を呈した患者でTHTR2遺伝子多型を有すると報告されたが[12]，その関連は未だ不明である。

3. リボフラビントランスポーターRFT1-3
（図9-2）

(1) リボフラビンについて

リボフラビン（ビタミンB_2）は橙黄色の水溶性ビタミンであり，細胞内においてリボフラビンキナーゼおよびFADピロホスホリラーゼにより，活性体であるFlavin Mononucleotide（FMN）やFlavin Adenine Dinucleotide（FAD）へと変換される。FMNは電子伝達系の呼吸鎖複合体Ⅰにおけるにおける NADH脱水素酵素，NADPH脱水素酵素，アミノ酸脱水素酵素，グリコレートオキシダーゼの補酵素として，FADはクエン酸回路や呼吸鎖複合体Ⅱにおけるコハク酸/FAD酸化還元酵素，脂肪酸β酸化にかかわるアシルCoA脱水素酵素やグルコースオキシダーゼの補酵素として働き，糖，脂質，アミノ酸の代謝やミトコンドリアにおける電子伝達反応において重要な役割を果たす。欠乏症として口内炎や脂漏性皮膚炎などの皮膚性の炎症障害や成長遅延といった障害がもたらされることが知られている。

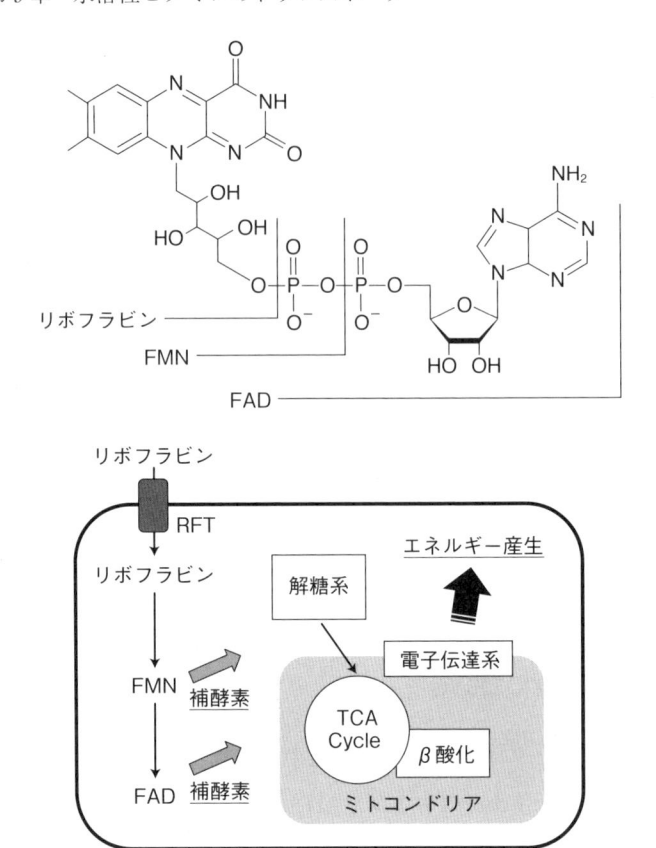

図9－2　リボフラビンおよびその活性代謝物の構造式と機能

（2）リボフラビントランスポーター RFT の同定

　リボフラビントランスポーター RFT は，他のビタミントランスポーターよりも発見が遅く，2008 年に初めてその分子実体が報告された[13]。トランスポーターの同定には，cDNA ライブラリーを作製し卵母細胞などに発現させて基質のスクリーニングを繰り返す発現クローニングか，ホモログ分子の探索を行う PCR クローニングが主流であった。しかし，2005 年頃よりバイオインフォマティクスを利用した新規遺伝子探索が行われ，RFT1 の同定にも独自の腎

mRNA発現データベース[14]や膜貫通予測ソフトSOSUIプログラム[15]が用いられた。また，基質のスクリーニングでは，発現系による解析ではなく，siRNAを用いて内因的に発現する遺伝子発現を抑制した。これにより，ほとんどすべての細胞で内因的な輸送機構が存在するリボフラビントランスポーターについて，効果的に，機能同定につながったと考えられる。

翌年，名古屋市立大学のグループが別の手法によりリボフラビントランスポーターを単離した。*Fusobacterium nucleatum*のリボフラビントランスポーターimpXの配列をもとにBLAST検索を行い，相同性を持つRFT2が同定された[16]。さらに，2010年にRFT1配列をもとにホモログ遺伝子を検索し高い相同性を示すRFT3が同定された[17]。RFTファミリーは現在のところヒトにおいて3遺伝子が同定されている。一方で，マウスやラットではヒトRFT1とRFT3に対して同程度の相同性を示す1分子（マウスRFT1，ラットRFT1）しか存在せず，種差があると考えられる。

（3）リボフラビントランスポーターRFTの構造，発現，機能

ヒトRFT1，RFT2，RFT3はそれぞれ448，469，445アミノ酸より構成される。SUSUIプログラムではRFT1とRFT3は10回，RFT2は11回膜貫通構造を示すと推定される。RFT1はRFT2と44%，RFT3と87%の相同性を示す。

RFT1の発現量は他のRFTに比べてやや低く，胎盤と小腸にmRNAが検出される[17]。RFT2は精巣および胎盤に発現が高く，RFT3は脳で発現が高いものの広範囲な組織に分布している。免疫染色等による膜局在の検討はまだ報告されていない。

RFT1，RFT2，RFT3のリボフラビン輸送におけるミカエリスメンテン定数K_mは約$1\,\mu$Mと，比較的親和性は高い[17]。細胞外Na^+，Cl^-の置換による輸送活性への影響はないが，RFT2のpHの上昇に伴い輸送活性が低下する。駆動力は未だ不明である。基質認識に差はなく，リボフラビンや一部のリボフラビン類似体を認識する。

配列情報と機能特性から，RFT1 と RFT3 は比較的似ているものの，RFT2 は異なった特徴を示すことが示唆される[17]。

(4) リボフラビントランスポーター RFT の生理的役割

小腸におけるリボフラビンの吸収や，腎臓における再吸収にトランスポーターが関与することが，1960 年代からの研究で明らかになっている[18]。また，リボフラビン欠損時にはリボフラビンの取り込み能が上昇することが報告され，トランスポーターがリボフラビンの恒常性維持に重要であると考えられる。他方，培養細胞を用いたリボフラビン輸送と，小腸におけるリボフラビン吸収における輸送には異なった特徴が報告されている。すなわち，培養細胞におけるリボフラビン輸送は細胞外 Na^+ 非依存的であるが，小腸のリボフラビンの吸収は Na^+ 依存的である。リボフラビンの恒常性維持機構への RFT の役割については今後研究が進むと期待される。

(5) リボフラビントランスポーター RFT の遺伝子多型と病態生理

リボフラビンの不足時には口内炎や皮膚異常が起ることが有名である。また，栄養失調などによる成長期のリボフラビン欠乏は成長障害を引き起こすといわれている。しかし，遺伝子疾患との関連については不明である。GenBnak データベースに RFT 遺伝子上の多型が報告されているが，機能との関連は不明である。

4．葉酸トランスポーター RFC1/SLC19A1，PCFT/SLC46A1
(図 9 - 3)

(1) 葉酸について

葉酸（ビタミン B_9）は，ビタミン M とも呼ばれる水溶性ビタミンである。乳酸菌の増殖因子として発見された。細胞内で還元され，DNA 合成に主要な役割を果たす補酵素となる。欠損症として貧血が知られているが，妊娠初期に

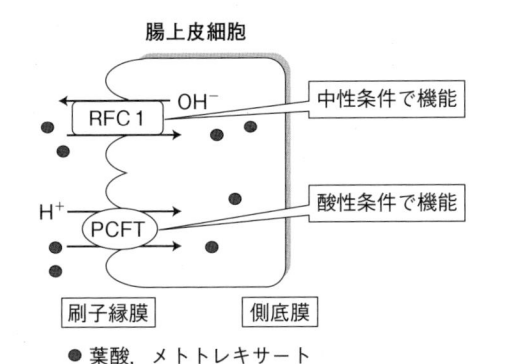

図9−3 葉酸とメトトレキサートの構造式および小腸における RFC1 と PCFT の発現と機能

不足すると神経管閉鎖障害を引き起こすともいわれている。

(2) 葉酸トランスポーター RFC,PCFT の同定

1994年に Dixon らは,マウス白血病細胞 L1210 より作製した cDNA ライブラリーを葉酸輸送活性の欠損したメトトレキサート耐性乳がん細胞に発現させ,発現クローニング法により RFC1 を同定した[19]。同年に,Williams らは同様の方法でハムスター CHO 細胞から RFC1 を同定している[20]。

2006年に Qiu らは,Ensembl human peptide database より RFC1 と相同性

の高いタンパク質を23個抽出し，RFC1を欠損した細胞を用いてスクリーニングを行った[21]。その結果，酸性条件下で高い活性を示す葉酸トランスポーターとしてPCFTを同定した。

(3) 葉酸トランスポーターRFC, PCFTの構造，発現，機能

ヒトRFC1/SLC19A1は590アミノ酸より構成され，12回膜貫通タンパク質と推定されている[4]。ユビキタスに発現し，小腸の上皮細胞では刷子縁膜側に局在している。RFC1の輸送機構は，電気生理学的解析からOH$^-$との交換輸送と考えられている。葉酸輸送に対するK_m値は260 μMで，葉酸のほかに抗腫瘍薬メトトレキサートを輸送することが知られている。

ヒトPCFT/SLC46A1は459アミノ酸より構成され，12回膜貫通タンパク質と推定されている[21]。腎臓，肝臓，小腸，胎盤などに発現が認められ，小腸では刷子縁膜側に局在している。RFC1は中性条件で輸送活性が高いものの，PCFTはH$^+$との共輸送体であり，酸性条件で高い活性を示す。葉酸輸送に対するK_m値は1.3 μMと高い親和性を示し，葉酸のほかにもメトトレキサートを輸送する。

(4) 葉酸トランスポーターRFC, PCFTの生理的役割

RFC1ノックアウトマウスは胎生致死である[22]。腸上皮細胞株を用いた検討では，小腸における葉酸取り込みにRFC1ともう1つ別のトランスポーターの関与が示唆されていた[23]。

PCFTノックアウトマウスが樹立されているが，葉酸動態における役割は検討されていない[24]。後述のように，病態生理学的検討から小腸における葉酸吸収への関与が示唆される。

(5) 葉酸トランスポーターRFC, PCFTの遺伝子多型と病態生理

トランスポーター機能を低下させるRFC1の遺伝子多型がいくつか報告されている。この遺伝子多型を有する白血病患者ではメトトレキサートの感受性

が低いことが報告され[25]，個別化治療に有用であると考えられる。

　PCFTは遺伝性葉酸吸収不良（OMIN229050）の原因遺伝子として同定され，これまでにいくつかの遺伝子多型が報告されている[21]。PCFTノックアウトマウスはすでに樹立されているが[24]，表現型の解析はされておらず疾患との関連は明示されていない。

5．アスコルビン酸トランスポーター SVCT1, 2/SLC23A1, 2

（図9-4）

（1）アスコルビン酸について

　アスコルビン酸（ビタミンC）は，酸味を持つ白色物質で，還元能を持つ抗壊血病因子として発見された。ほとんどの動物では，ブドウ糖をもとにしてアスコルビン酸が生合成できるが，ヒトでは一部の酵素を欠損しており体内では生合成できない。アスコルビン酸はコラーゲンの生成や抗酸化物質として体内で働く。

（2）アスコルビン酸トランスポーター SVCT の同定

　1999年にHedigerのグループは，ラット腎臓のcDNAライブラリーからOocyteを用いた発現クローニング法によって，アスコルビン酸トランスポーターSVCT1の同定に成功した[26]。同時に，PCRクローニングによって84%のアミノ酸相同性を示すラットSVCT2をクローニングした。アスコルビン酸の酸化体であるデヒドロアスコルビン酸はグルコーストランスポーターGULT2によって輸送されることが報告されていたが，アスコルビン酸の輸送体としてSVCTが初めて報告された。

（3）アスコルビン酸トランスポーター SVCT の構造，発現，機能

　ヒトSVCT1/SLC23A1およびSVCT2/SLC23A2は598，650アミノ酸より構成され，66%の相同性を示す[27]。アミノ酸配列から12回膜貫通タンパク質

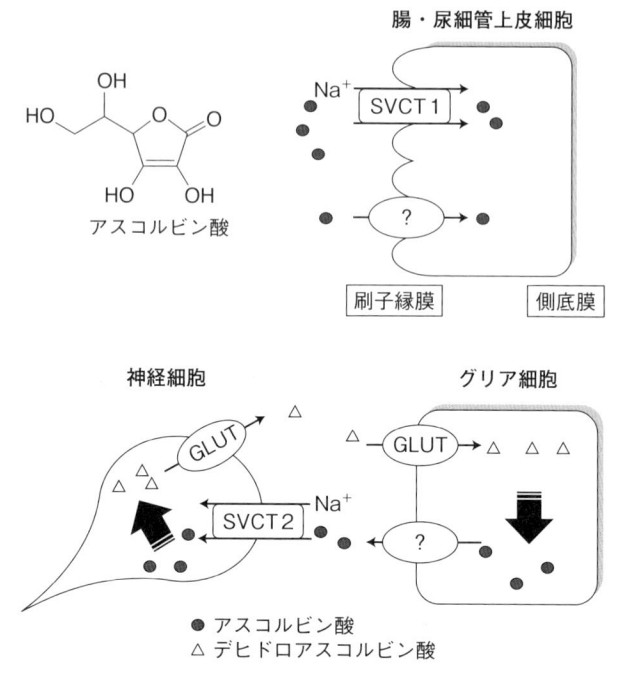

図9−4　アスコルビン酸の構造式およびSVCTの発現と機能

と推定されている。SVCT1は腎臓，小腸，肝臓などの上皮細胞に，SVCT2はユビキタスに発現し，細胞内へのアスコルビン酸の取り込みを媒介する。アスコルビン酸輸送におけるミカエリスメンテン定数はSVCT1で65 − 237 μM，SVCT2で8 − 62 μMであり，SVCT2が親和性はやや高い。SVCTはNa$^+$を駆動力とし，アスコルビン酸と共輸送する。SVCT1はアスコルビン酸とNa$^+$の輸送比は1：2と考えられているが，直接の証明はされていない。

（4）アスコルビン酸トランスポーターSVCTの生理的役割

SVCT1は，腎臓，小腸，肝臓に発現することから，様々な上皮細胞においてアスコルビン酸取り込みに関与すると考えられてきた。最近，SVCT1ノックアウトマウスが樹立されアスコルビン酸の動態解析が行われた結果，腎臓におけるアスコルビン酸の再吸収および肝臓への取り込みが低下するものの，小

腸における輸送活性には変化は認められなかった[28]。したがって，アスコルビン酸の吸収における SVCT1 の関与は小さいと考えられる。

一方，SVCT2 のノックアウトマウスは生後すぐに死亡するためにヘテロマウスを用いて解析が行われ，血中濃度低下と一部の臓器中濃度低下が観察された[29]。また，母体から胎児への胎盤移行への関与も示唆された。さらに，マウス胎児の脳より単離した神経細胞の解析によって，SVCT2 が神経細胞へのアスコルビン酸取り込みに重要であることが示されてきた[30]。

(5) アスコルビン酸トランスポーター SVCT の遺伝子多型と病態生理

SVCT1，SVCT2 の遺伝子多型と病態との関連性については明らかにされていない。SVCT1 のノックアウトマウスは胎児の死亡率が高いものの，生まれたマウスに異常は認められない[28]。一方，SVCT2 ノックアウトマウスは，生後すぐに呼吸障害で死亡する[29]。また，脳内出血が観察されたが，その原因は不明である。

6. おわりに

水溶性ビタミントランスポーターは基質特異性が高く，各ビタミンの恒常性維持に必須である。分子実体の同定や機能解析が進み，様々なトランスポーターに関する遺伝子疾患が発見されてきた。同じ基質のトランスポーターでも異なった表現系を示し，一部では胎生致死であることが判明した。しかし，疾患にかかわる原因遺伝子が解明したにもかかわらず，治療薬の開発はほとんど進んでいない。生体反応における酵素とは異なり，トランスポーターの機能欠損は基質となる分子の体内の恒常性異常だけを引き起こす。したがって，生体必須化合物の体内動態制御によって新しい治療法の開発につながると考えられることから，今後の研究の発展が期待される。

文　献

1) Venter J. C., Adams M. D., Myers E. W. et al : The sequence of the human genome. Science 2001 ; 291 ; 1304-1351.
2) Dutta B., Huang W., Molero M. et al : Cloning of the human thiamine transporter, a member of the folate transporter family. J Biol Chem 1999 ; 274 ; 31925-31929.
3) Eudy J. D., Spiegelstein O., Barber R. C. et al : Identification and characterization of the human and mouse SLC19A3 gene ; a novel member of the reduced folate family of micronutrient transporter genes. Mol Genet Metab 2000 ; 71 ; 581-590.
4) Ganapathy V., Smith S. B., Prasad P. D. : SLC19 ; the folate/thiamine transporter family. Pflugers Arch 2004 ; 447 ; 641-646.
5) Subramanya S. B., Subramanian V. S., Said H. M. : Chronic alcohol consumption and intestinal thiamin absorption ; effects on physiological and molecular parameters of the uptake process. Am J Physiol Gastrointest Liver Physiol 2010 ; 299 ; G23-31.
6) Oishi K., Hofmann S., Diaz G. A. et al : Targeted disruption of Slc19a2, the gene encoding the high-affinity thiamin transporter Thtr-1, causes diabetes mellitus, sensorineural deafness and megaloblastosis in mice. Hum Mol Genet 2002 ; 11 ; 2951-2960.
7) Reidling J. C., Lambrecht N., Kassir M. et al : Impaired intestinal vitamin B_1 (thiamin) uptake in thiamin transporter-2-deficient mice. Gastroenterology 2010 ; 138 ; 1802-1809.
8) Diaz G. A., Banikazemi M., Oishi K. et al : Mutations in a new gene encoding a thiamine transporter cause thiamine-responsive megaloblastic anaemia syndrome. Nat Genet 1999 ; 22 ; 309-312.
9) Fleming J. C., Tartaglini E., Steinkamp M. P. et al : The gene mutated in thiamine-responsive anaemia with diabetes and deafness (TRMA) encodes a functional thiamine transporter. Nat Genet 1999 ; 22 ; 305-308.
10) Labay V., Raz T., Baron D. et al : Mutations in SLC19A2 cause thiamine-responsive megaloblastic anaemia associated with diabetes mellitus and deafness. Nat Genet 1999 ; 22 ; 300-304.
11) Zeng W. Q., Al-Yamani E., Acierno J. S. Jr. et al : Biotin-responsive basal ganglia disease maps to 2q36. 3 and is due to mutations in SLC19A3. Am J

Hum Genet 2005 ; 77 ; 16-26.
12) Kono S., Miyajima H., Yoshida K. et al : Mutations in a thiamine-transporter gene and Wernicke's-like encephalopathy. N Engl J Med 2009 ; 360 ; 1792-1794.
13) Yonezawa A., Masuda S., Katsura T. et al : Identification and functional characterization of a novel human and rat riboflavin transporter, RFT1. Am J Physiol Cell Physiol 2008 ; 295 ; C632-641.
14) Horiba N., Masuda S., Takeuchi A. et al : Gene expression variance based on random sequencing in rat remnant kidney. Kidney Int 2004 ; 66 ; 29-45.
15) Hirokawa T., Boon-Chieng S., Mitaku S. : SOSUI : classification and secondary structure prediction system for membrane proteins. Bioinformatics 1998 ; 14 ; 378-379.
16) Yamamoto S., Inoue K., Ohta K. Y. et al : Identification and functional characterization of rat riboflavin transporter 2. J Biochem 2009 ; 145 ; 437-443.
17) Yao Y., Yonezawa A., Yoshimatsu H. et al : Identification and comparative functional characterization of a new human riboflavin transporter hRFT3 expressed in the brain. J Nutr 2010 ; 140 ; 1220-1226.
18) Foraker A. B., Khantwal C. M., Swaan P. W. : Current perspectives on the cellular uptake and trafficking of riboflavin. Adv Drug Deliv Rev 2003 ; 55 ; 1467-1483.
19) Dixon K. H., Lanpher B. C., Chiu J. et al : A novel cDNA restores reduced folate carrier activity and methotrexate sensitivity to transport deficient cells. J Biol Chem 1994 ; 269 ; 17-20.
20) Williams F. M., Murray R. C., Underhill T. M. et al : Isolation of a hamster cDNA clone coding for a function involved in methotrexate uptake. J Biol Chem 1994 ; 269 ; 5810-5816.
21) Qiu A., Jansen M., Sakaris A. et al : Identification of an intestinal folate transporter and the molecular basis for hereditary folate malabsorption. Cell 2006 ; 127 ; 917-928.
22) Zhao R., Russell R. G., Wang Y. et al : Rescue of embryonic lethality in reduced folate carrier-deficient mice by maternal folic acid supplementation reveals early neonatal failure of hematopoietic organs. J Biol Chem 2001 ; 276 ; 10224-10228.
23) Rajgopal A., Sierra E. E., Zhao R. et al : Expression of the reduced folate carrier SLC19A1 in IEC-6 cells results in two distinct transport activities.

Am J Physiol Cell Physiol 2001 ; 281 ; C1579-1586.
24) Jakubowski H., Perla-Kajan J., Finnell R. H. et al : Genetic or nutritional disorders in homocysteine or folate metabolism increase protein N-homocysteinylation in mice. FASEB J 2009 ; 23 ; 1721-1727.
25) Drozdzik M., Rudas T., Pawlik A. et al : Reduced folate carrier-1 80G>A polymorphism affects methotrexate treatment outcome in rheumatoid arthritis. Pharmacogenomics J 2007 ; 7 ; 404-407.
26) Tsukaguchi H., Tokui T., Mackenzie B. et al : A family of mammalian Na^+-dependent L-ascorbic acid transporters. Nature 1999 ; 399 ; 70-75.
27) Takanaga H., Mackenzie B., Hediger M. A. : Sodium-dependent ascorbic acid transporter family SLC23. Pflugers Arch 2004 ; 447 ; 677-682.
28) Corpe C. P., Tu H., Eck P. et al : Vitamin C transporter Slc23a1 links renal reabsorption, vitamin C tissue accumulation, and perinatal survival in mice. J Clin Invest 2010 ; 120 ; 1069-1083.
29) Sotiriou S., Gispert S., Cheng J. et al : Ascorbic-acid transporter Slc23a1 is essential for vitamin C transport into the brain and for perinatal survival. Nat Med 2002 ; 8 ; 514-517.
30) Castro M., Caprile T., Astuya A. et al : High-affinity sodium-vitamin C co-transporters (SVCT) expression in embryonic mouse neurons. J Neurochem 2001 ; 78 ; 815-823.

第10章　カルシウム・リンのトランスポーター

伊藤美紀子*

1. はじめに

　生体内において，カルシウム（Ca）は体重の約2％を占める最も多いミネラルであり，無機リン酸（以下，リン）は2番目に多く約1％を占める。Caとリンの大部分は，ヒドロキシアパタイト［$Ca_{10}(PO_4)_6(OH)_2$］として骨に存在する。どちらも，血中濃度は腸からの吸収，腎臓での再吸収，骨からの動員によって調節されており，その代謝には副甲状腺ホルモン（parathyroid hormone；PTH），ビタミンDなど共通したホルモンが関与することから，Ca・リン代謝は密接な関係があることが知られていた。特に，これまで，リン代謝はCa代謝に付随して起こると考えられていたが，近年，新たなトランスポーターの発見や新規のリン調節ホルモンの報告により，Caとリン代謝は，密接な関係はあるけれども，独立した厳密な血中濃度維持機構があることが明らかとなってきており，その破綻が，骨粗鬆症や腎機能の悪化に伴う慢性腎臓病，がんなど多くの生活習慣病と大きくかかわることが示唆されている。本章では，Caとリンのトランスポーターに焦点を当てて，生活習慣病との関係を概説する。

＊　兵庫県立大学大学院環境人間学研究科

2. Ca トランスポーター（図10-1）

（1）Caと栄養

Caは，日本人に最も不足しているミネラルである。2010年版日本人の食事摂取基準では2005年版から大きな変更があった。これまでの目安量，目標量から，科学的根拠を加えた推定平均必要量，推奨量に変更された。成人男性の推奨量は800〜650 mg／日，成人女性では650〜600 mg／日と算定されているが，平成20年国民健康・栄養調査による成人の摂取量は505 mg／日であり，大きく不足しているのが現状である。

（2）Ca代謝調節機構

Caは約99％が骨に存在し，残りの1％は細胞内，血液中に含まれており，骨の主要な構成成分であるとともに，筋肉の収縮，神経興奮性，細胞内シグナル伝達，酵素活性の調節など生体内機能の維持と調節に多くの必須の役割を有している。骨は主要な構成成分としてCaを利用するとともに，貯蔵庫として機能して血清濃度調節に寄与している[1]。

血清Ca濃度の調節には，ビタミンD，PTH，カルシトニンが関与する。PTHは，骨を吸収する破骨細胞を活性化させて貯蔵庫である骨からCaを血中へ遊離させ，次いで，腎臓においてCaの再吸収を促進する。さらにPTHは，25-ヒドロキシビタミンD-1α-水酸化酵素［1α(OH)ase］を活性化させ，25-ヒドロキシビタミンD［25(OH)D$_3$］を活性型ビタミンDである1,25-ヒドロキシビタミンD［1,25(OH)$_2$D$_3$］に変換し，これが腸管でのCa吸収を促進する。血清Caが上昇すると，副甲状腺に発現するCaセンサー（CaSR）が感知してPTHの分泌を抑制する。

PTHとビタミンDが血清Ca濃度を上昇させるのに対し，カルシトニンは，血清Ca濃度の上昇により甲状腺の傍濾胞細胞から分泌され，破骨細胞に存在

2. Ca トランスポーター　201

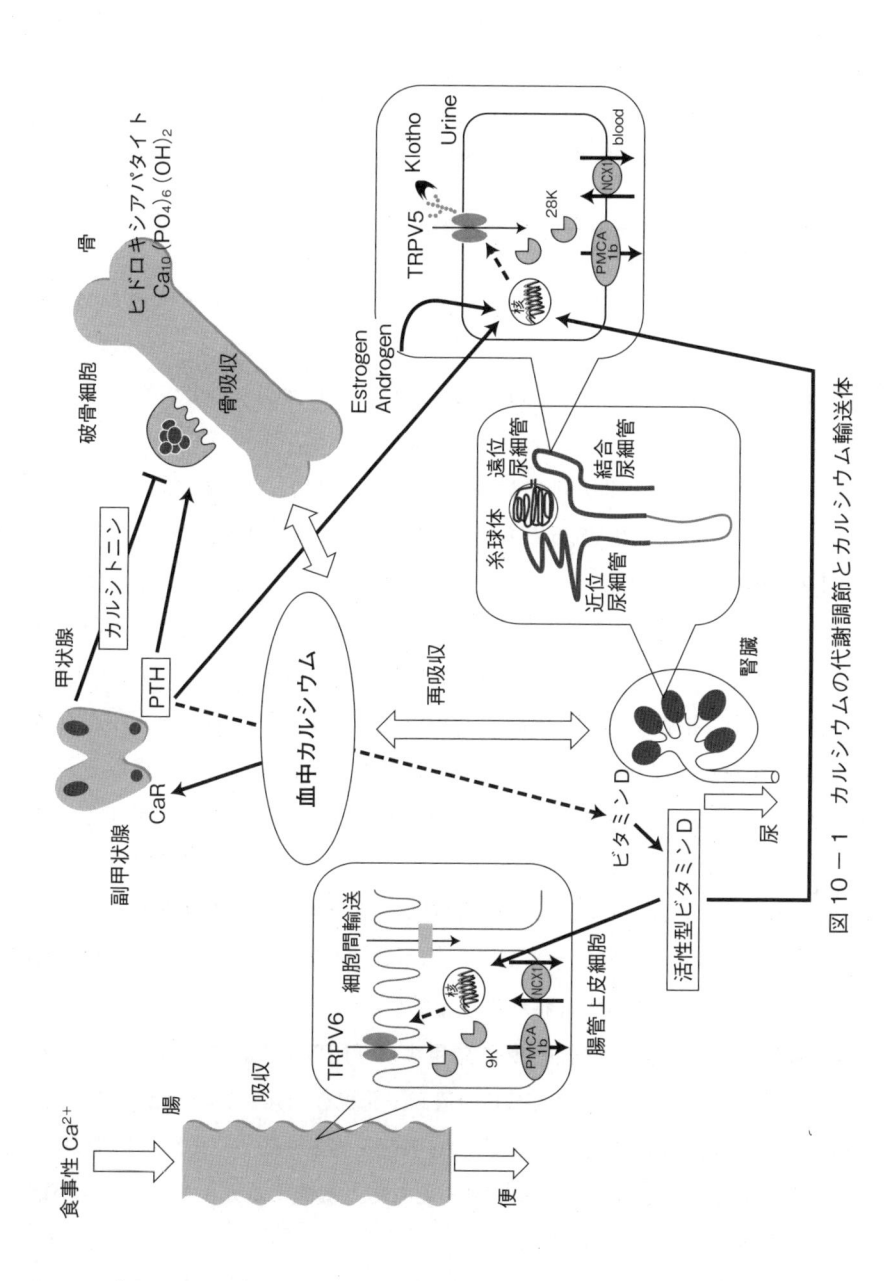

図 10−1　カルシウムの代謝調節とカルシウム輸送体

するカルシトニン受容体に作用して骨からのCa吸収を抑制する。このように，カルシトニンは骨へのCa供給を上昇させることで，血中Ca濃度を下げる方向に作用するホルモンである。これら機構が連動して働くことで，血清Caの濃度は8.5〜10 mg/dLの狭い範囲で厳密に調節されている。

（3）Caトランスポーターの種類と機能

Caトランスポーターとしては，腸管からのCa吸収にかかわるTransient receptor potential vanilloid 6（TRPV6；以前はCaT1, ECaC2とも呼ばれた），ならびに腎のCa再吸収を担うTRPV5（同CaT2, ECaC1）の2つのチャネルが相当する。TRPV6およびTRPV5は，陽イオンチャネル（TRP）ファミリーに属するが，Ca選択性が非常に高く（$P_{Ca}/P_{Na}>100$），Ca輸送分子として位置づけられている。TRPV5, 6とも定常活性化のCa透過性を持つ。

1）TRPV6の構造と機能

TRPV6は，小腸に多く発現しており，腸管におけるCa吸収にかかわる主要分子である[2]。食事から摂取したCaは，90%が小腸で吸収される。腸のCa吸収には，十二指腸で主に行われるTRPV6を介した経細胞輸送と，小腸全体での細胞間隙から取り込まれる細胞間輸送により行われる[3]。Ca摂取量が正常または多いときは，主に細胞間輸送が機能しており，摂取量が不足すると経細胞輸送にて積極的にCaを取り込む[4]。Caの経細胞輸送は，TRPV6による細胞内への取り込み，ビタミンD依存性Ca結合タンパク質（Calbindin-D）$_{9k}$による細胞内輸送，基底膜からCa^{2+}-ATPase（PMCA1b）による血管側への排出の3ステップによって行われる。

Ca吸収の調節は，主に細胞膜に発現するTRPV6の量によって調節される[4]。活性型ビタミンDはTRPV6の遺伝子発現を上昇させるとともに，Calbindin-D$_{9K}$を誘導することによって，Ca吸収を促進する[5]。また，TRPV6にCa結合タンパク質であり，Caセンサーとしても機能するカルモジュリンが結合することによって，活性が上昇する[6]。

ヒトTRPV6は，15のエキソン，725アミノ酸残基から構成されるタンパク

質である[2]。6回の膜貫通部位（TM）を持ち，$-NH_2$末と$-COOH$末は細胞内に存在する。TRPV6チャネルは4量体で機能し，TM5とTM6間の疎水性領域から形成される1個の選択的Caポアを有する。N末領域にはタンパク質間の相互作用するankyrin repeat配列が6個存在し，第1番目のankyrin repeatは4量体形成に必要であることが示されている[7]。細胞における局在は，多くが細胞膜付近の細胞内小胞に存在しており，必要に応じて膜への挿入が行われ，endocytosisとリクルートによって発現量を調節している。

TRPV6ノックアウトマウスの解析は，Biancoらが血中Caの低値，腸のCa吸収60％低下，尿のCa排泄上昇を報告している[8]。しかしながら，その後，同じマウスを使ったBennらの研究では，低Ca食でのCa輸送応答は野生型マウスに比べて有意に減少していたものの，血中Ca，Calbindin発現に影響はなかった[9]。また，TRPV6が欠損していても活性型ビタミンDにより腸管のCa吸収と血中Ca濃度が，コントロールマウスと同様に上昇した[9,10]。Calbindin-D_{9k}のノックアウトマウスでも血清Caにおいて変化は見られず，低Ca食によるCa吸収効率の上昇，活性型ビタミンDによる吸収効率の上昇も観察された。なお，これらの動物において，小腸・腎臓ともTRPV5の発現上昇は認められていない[9]。以上より，これまで低Ca摂取時のビタミンD誘導によるCa吸収効率の上昇には，TRPV6とCalbindinが行うという定説は否定されたことになる。しかしながら，TRPV6とCalbindin-D_{9K}の二重欠損マウスでは，野生型，単独の欠損に比して，低Ca食ならびにビタミン誘導によるCa吸収に有意な低下が認められることから，両分子の存在の必要性が否定されたわけではない。

栄養学的観点から考えると，言うまでもなく哺乳類にとってCa吸収は非常に重要なことから，TRPV6，Calbindinといった単一分子に依存するだけでなく，状況に応じてCaの吸収効率を高めるシステムがあると考えられる。

2）TRPV5の構造と機能

TRPV5は，TRPV6と75％の相同性を持つCaチャネルであり，主に，腎臓の遠位尿細管と結合尿細管に発現し，Caの再吸収の律速となる分子である。

糸球体でろ過されたCaの約80%が、近位尿細管におけるろ過の再吸収に伴って血管側に受動輸送される。遠位尿細管における吸収はろ過の〜15%であるが、最終的な尿中への排泄を調節しており、それにはいくつかのホルモンが関与している[11]。結合尿細管におけるCaの再吸収はTRPV5を介して行われ、Ca結合タンパク質Calbindin-D_{28k}により細胞内輸送され、基底膜側に発現するCaポンプPMCA1bやNa$^+$/Ca$^+$ exchanger（NCX1/SLCSA1）を介して血管側に輸送される。

ヒトTRPV5は、TRPV6と同じく15のエキソン、729アミノ酸残基から構成されるタンパク質である[12]。6回のTM構造、4量体での機能、TM5とTM6間に存在するCaポアなど、TRPV6と同様である。発現する細胞は異なるが、細胞内の局在や細胞内移行、膜へのリクルートなど共通する機構が数多く見受けられる[13]。TRPV5ノックアウトマウスは明らかな高Ca尿症を呈し、TRPV5が腎のCa再吸収においてゲートキーパーの役割をすることが示されている[11]。さらに、本動物では、骨形成異常、多尿症、尿の酸性化、リン酸尿症を呈したが、血中Ca濃度は正常範囲であった。これは、小腸におけるCa吸収効率の上昇が、腎での再吸収の破綻を代償したものと考えられる。

TRPV5は、膜発現量の増加、膜への挿入、活性化、膜へのリサイクルによって調節される。Ca調節ホルモンである活性型ビタミンD、PTHは、TRPV5の発現量を増加させ、また、性ホルモンであるエストロゲン、アンドロゲンによっても増加する[14]。通常、マウスのCa尿中排泄は、メスよりオスの方が高値を示す。アンドロゲン欠乏動物では、TRPV5とCalbindin-D_{28k}とも発現レベルが上昇し、テストステロン処理により抑制される[15]。活性型ビタミンD欠乏マウスでは、重度の低Ca血症を示し、TRPV5の発現は、遺伝子レベル、タンパク質レベルとも減少していた[16]。血清Ca濃度低下時に副甲状腺から分泌されたPTHは、結合尿細管基底膜側の受容体を介して作用し、TRPV5の発現を増加させる。副甲状腺切除マウスでは、低Ca血症とTRPV5の発現減少が観察されるが、PTH投与によりTRPV5タンパク質発現が回復する[17]。

TRPV5 の細胞内トラフィッキングも Ca 再吸収に関与しており，Ca 結合タンパク質 S100A10，アネキシン II によって膜への挿入が増加する[18]。TRPV5 は small GTPase の Rab11a によってエンドソームからリサイクルされる[19]。また，細胞外のアルカリ化は細胞膜付近の小胞に TRPV5 を集積し，膜への迅速なリクルートが可能となる[20]。また，原尿に含まれるいくつかのホルモンが，TRPV5 の調節に関与することが報告されている。セリンプロテアーゼの一つであるカリクレインは，PLCβ を介したジアシルグリセロール依存的に PKC の活性を調節する bradykinin 受容体を活性化することで，TRPV5 をリン酸化し，膜での発現量の増加と細胞内移行を遅延させる[21]。最近，遠位尿細管に発現する Klotho が Ca 調節に関与することが報告され，後述するように Klotho はリンの調節にも関与することから，注目を集めている[22]。Klotho は膜型と分泌型が存在しており，Ca の調節には分泌型が関与する。分泌型 Klotho は，TRPV5 の細胞内移行を阻害し膜での発現量を増加させることによって，TRPV5 による Ca 取り込みと再吸収を促進する。Klotho ノックアウトマウスでは，野性型に比して Ca の尿中排泄増加が認められる[23]。Klotho による TRPV5 の膜への挿入増加には，TRPV5 の糖鎖修飾が関与する。Klotho の TRPV5 における作用は，分岐 N 型糖鎖末端のシアル酸を切断するシアリダーゼ活性によるものと推定されている[24]。切断されたシアル酸に Galectin-1 が結合することによって TRPV5 は膜へ集積し，Ca の吸収を促進する[24]。また，Klotho は Na^+/K^+-ATPase を介して基底膜側の NCX1 活性を調節することで，細胞全体の Ca 調節に関与している[25]。

このように，TRPV5 の調節には，細胞内，細胞外の両面から多くの因子が関与しており，様々な状況に応じて血中 Ca 濃度を厳密に維持する機構が存在するものと考えられ，生体内 Ca 調節における TRPV5 の重要性が明らかとなっている。

(4) Ca 関連疾患

Ca 摂取量が少ない場合，様々な身体的な異常が生じる。また，Ca とリンの

バランスも重要である。血中 Ca 濃度を維持するために，骨からの Ca 流出が継続的に起こることで，骨粗鬆症やくる病，骨軟化症が引き起こされる。さらに，Ca の摂取不足により，骨中の Ca 含量の低下とともに副甲状腺肥大，腸内細菌叢の異常，神経過敏，テタニーなどの症状を示す。一方，Ca の過剰摂取により，泌尿器系結石，ミルクアルカリ症候群や他の栄養素の吸収障害を起こす。しかしながら，Ca の過剰摂取は，健常者の日常の食生活中では，サプリメントの過剰摂取などでしか起こらない。下記では，特に TRPV5，TRPV6 が関与する疾患について概説した。

1）骨粗鬆症

　Ca と骨粗鬆症については，Ca の 99％ が骨に存在することを考えると，その関連は明らかである。骨粗鬆症は多くの要因で発症するが，エストロゲンは骨密度を増加させることから，主要な因子の 1 つである[26]。エストロゲンレセプターの変異が，閉経後骨量低下のリスクを上昇させることも報告されている。また，閉経後骨粗鬆症の患者では，血中 Ca 濃度は正常にもかかわらず，高 Ca 尿症を呈する[27]。前述したように，エストロゲンは，TRPV5，TRPV6 の発現を調節[14,28]し，両分子とも加齢とともに発現量が減少することで Ca の吸収が低下する[29]。さらに TRPV6 のノックアウトマウスでは，血中 Ca 濃度は正常ながら骨密度減少を呈し，骨粗鬆症様症状を示す[8]。これらの動物では，PTH，活性型ビタミン D 濃度が高いにもかかわらず高 Ca 尿症を示すことから，感受性の低下が示されている。このように，TRPV5 と TRPV6 は，エストロゲンや尿中 Ca 排泄を介して，骨粗鬆症の発症に関与しているものと考えられる。

2）腎臓結石

　腎臓結石と腎臓結石後に発症しやすい尿路結石は，食生活の欧米化に伴い漸増しており，生活習慣病やメタボリックシンドロームとの関連も指摘されている。男性は女性の 2 倍以上発症しやすく，日本人男性の 7 人に 1 人は罹患する頻度の高い疾患である。また，再発率が非常に高いのも特徴であり，5 年以内に約 40％ の症例が再発する。結石は約 80％ が Ca であり，その他，シュウ酸，

リン酸, 尿酸, アミノ酸などが, 何らかの原因で結晶となり有機物質も包含して石のように固化したものである.

TRPV5, TRPV6のノックアウト動物では, 血中Ca濃度は正常であるが, 高Ca尿症を示す. この表現型は, ヒトにおける常染色体優性特発性Ca尿症の病態とよく似ているため, これら遺伝子の変異解析が行われている. ドイツ, ハンガリー, スペインなどの9家系を解析した結果, TRPV5のコーディング領域は正常であったが, 5'側非翻訳領域に3か所の一塩基多型 (SNPs) が報告されている[30]. しかしながら, これらの変異と病態との直接的な関連は認められていない. また, 高Ca尿症患者におけるTRPV5の多型を解析した結果, コーディング領域にミセンス変異となる3つの多型と, ノンセンス変異の5つの多型が見つかったが, いずれもパッチクランプによって機能を検討した結果, 野性型との違いは観察されなかった[31]. このように, TRPV5の機能低下と高Ca尿症, 腎結石を結ぶ直接的な変異は現在のところ明らかとなっていないが, その役割の重要性から考えると, 候補遺伝子としての可能性は残っているものと考えられている.

一方, TRPV5の多型によるCa吸収促進が, 腎結石のリスク低下と関連する報告がある. アフリカ系アメリカ人の約30%は, 尿中Ca排泄量が白人より少なく, 腎結石のリスクが低いことが知られている[32-34]. さらに, アフリカ系アメリカ人は, 白人より骨量が多く骨粗鬆症関連疾患が少ない[35]ことが知られていたが, その詳細は不明であった. Naらはアフリカ系アメリカ人のTRPV5について4種の多型を明らかにし, 少なくとも2種 (A563T, L712F) の多型は, Ca吸収の増加を示した[36]. 特に, 最後のTM領域に存在するA563Tはアフリカ系アメリカ人に多く見られる多型であるとともに, ヘテロでもCa吸収を最大50%促進することから, 尿中Ca排泄量の低下や腎結石のリスク低下に関連している可能性が示されている.

また, 腸に発現するTRPV6の多型が, 腎結石に関連するとの報告もある[37]. 腎結石患者においてTRPV6のC157R, M378R, M681Tの3つの多型が明らかとなり, これらは, Ca吸収を促進するgain-of-functionを示し, 結果と

して尿中 Ca 排泄の増加を招き，腎結石の発症につながったものと推察されている。

3）がん

　Ca とがんの関係は，乳製品の摂取量が多いと結腸がんのリスクが低いことが報告されている。最近，マウス病原性大腸菌で誘導した大腸がんモデルマウスを用いて解析が行われた[38]。本動物において，CaSR，ビタミン D 受容体，Ca 結合タンパク質，TRPV5，TRPV6 の発現を検討した結果，TRPV6 のみ高発現が観察された。本動物に高 Ca 食を与えると過形成は抑制されるが，その際，TRPV6 の発現も低下していた。このように TRPV6 の過剰発現は，ヒトにおいて大腸がんの初期段階と関連する可能性が示されている。

　TRPV6 は腺がんにおいて明らかな過剰発現が見られ，がんの進展との関連が示されている。TRPV6 の前立腺での正常時の発現はわずかなのに対し，前立腺がんでは顕著に増加する[39]。また，乳がんにおいても悪性の組織ほど，TRPV6 の発現量が多い[40]。*in vitro* 研究により，これらのがん細胞において TRPV6 のノックダウンにより，がん細胞の減少が明らかになっていることから，坑がん薬剤開発のターゲットともなっている[41,42]。疫学的な研究からも，食事からの高 Ca 摂取，血中活性型ビタミン D の低値は，閉経前の乳がんのリスクを減少させることが報告されている[43]。

3．リントランスポーター（図 10-2）

（1）リンと栄養

　リンは食品中には多く含まれており，特にタンパク質含量が高い食品に多いため，日常の生活では不足することはなく，どちらかというと摂取過剰が問題となるミネラルである。さらに，リンは，結着剤，醸造用剤，アルカリ剤（かんすい），栄養鉄強化剤などに使用される食品添加物にも含まれていることから，加工食品，インスタント食品，菓子，調味料などにも多い。2010 年版日

本人の食事摂取基準では，リンは骨の形成に必要なため成長期で最も多く，成人男性で1,000 mg／日，成人女性で900 mg／日，耐容上限量が3,000 mg／日と定められている。リンの過剰摂取は，腸管におけるCaの吸収を抑制し骨代謝異常を引き起こす可能性があり，腎機能の低下を来す可能性が生じる。腎機能が低下した慢性腎臓病患者では，特に問題となる。

(2) リン代謝調節機構

　生体内において，リンは体重の約1％を占め，骨に85％，軟部組織に14％，残り1％は，歯，血液，細胞外液に存在する。リンはCaとともに骨の主要構成成分であり，細胞膜や代謝酵素の構成成分，エネルギー代謝，酸化還元系など，多くの機能を持つ必須のミネラルである。血中リン濃度は，Caと同様に，小腸からの吸収，腎臓からの再吸収，骨からの動員によって厳密に維持されている。リンは吸収されやすいミネラルであり，腸において食品中の約80％が吸収される。血中リン濃度が上昇すると速やかに腎臓での再吸収を抑制し，リン排泄が調節されることから，リンの主要な調節臓器は腎臓であるといえる。

　リン調節ホルモンとして，活性型ビタミンD，PTH，Fibroblast Growth Factor 23（FGF23）が報告されており，活性型ビタミンDはCaと同様に，腸管からのリン吸収を上昇させる[44-46]。PTHの分泌は主に血清Caの上昇によって起こり，腎臓でのCaの再吸収を高める一方，リンの再吸収を抑制する。リンの代謝調節がCaの調節に付随して起こると考えられていたゆえんの1つである。しかしながら，PTHの分泌は，血中リン濃度の上昇においても，細胞外液のCa濃度低下，副甲状腺におけるPTH mRNAの安定性によって増加することが報告されており，リン調節においても重要な役割を果たしている。さらに，FGF23が常染色体優性低リン血症性くる病・骨軟化症（Autosomal dominant hypophosphatemic rickets/osteomalacia：ADHR）の原因遺伝子として，また，腫瘍性くる病・骨軟化症の惹起因子として同定され，リンを低下させる液性因子として報告された。FGF23は，骨細胞から分泌され，腎近位尿細管でのリン再吸収抑制と活性型ビタミンDの産生を抑制するとともに，

210　第10章　カルシウム・リンのトランスポーター

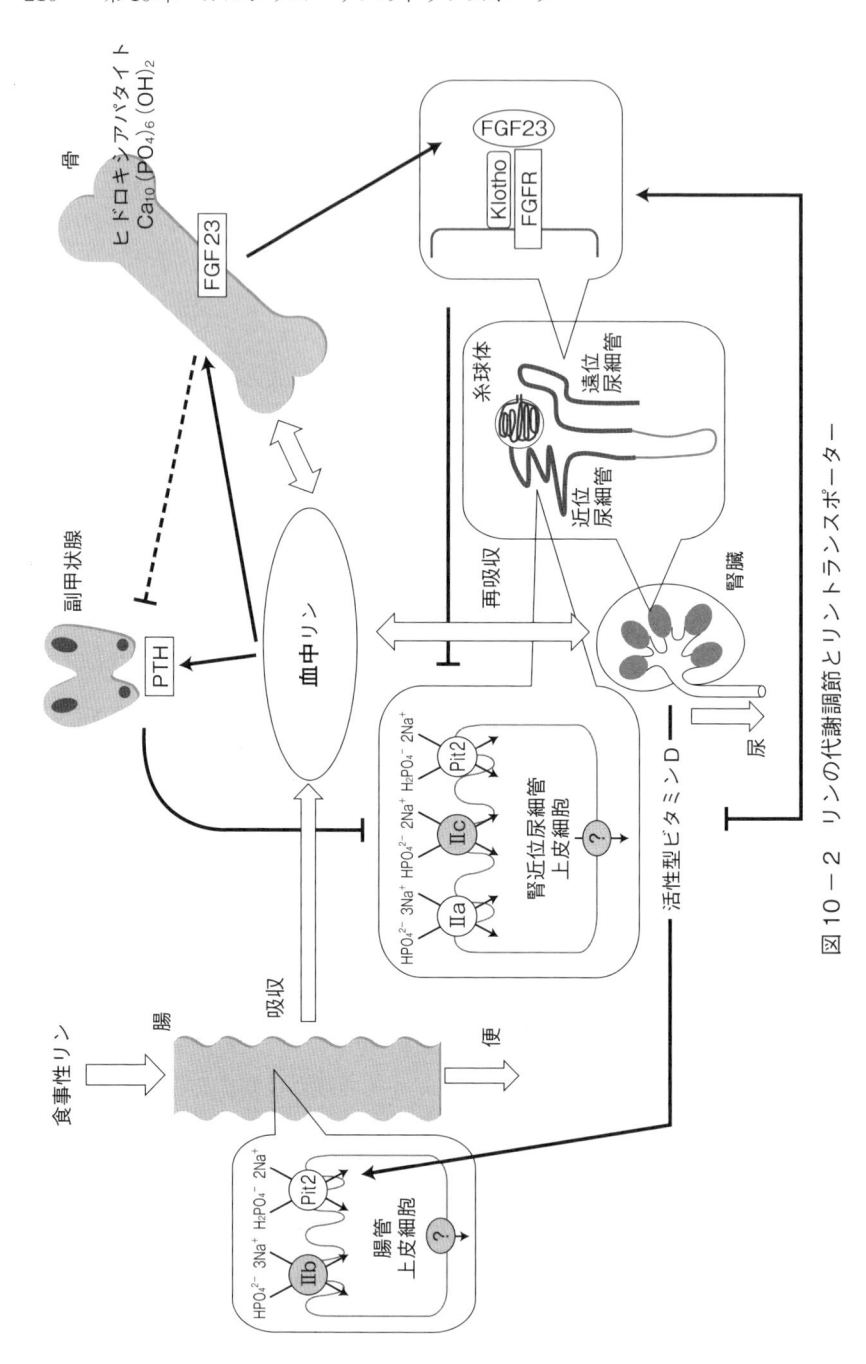

図10-2　リンの代謝調節とリントランスポーター

腸管でのリンの吸収を低下させることにより血清リン濃度を調節する[46]。FGF23 の作用機序に Klotho が関与する。遠位尿細管に発現した膜型 Klotho が，FGF 受容体（FGFR），FGF23 と複合体を形成し，この複合体形成により FGF23 がリン酸化され，腎近位尿細管に発現するリントランスポーターに作用して血中リン濃度を低下させる。

（3）リントランスポーターの種類と機能

リントランスポーターは，Type I から Type III のナトリウム共輸送 3 つのタイプに分けられる（表 10 − 1）。主に生体内のリン代謝調節にかかわるのは，Type II であり，小腸に発現する IIb 型ナトリウム依存性リン酸トランスポーター（NaPi-IIb，Npt2b，SLC34A2），腎臓に発現する IIa 型ナトリウム依存性リン酸トランスポーター（NaPi-IIa，Npt2a，SLC34A1），IIc 型ナトリウム依存性トランスポーター（NaPi-IIc，Npt2c，SLC34A3）がその役割を担う。

1）NaPi-IIb の構造と機能

NaPi-IIb は主に腸管におけるリンの吸収を担うトランスポーターであり，約 690 アミノ酸からなる[47]。食事から摂取したリンは，約 70％が小腸にて吸収される。Ca と同様，細胞間輸送と経細胞輸送によってリンは吸収されるが，最近の研究からリンの吸収には NaPi-IIb を介した経細胞輸送が主要な系であることが示唆されている[48]。マウスにおいて，NaPi-IIb は主に小腸，特に，回腸部分に発現しており，肺にも発現が確認されている[49,50]。一方，ヒトやラットでは，十二指腸と空腸に多く発現し，種によってその発現は微妙に異なる[51,52]。

小腸における NaPi-IIb は，活性型ビタミン D と食事性リンによって調節される[53]。活性型ビタミン D は，若年においては転写調節により，成年では翻訳後修飾によって NaPi-IIb 発現を増加させることでリン吸収を上昇させる[53,54]。慢性的な食事性リン不足は，腎における 1α 水酸化酵素を介した血中活性型ビタミン D 濃度の上昇，ならびに NaPi-IIb の発現を上昇させる。しかしながら，ビタミン D 受容体ならびに 1α 水酸化酵素の欠損マウスの研究か

表10-1 リントランスポーター

	Type I	Type II			Type III	
		IIa	IIb	IIc	Pit1(Glvr1)	Pit2(Ram1)
	SLC17A1	SLC34A1	SLC34A2	SLC34A3	SLC20A1	SLC20A2
アミノ酸	～465	～640	～690	～600	～679	～656
基質	Pi, anion	Pi	Pi	Pi	Pi	Pi
リンに対する親和性 (nmol/L)	0.3	0.1～0.2	0.05	0.07	0.024	0.025
Na^+ : Pi	＞1：1	3：1	3：1	2：1	3：1	3：1
発現臓器	腎臓, 肝臓, 脳	腎臓	小腸, 肺など	腎臓	ユビキタス	ユビキタス

ら,食事性リン不足においては,ビタミンDは直接NaPi-IIbの発現に関与しないことが報告されている[55]。近年,2つのグループから,NaPi-IIbのノックアウトマウスを作製した結果が報告された[48,56]。NaPi-IIbのノックアウトマウスは胎生致死を示すため,コンディショナルノックアウトマウスでの解析の結果,便中のリン排泄の増加,尿中リン排泄の低下を示すが,血中リン濃度は正常であった。これは,腎におけるリン再吸収分子NaPi-IIaの発現上昇により,血中リン濃度が正常に保たれたためと考えられる。

肺においてNaPi-IIbは肺胞上皮細胞に発現しており,肺胞腔内からリン脂質を主成分とする表面活性物質の老廃物の除去に関与している。常染色体劣性遺伝を示す肺胞微石症(pulmonary alveolar microlithiasis)において,NaPi-IIb遺伝子変異による機能欠損により肺胞腔内のリンイオンの排泄が障害された結果,微石が生じることが報告されている[57]。肺胞微石症は世界での報告は数百例であるが,その中で日本は100例以上が最近50年で報告されており,最多となっている。

2) NaPi-IIaの構造と機能

NaPi-IIaは約640個のアミノ酸から構成された糖タンパク質(分子量80～90 kDa)で,12回のTMを持つ。腎近位尿細管の刷子縁膜に発現し,その発現はS1～S3分節に広く分布している。NaPi-IIaは,ノックアウトマウスにおいてリン再吸収が約70%減少することから,げっ歯類の腎におけるリン再吸

収に中心的な役割を果たす分子である[44-46]。NaPi-IIaのリン輸送活性は，主に食事性リン，PTH，活性型ビタミンD，FGF23-Klothoにより調節される。食事性リンの減少によりNaPi-IIaの膜での発現量が増加し，リン再吸収を促進する。活性型ビタミンDにより，NaPi-IIaの発現を転写レベルで調節することで腎近位尿細管での発現量が増加し，血清リン濃度が上昇する。PTHにより腎近位尿細管刷子縁膜に発現するNaPi-IIaは，速やかにエンドサイトーシスを引き起こし，細胞内に移行したNaPi-IIaはリサイクルされることなく，リソソームで分解される。膜からの発現量の減少により，リンの再吸収量を調節している。膜で局在やPTHによるエンドサイトーシスには，後述する多くの分子が関与している。

NaPi-IIaの調節は，$-NH_2$末，$-COOH$末の細胞内ドメインに，多くのタンパク質と複合体（リントランスポートソーム）を形成することで，効率的な調節が行われている[45]。$-COOH$末端にはclass 1 PDZ binding motif (S/T-X-L)であるTRL配列が存在し，PDZ結合領域を持つ多くのタンパク質が結合する。Na^+/H^+exchanger regulatory factor familyのNHERF1は刷子縁膜においてNaPi-IIaの足場タンパク質（scaffold protein）として機能し，多くのタンパク質と複合体を形成することで，PTHによる機能調節や，エンドサイトーシスに重要な役割を果たしている。

一方，NHERF3/4は4個のPDZ binding motifを持ち，PDZ-3を介してNaPi-IIaと結合する。NHERF3はノックアウトマウスにおける解析から食事におけるNaPi-IIaの調節に関与している可能性が示唆されている。Shank2EもNHERFと同様，腎尿細管刷子縁膜に発現し，NaPi-IIaのTRL配列を介して結合するが，その機能に関してはShank2がエンドサイトーシス小胞を形成するdynaminと結合することから，NaPi-IIaのエンドサイトーシス機構に関与していると考えられている。OK細胞を用いた検討より，NaPi-IIaのPTHによるエンドサイトーシスには，第5細胞内ループにおけるKRモチーフが重要と考えられている。KRモチーフを変異させた場合にはPTHによるNaPi-IIaのエンドサイトーシスが見られず，この配列に結合するタンパク質がPTH

からのシグナルを受けるものと推察されている。

3）NaPi-IIc の構造と機能

NaPi-IIc は約 600 個のアミノ酸から構成され，分子量は 70～90 kDa である[58]。NaPi-IIa と同様に腎近位尿細管刷子縁膜に発現するが，NaPi-IIc は S3 分節に局在する。NaPi-IIc の構造は，当初，8 回膜貫通で示されていたが，現在では NaPi-IIa の topology 研究から推察して 12 回膜貫通タンパク質として示されることが多い。大きなドメインである $-NH_2$ 末, $-COOH$ 末とも細胞内に存在するが，NaPi-IIa との相同性は膜貫通領域に比して低い。また，最大の第 3 細胞外ループには，3 カ所（ヒトでは 4 カ所）の N 型糖鎖付加コンセンサス配列（N-X-S/T）が存在する。

NaPi-IIc は，生後，特に，離乳期に高い発現を示すことが報告されており，成長期の骨石灰化に必要な高リン状態維持に必要な分子であると考えられている[58]。成体においても，食事性リンやホルモンの変化により NaPi-IIa が細胞内に移行した際に代替的にリン再吸収を行い，腎臓におけるリン再吸収量全体の 20～30％を担っている。NaPi-IIc は NaPi-IIa と同様に，PTH，食事性リンによる調節を受けるが，PTH に対する応答は NaPi-IIa の場合とは異なり，即時的ではないことが報告されている[59]。

これまで NaPi-IIa の補助的な分子と考えられていたが，近年，高 Ca 尿を伴う家族性低リン血症性くる病（Hereditary Hypophosphatemic Rickets with Hypercalciuria：HHRH）の原因遺伝子として同定され，ヒトでの重要性が明らかとなってきた[60,61]。HHRH における NaPi-IIc 変異部位は，コーディング部位に広く分布している。このように，ヒトにおいて NaPi-IIc は重要な機能を果たしていることが推察できる。しかしながら，興味深いことに，NaPi-IIc ノックアウトマウスでは，低リン血症やくる病様骨所見は示さない[62]。なぜ，ヒトでは NaPi-IIa が発現しているにもかかわらず，NaPi-IIc 変異で低リン血症を来すのかという疑問が生じる。これらメカニズムの詳細は未だ不明であるが，ヒト腎の免疫組織化学染色では，NaPi-IIc の発現は確認できるが，NaPi-IIa はほとんど検出できず，その役割がマウスとヒトでは異なることが考えら

れる．また，ヒトとマウスの NaPi-IIc のアミノ酸配列を比較すると，80.1％と高い相同性を示すが，$-NH_2$ 末，$-COOH$ 末細胞内ドメインの相同性が比較的少ない．これらの違いが，種における分子の役割を異なったものにしているのかもしれない．筆者らは，$-COOH$ 末細胞内ドメインに注目し，OK 細胞を用いて検討を行った結果，細胞膜局在化に必要な領域を明らかにしている[63]．今後のさらなる検討により，NaPi-IIa と NaPi-IIc を中心としたリン代謝調節機構の解明と HHRH 発症機構が明らかになると思われる．

（4）リン代謝の破綻と生活習慣病とのかかわり

成人において，通常血中リン濃度は 2.5 ～ 4.5 mg/dL に維持されている．小児では骨形成に必要なため，成人に比して血中リン濃度は 6 ～ 7 mg/dL と高値を示す．

1）慢性腎臓病に伴う高リン血症

高リン血症の最も一般的な要因が腎障害であり，急性腎不全，慢性腎臓病（CKD）における糸球体ろ過量の低下によって生じるリン排泄量の減少である．CKD を放置したままにしておくと末期腎不全に進行し，人工透析や腎移植が必要となる．人工透析患者では，透析でもリンは完全には除去できないことから，リン制限食とリン吸着剤の使用により高リン血症の是正が必要である．透析患者の約 40％が高リン血症を要因とする心血管病変にて死亡することから，高リン血症の管理は非常に重要である．

CKD 初期（ステージ 1 ～ 3）では，リン代謝調節機構が維持されており血中リン濃度は保持されるものの，CKD の進行に伴いステージ 4 以降ではリン排泄量は低下し，適切な管理がなされなければ高リン血症を呈する．これにより，PTH や FGF23 値が上昇をはじめ，透析患者では著明な高値を示すことから，腎障害により FGF23 による調節機構の破綻が考えられる[64]．現在のところ，リントランスポーターとの直接的な報告はほとんどないが，これらリン代謝全体の異常が関与していると考えられる．高リン血症は，透析患者だけではなく，CKD 患者においても心血管疾患や死亡のリスクになることが示され，

より早期からのリン管理の重要性が注目されている[65,66]。今後，透析患者から適用されているリン制限食，リン吸着剤の使用は，今後，透析導入前のCKD患者においても対象となっていくと思われる。

2）低リン血症と遺伝病

低リン血症の主な原因は，インスリン増加時や腫瘍性の消費増大，呼吸性アルカローシスなどの細胞内への移動に伴うもの，ビタミンD作用不全による腸管からの吸収低下，FGF23過剰，NaPiの変異，Fanconi症候群，Dent病，原発性・二次性副甲状腺機能亢進症などによる尿中へのリン排泄増加によって起こる。一方，慢性的な低リン血症は，骨の石灰化障害を引き起こし，小児では，くる病，成人では骨軟化症となる。ここでは，主にリントランスポーターに関する低リン血症について述べる。

これまで，その機能の重要性から，ヒトにおける低リン血症性くる病の責任遺伝子である可能性の探索が行われてきた。2006年に高Ca尿症を伴う遺伝性低リン血症性くる病（HHRH：Hereditary Hypophosphatemic rickets with hypercalciurea）の責任遺伝子が，前述したように，NaPi-IIcであることが報告された。HHRHは常染色体劣性遺伝性の低リン血症であり，高Ca尿症を伴うのが特徴である。NaPi-IIcのコーディング領域内の変異により，局在や活性が低下または喪失することによって起こるリンの再吸収阻害に起因して発症する。また，活性型ビタミンDが高値となるために，腸管におけるCa吸収を促進し高Ca尿症を呈する。一方，NaPi-IIaの変異と低リン血症性くる病との関連は，その重要性から多くの研究がなされたが明らかではなかった。2010年に，常染色体劣性腎ファンコニー症候群と低リン血症くる病を有する家系解析から，NaPi-IIa内に21bpのホモ接合のインフレーム重複が報告された[67]。この変異により，NaPi-IIaは膜へ移行せず，機能喪失により低リン血症を示したと推察されている。ヒトにおけるNaPi-IIaとNaPi-IIcの役割については，今後のさらなる研究が待たれる。

4. おわりに

　Caとリンの代謝調節は，異なった複雑な調節系であることが明らかである。ここ数年，活性型ビタミンD，PTHに加え，FGF23，Klothoの作用解析により，新たな血中ミネラル濃度調節系が明らかとなってきた。CKD患者におけるミネラル代謝異常は，高リン血症だけではなく，Ca，リンが関与する異所性石灰化，骨病変，PTH濃度の異常に基づく骨病変以外の病態が広く関与している。これらのミネラル代謝異常は，透析骨症や腎性骨異栄養症（Renal osteodystrophy：ROD）と称されてきたが，近年の研究によりミネラル代謝異常が異所性石灰化を引き起こし生命予後やQOLに直接的に関与するため，新しい概念としてCKDに伴う骨ミネラル代謝異常（Chronic kidney disease-mineral and bone disorder：CKD-MBD）が提唱され，全身疾患として注目されている。CKDによる低Ca血症，高リン血症は血管石灰化に関与し，ビタミンDの欠乏がその病態の進行を早めている。国民病といわれるCKDの増加とともに，Ca・リンを中心としたミネラル代謝異常とその制御は，今後，ますます重要となってくるものと思われる。

　Caとリンのトランスポーターの機能と調節機構，ならびに疾患についての関連を概説した。Ca・リンの代謝調節機構は，トランスポーターとその調節ホルモン，結合タンパク質などによってクロストークをしながら，複雑ではあるが厳密な調節機構がある。ここ数年，FGF23やKlothoに関する研究の進展や，ノックアウトマウスからの知見，遺伝性代謝異常の解析から新たな調節機構が明らかとなってきた。生活習慣に基づく様々な要因により不足や過剰，代謝異常が多くの疾患とも関連する。これらトランスポーターによる調節機構のさらなる検討により，疾患発症のメカニズム解明や，疾病の予防，進展の抑制をめざした医学的発展や栄養療法，薬物療法につながるものと期待でき，さらなる研究が待たれる。

文 献

1) Suzuki Y., Landowski C. P., Hediger M. A. : Mechanisms and regulation of epithelial Ca^{2+} absorption in health and disease. Annu Rev Physiol 2008 ; 70 ; 257-271.
2) Peng J. B., Chen X. Z., Berger U. V. et al : Human calcium transport protein CaT1. Biochem Biophys Res Commun 2000 ; 278 ; 326-332.
3) Hoenderop J. G., Nilius B., Bindels R. J. : Calcium absorption across epithelia. Physiol Rev 2005 ; 85 ; 373-422.
4) Bronner F. : Recent developments in intestinal calcium absorption. Nutr Rev 2009 ; 67 ; 109-113.
5) Song Y., Fleet J. C. : 1, 25-dihydroxycholecalciferol-mediated calcium absorption and gene expression are higher in female than in male mice. J Nutr 2004 ; 134 ; 1857-1861.
6) Lambers T. T., Weidema A. F., Nilius B. et al : Regulation of the mouse epithelial $Ca^{(2+)}$channel TRPV6 by the $Ca^{(2+)}$-sensor calmodulin. J Biol Chem 2004 ; 279 ; 28855-28861.
7) Erler I., Hirnet D., Wissenbach U. et al : Ca^{2+}-selective transient receptor potential V channel architecture and function require a specific ankyrin repeat. J Biol Chem 2004 ; 279 ; 34456-34463.
8) Bianco S. D., Peng J. B., Takanaga H. et al : Marked disturbance of calcium homeostasis in mice with targeted disruption of the Trpv6 calcium channel gene. J Bone Miner Res 2007 ; 22 ; 274-285.
9) Benn B. S., Ajibade D., Porta A. et al : Active intestinal calcium transport in the absence of transient receptor potential vanilloid type 6 and calbindin-D9k. Endocrinology 2008 ; 149 ; 3196-3205.
10) Kutuzova G. D., Sundersingh F., Vaughan J. et al : TRPV6 is not required for 1-alpha,25-dihydroxyvitamin D_3-induced intestinal calcium absorption in vivo. Proc Natl Acad Sci USA 2008 ; 105 ; 19655-19659.
11) Hoenderop J. G., van Leeuwen J. P., van der Eerden B. C. et al : Renal Ca^{2+} wasting, hyperabsorption, and reduced bone thickness in mice lacking TRPV5. J Clin Invest 2003 ; 112 ; 1906-1914.
12) van de Graaf S. F., Bindels R. J., Hoenderop J. G. : Physiology of epithelial Ca^{2+} and Mg^{2+} transport. Rev Physiol Biochem Pharmacol 2007 ; 158 ; 77-160.
13) den Dekker E., Hoenderop J. G., Nilius B. et al : The epithelial calcium

channels, TRPV5 & TRPV6 : from identification towards regulation. Cell Calcium 2003 ; 33 ; 497-507.
14) Boros S., Bindels R. J., Hoenderop J. G. : Active $Ca^{(2+)}$ reabsorption in the connecting tubule. Pflugers Arch 2009 ; 458 ; 99-109.
15) Hsu Y. J., Dimke H., Schoeber J. P. et al : Testosterone increases urinary calcium excretion and inhibits expression of renal calcium transport proteins. Kidney Int 2010 ; 77 ; 601-608.
16) Hoenderop J. G., Dardenne O., Van Abel M. et al : Modulation of renal Ca^{2+} transport protein genes by dietary Ca^{2+} and 1,25-dihydroxyvitamin D_3 in 25-hydroxyvitamin D_3-1-alpha-hydroxylase knockout mice. FASEB J 2002 ; 16 ; 1398-1406.
17) van Abel M., Hoenderop J. G, van der Kemp A. W et al : Coordinated control of renal $Ca^{(2+)}$ transport proteins by parathyroid hormone. Kidney Int 2005 ; 68 ; 1708-1721.
18) van de Graaf S. F., Hoenderop J. G., Gkika D. et al : Functional expression of the epithelial $Ca^{(2+)}$ channels (TRPV5 and TRPV6) requires association of the S100A10-annexin 2 complex. EMBO J 2003 ; 22 ; 1478-1487.
19) van de Graaf S. F., Chang Q., Mensenkamp A. R. et al : Direct interaction with Rab11a targets the epithelial Ca^{2+} channels TRPV5 and TRPV6 to the plasma membrane. Mol Cell Biol 2006 ; 26 ; 303-312.
20) Lambers T. T., Oancea E., de Groot T. et al : Extracellular pH dynamically controls cell surface delivery of functional TRPV5 channels. Mol Cell Biol 2007 ; 27 ; 1486-1494.
21) Gkika D., Hsu Y. J., van der Kemp A. W. et al : Critical role of the epithelial Ca^{2+} channel TRPV5 in active Ca^{2+} reabsorption as revealed by TRPV5/calbindin-D_{28K} knockout mice. J Am Soc Nephrol 2006 ; 17 ; 3020-3027.
22) Kuro-o M. : Klotho. Pflugers Arch 2010 ; 459 ; 333-343.
23) Tsuruoka S., Nishiki K., Ioka T. et al : Defect in parathyroid-hormone-induced luminal calcium absorption in connecting tubules of Klotho mice. Nephrol Dial Transplant 2006 ; 21 ; 2762-2767.
24) Cha S. K., Ortega B., Kurosu H. et al : Removal of sialic acid involving Klotho causes cell-surface retention of TRPV5 channel via binding to galectin-1. Proc Natl Acad Sci USA 2008 ; 105 ; 9805-9810.
25) Imura A., Tsuji Y., Murata M. et al : alpha-Klotho as a regulator of calcium homeostasis. Science 2007 ; 316 ; 1615-1618.

26) Pacifici R. : Estrogen, cytokines, and pathogenesis of postmenopausal osteoporosis. J Bone Miner Res 1996 ; 11 ; 1043-1051.
27) Giannini S., Nobile M., Dalle Carbonare L. et al : Hypercalciuria is a common and important finding in postmenopausal women with osteoporosis. Eur J Endocrinol 2003 ; 149 ; 209-213.
28) Van Cromphaut S. J., Rummens K., Stockmans I. et al : Intestinal calcium transporter genes are upregulated by estrogens and the reproductive cycle through vitamin D receptor-independent mechanisms. J Bone Miner Res 2003 ; 18 ; 1725-1736.
29) Brown A. J., Krits I., Armbrecht H.J. : Effect of age, vitamin D, and calcium on the regulation of rat intestinal epithelial calcium channels. Arch Biochem Biophys 2005 ; 437 ; 51-58.
30) Muller D., Hoenderop J.G., Vennekens R. et al : Epithelial $Ca^{(2+)}$ channel (ECAC1) in autosomal dominant idiopathic hypercalciuria. Nephrol Dial Transplant 2002 ; 17 ; 1614-1620.
31) Renkema K. Y., Lee K., Topala C. N. et al : TRPV5 gene polymorphisms in renal hypercalciuria. Nephrol Dial Transplant 2009 ; 24 ; 1919-1924.
32) So N. P., Osorio A. V., Simon S. D. et al : Normal urinary calcium/creatinine ratios in African-American and Caucasian children. Pediatr Nephrol 2001 ; 16 ; 133-139.
33) Pratt J. H., Manatunga A. K., Peacock M. : A comparison of the urinary excretion of bone resorptive products in white and black children. J Lab Clin Med 1996 ; 127 ; 67-70.
34) Stamatelou K. K., Francis M. E., Jones C. A. et al : Time trends in reported prevalence of kidney stones in the United States : 1976-1994. Kidney Int 2003 ; 63 ; 1817-1823.
35) Bell N. H., Shary J., Stevens J. et al : Demonstration that bone mass is greater in black than in white children. J Bone Miner Res 1991 ; 6 ; 719-723.
36) Na T., Zhang W., Jiang Y. et al : The A563T variation of the renal epithelial calcium channel TRPV5 among African Americans enhances calcium influx. Am J Physiol Renal Physiol 2009 ; 296 ; F1042-1051.
37) Suzuki Y., Pasch A., Bonny O. et al : Gain-of-function haplotype in the epithelial calcium channel TRPV6 is a risk factor for renal calcium stone formation. Hum Mol Genet 2008 ; 17 ; 1613-1618.
38) Peleg S., Sellin J.H., Wang Y. et al : Suppression of aberrant transient receptor

potential cation channel, subfamily V, member 6 expression in hyperproliferative colonic crypts by dietary calcium. Am J Physiol Gastrointest Liver Physiol 2010 ; 299 ; G593-601.
39) Wissenbach U., Niemeyer B. A., Fixemer T. et al : Expression of CaT-like, a novel calcium-selective channel, correlates with the malignancy of prostate cancer. J Biol Chem 2001 ; 276 ; 19461-19468.
40) Zhuang L., Peng J. B., Tou L. et al : Calcium-selective ion channel, CaT1, is apically localized in gastrointestinal tract epithelia and is aberrantly expressed in human malignancies. Lab Invest 2002 ; 82 ; 1755-1764.
41) Bolanz K. A., Hediger M. A., Landowski C. P. : The role of TRPV6 in breast carcinogenesis. Mol Cancer Ther 2008 ; 7 ; 271-279.
42) Landowski C. P., Bolanz K. A., Suzuki Y. et al : Chemical inhibitors of the calcium entry channel TRPV6. Pharm Res 2010 ; 28 ; 322-330
43) Shin M. H., Holmes M. D., Hankinson S. E. et al : Intake of dairy products, calcium, and vitamin D and risk of breast cancer. J Natl Cancer Inst 2002 ; 94 ; 1301-1311.
44) Marks J., Debnam E. S., Unwin R. J. : Phosphate homeostasis and the renal-gastrointestinal axis. Am J Physiol Renal Physiol 2010 ; 299 ; F285-296.
45) Biber J., Hernando N., Forster I. et al : Regulation of phosphate transport in proximal tubules. Pflugers Arch 2009 ; 458 ; 39-52.
46) Bergwitz C., Juppner H. : Regulation of phosphate homeostasis by PTH, vitamin D, and FGF23. Annu Rev Med 2010 ; 61 ; 91-104.
47) Radanovic T., Wagner C. A., Murer H. et al : Regulation of intestinal phosphate transport. I. Segmental expression and adaptation to low-P(i) diet of the type IIb Na$^{(+)}$-P(i) cotransporter in mouse small intestine. Am J Physiol Gastrointest Liver Physiol 2005 ; 288 ; G496-500.
48) Sabbagh Y., O'Brien S. P., Song W. et al : Intestinal npt2b plays a major role in phosphate absorption and homeostasis. J Am Soc Nephrol 2009 ; 20 ; 2348-2358.
49) Hilfiker H., Hattenhauer O., Traebert M. et al : Characterization of a murine type II sodium-phosphate cotransporter expressed in mammalian small intestine. Proc Natl Acad Sci USA 1998 ; 95 ; 14564-14569.
50) Hashimoto M., Wang D. Y., Kamo T. et al : Isolation and localization of type IIb Na/Pi cotransporter in the developing rat lung. Am J Pathol 2000 ; 157 ; 21-27.

51) Borowitz S. M., Ghishan F. K. : Phosphate transport in human jejunal brush-border membrane vesicles. Gastroenterology 1989 ; 96 ; 4 - 10.
52) Giral H., Caldas Y., Sutherland E. et al : Regulation of rat intestinal Na-dependent phosphate transporters by dietary phosphate. Am J Physiol Renal Physiol 2009 ; 297 ; F1466 - 1475.
53) Hattenhauer O., Traebert M., Murer H. et al : Regulation of small intestinal Na-P (i) type IIb cotransporter by dietary phosphate intake. Am J Physiol 1999 ; 277 ; G756 - 762.
54) Xu H., Bai L., Collins J. F. et al : Age-dependent regulation of rat intestinal type IIb sodium-phosphate cotransporter by 1,25-(OH)$_{(2)}$ vitamin D$_{(3)}$. Am J Physiol Cell Physiol 2002 ; 282 ; C487 - 493.
55) Capuano P., Radanovic T., Wagner C. A. et al : Intestinal and renal adaptation to a low-Pi diet of type II NaPi cotransporters in vitamin D receptor- and 1 alphaOHase-deficient mice. Am J Physiol Cell Physiol 2005 ; 288 ; C429 - 434.
56) Shibasaki Y., Etoh N., Hayasaka M. et al : Targeted deletion of the tybe IIb Na$^{(+)}$-dependent Pi-co-transporter, NaPi-IIb, results in early embryonic lethality. Biochem Biophys Res Commun 2009 ; 381 ; 482 - 486.
57) Corut A., Senyigit A., Ugur S. A. et al : Mutations in SLC34A2 cause pulmonary alveolar microlithiasis and are possibly associated with testicular microlithiasis. Am J Hum Genet 2006 ; 79 ; 650 - 656.
58) Segawa H., Kaneko I., Takahashi A. et al : Growth-related renal type II Na/Pi cotransporter. J Biol Chem 2002 ; 277 ; 19665 - 19672.
59) Segawa H., Yamanaka S., Onitsuka A. et al : Parathyroid hormone dependent endocytosis of renal type IIc Na/Pi cotransporter. Am J Physiol Renal Physiol 2007 ; 292 ; F395 - F403.
60) Lorenz-Depiereux B., Benet-Pages A., Eckstein G. et al : Hereditary hypophosphatemic rickets with hypercalciuria caused by mutations in the sodium-phosphate cotransporter gene SLC34A3. Am J Hum Genet 2006 ; 78 ; 193 - 201.
61) Bergwitz C., Roslin N. M., Tieder M. et al : SLC34A3 mutations in patients with hereditary hypophosphatemic rickets with hypercalciuria predict a key role for the sodium-phosphate cotransporter NaPi-IIc in maintaining phosphate homeostasis. Am J Hum Genet 2006 ; 78 ; 179 - 192.
62) Segawa H., Onitsuka A., Furutani J. et al : Npt2a and Npt2c in mice play distinct and synergistic roles in inorganic phosphate metabolism and skeletal

development. Am J Physiol Renal Physiol 2009 ; 297 ; F671-678.
63) Ito M., Sakurai A., Hayashi K. et al : An apical expression signal of the renal type IIc Na^+-dependent phosphate cotransporter in renal epithelial cells. Am J Physiol Renal Physiol 2010 ; 299 ; F243-254.
64) Gutierrez O. M., Mannstadt M., Isakova T. et al : Fibroblast growth factor 23 and mortality among patients undergoing hemodialysis. N Engl J Med 2008 ; 359 ; 584-592.
65) Kestenbaum B., Sampson J. N., Rudser K. D. et al : Serum phosphate levels and mortality risk among people with chronic kidney disease. J Am Soc Nephrol 2005 ; 16 ; 520-528.
66) Menon V., Greene T., Pereira A. A. et al : Relationship of phosphorus and calcium-phosphorus product with mortality in CKD. Am J Kidney Dis 2005 ; 46 ; 455-463.
67) Magen D., Berger L., Coady M. J. et al : A loss-of-function mutation in NaPi-IIa and renal Fanconi's syndrome. N Engl J Med 2010 ; 362 ; 1102-1109.

第11章　ミネラル・微量元素のトランスポーター

竹谷　豊[*]

1．はじめに

　栄養素としてのミネラルには，多量に含まれるカルシウム・リンから，微量元素であるセレンやクロムまで多岐にわたる。これらの多くは一価あるいは二価のイオンとして存在し，酵素活性の調節やホルモンの活性化など様々な生体機能の維持に働く。このような必須栄養素としての役割がある一方で，鉄や銅などの重金属元素では過剰な蓄積が生体に有害となる。したがって，生体はこれらの重金属の特性を利用しつつ，有害とならない適切な濃度が保持されるように厳密に平衡状態を維持している。また，これらのミネラル・微量元素の恒常性維持機構の破綻が生活習慣病の発症にかかわることも示されてきている。ミネラル・微量元素の体内濃度の恒常性維持において，その輸送を行うトランスポーターの役割は重要である。これまでに，様々なミネラル・微量元素にかかわるトランスポーターが同定されてきているが，未だ不明なものも多い。本章では，カルシウム・リン以外のミネラル・微量元素のトランスポーターのうち，マグネシウム・鉄・銅・亜鉛のトランスポーターについて概説する。

---

[*]　徳島大学大学院ヘルスバイオサイエンス研究部

2. マグネシウムのトランスポーター

(1) マグネシウムの役割と吸収・代謝

　マグネシウムは，生体内の様々な酵素の補因子として作用し，エネルギー代謝，DNA・RNA・タンパク質の合成，神経伝達，体温・血圧の調節など広範な生理機能を示す。このため，マグネシウム欠乏症では，高血圧，不整脈，けいれん，神経障害などの症状が出現する。マグネシウムの生体内濃度の恒常性は，消化管からの吸収，貯蔵器官である骨との交換，腎臓からの排泄により調節されている。なかでも，腎臓からのマグネシウム排泄量を決定する遠位尿細管での再吸収機構は，体内マグネシウム濃度の恒常性維持に最も重要とされている[1]。成人ではマグネシウムの平衡状態を維持するのに1日あたり250〜300 mgのマグネシウムを摂取する必要がある。摂取したマグネシウムのうち，24〜75%が腸管から吸収される。腸管でのマグネシウムの吸収率は，体内のマグネシウム貯蔵量や食事中のマグネシウムの含有量により調節される[2]。同じ二価陽イオンであるカルシウムと同様に，腸管上皮細胞間隙を介した受動輸送と腸管上皮細胞に発現するマグネシウムトランスポーターを介した経細胞輸送の2つの経路で輸送される[2]。経細胞輸送にかかわるマグネシウムトランスポーターとして，TRPM6，TRPM7，MgtE-likeマグネシウムトランスポーターが，細胞間隙を介した輸送にかかわる分子としてClaudin-16/paracellin-1が同定されている（表11-1）。

(2) TRPM6およびTRPM7

　2002年，SchilingmannらおよびWalderらの2つのグループが同時に低マグネシウム血症1型の原因遺伝子としてTransient Receptor Potential cation channel（TRP）ファミリーの1つであるTRPM6を同定した[3,4]。TRPM6は，小腸上皮細胞および腎遠位尿細管に局在し，マグネシウムの吸収・再吸収にか

表 11－1　ヒトマグネシウムトランスポーター

ヒト 遺伝子名	タンパク 質名	構成 アミノ酸数	基質	主な発現部位	遺伝子座	遺伝子疾患
TRP ファミリー						
TRPM6	TRPM6	2,022	Mg^{2+}	腎臓，小腸，結腸	9q21.13	低 Mg 血症 1 型
TRPM7	TRPM7	1,865	Ca^{2+}, Mg^{2+}	神経	15q21	ALS-PDC1
MgtE-like マグネシウムトランスポーター						
SLC41A1	MgtE	513	Mg^{2+}, Sr^{2+}, Zn^{2+}, Cu^{2+}, Fe^{2+}, Co^{2+}	腎臓，心臓，精巣 骨格筋，前立腺， 副腎，甲状腺	1q32.1	
SLC41A2	SLC41A2	573	Mg^{2+}, Ba^{2+}, Ni^{2+}, Co^{2+}, Fe^{2+}	不明	12q23.3	
SLC41A3	SLC41A3	507	不明	不明	3q21.2	
Claudin ファミリー						
CLDN16	Claudin-16/ paracellin-1	305	Mg^{2+}	腎ヘンレ上行脚	3q28	低 Mg 血症 3 型

かわる．一方，TRPM6 のホモログである TRPM7 もマグネシウムの輸送にかかわることが示されている[5]．TRPM7 の細胞膜表面への移行に TRPM6 が必要であり，細胞膜上ではホモダイマーあるいはヘテロダイマーとして存在する．また，お互いにその機能を補うことはできず，TRPM6 と TRPM7 のいずれかが欠損すれば細胞内のマグネシウム欠乏が生じる[6]．これらの活性調節機構については，十分に明らかになっていないが，低マグネシウム食で TRPM6 の遠位尿細管での発現が増加し，高マグネシウム食で発現が低下する[7,8]．その他，TRPM6 の発現は，17β-エストラジオールで増加し代謝性アシドーシスで低下する[8,9]．

(3) MgtE-like マグネシウムトランスポーター

2005 年，新たな哺乳類のマグネシウムトランスポーターとして大腸菌の MgtE に類するトランスポーター SLC41A1 が同定された[10]．SLC41A1 は，遠位尿細管に発現し，起電性，電位依存性，Na^+/Cl^- 非依存性に Mg^{2+} のほか，Sr^{2+}，Zn^{2+}，Cu^{2+}，Fe^{2+}，Co^{2+}，Ba^{2+}，Cd^{2+} を輸送する．Kolisek らの報告では，SLC41A1 を HEK293 細胞に発現させると細胞内の Mg^{2+} を低下させるこ

と，SLC41A1の活性には温度依存性があるがマグネシウムチャネルブロッカーであるCo(III)ヘキサミンによる阻害を受けないことから，SLC41A1は排泄型のマグネシウムトランスポーターであると考えられている[11]。

(4) Claudin-16/paracellin-1

非常に希な低マグネシウム血症を呈する疾患である高カルシウム尿症およびカルシウム結石を伴う家族性低マグネシウム血症（FHHNC, 低マグネシウム血症3型）の原因遺伝子解析の結果，タイトジャンクションの構成タンパク質であるclaudin-16/paracellin-1が同定された[12,13]。Claudin-16は，腎ヘンレ上行脚の上皮細胞間隙のタイトジャンクションに発現しており，Mg^{2+}の細胞間隙を介した再吸収機構を担うと考えられている[13,14]。

3．鉄のトランスポーター

(1) 鉄の吸収・代謝

生体にとって必須微量元素である鉄は，ヘモグロビンや電子伝達系，そのほか鉄要求性酵素の電子供与体として重要な役割を担っている。体内には鉄は3～4g存在し，そのうち，65%がヘモグロビン，5%はミオグロビンとして存在し，残りのほとんどがフェリチンなどの貯蔵鉄として存在する。鉄は消化管から吸収され，腸管や皮膚の上皮細胞の剥離や毛髪の脱落などにより排泄される。正常状態では，鉄代謝の恒常性を維持するために1日1～4mgの鉄の摂取が必要である。鉄欠乏では，ヘモグロビンが低下し鉄欠乏性貧血を生じるほか，腸管粘膜の萎縮や爪のシスチン含量が低下しスプーン爪と呼ばれる鉄欠乏特有の爪変形などが見られる。一方，ヒトでは過剰な鉄の排泄機構を持たないため，鉄の過剰摂取は鉄蓄積を招き，時に致命的な状態に至る。

食品中に含まれる鉄には，豆類や野菜類などに多く含まれる非ヘム鉄と肉類などに多く含まれるヘム鉄がある。小腸粘膜上皮細胞刷子縁膜における非ヘム

鉄の輸送には主に DMT1（divalent metal transporter 1）および natural resistance-associated macrophage protein（Nramp）2 が，ヘム鉄の輸送には，主に HCP-1（heme carrier protein-1）や HRG-1 が関与している[15]。DMT1 や Nramp は二価鉄イオン（Fe^{2+}）を輸送できるが，三価鉄イオン（Fe^{3+}）は輸送しない。しかし，食品中の鉄の大部分が Fe^{3+} である。このため，小腸粘膜上皮細胞刷子縁膜上には，Fe^{3+} を還元する酵素 ferrireductase（Dcytb；duodenal cytochrome b）やビタミンCにより Fe^{2+} に還元するシステムが共存する。この還元系を要求することから，一般に非ヘム鉄の吸収は悪い。一方，小腸粘膜上皮細胞刷子縁膜で吸収された鉄は，基底膜に存在する ferroportin（FPN1/MTP1/IREG1）により血液側へ輸送される。細胞外に輸送された Fe^{2+} は，基底膜上に存在する ferroxidase（HEPH；hephaestin）によって酸化された後，トランスフェリンに結合して体内循環系に運ばれる。赤血球や筋肉などの末梢組織は，細胞膜上に存在するトランスフェリン受容体を介してトランスフェリンとともに鉄を細胞内に取り込んでいる。逆に，細胞外への排出には，ABC タンパク質の1つである ABCB7 や細胞膜タンパク質である feline leukemia virus subtype C receptor（FLVCR）などがかかわることが示唆されている[15]が詳細は明らかではない。ここでは，栄養素としての鉄吸収に重要な小腸に発現するトランスポーターである DMT1, Nramp1, HCP-1, HRG-1, ferroportin について概説する。

(2) DMT1 および Nramp2

DMT1/Nramp2/divalent cation transporter 1（DCT1）は，複数の名前がつけられているように，1997 年に Gunshin らおよび Fleming らの2つのグループからほぼ同時に報告された 568 アミノ酸（ヒト）からなる二価金属トランスポーターである[16,17]。表11-2に示すように，二価鉄イオンをはじめ，様々な二価金属イオンを輸送するトランスポーターであり，小腸，腎臓，赤血球という鉄代謝に重要な臓器をはじめ，生体内に広く発現している。DMT1（SLC11A2）は，Nramp1（SLC11A1）とともに H^+ 共役型金属イオントランス

表11－2　ヒト鉄トランスポーター

ヒト遺伝子名	タンパク質名	構成アミノ酸数	基質	主な発現部位	遺伝子座	遺伝子疾患
SLC11ファミリー						
SLC11A1	Nramp1	550	Fe^{2+}, Mn^{2+} 他の二価金属イオン	マクロファージ，好中球（phar-golysosome）	2q35	ブルーリ潰瘍の発症（SNP）
SLC11A2	DMT1/Nramp2/DCT1	568	Fe^{2+}, Mn^{2+}, Co^{2+}, Cd^{2+}, Ni^{2+}, Pb^{2+}, Va^{2+}	ubiquitus	12q13	hypochromic microcytic anemia
SLC46ファミリー						
SLC46A1	HCP-1/PCFT	459	葉酸，ヘム鉄	小腸，腎臓，肝臓，胎盤，脾臓，網膜	17q11.2	遺伝性葉酸吸収不良症候群
SLC40ファミリー						
SLC40A1	ferroportin（FPN1）/MTP1/IREG1	571	Fe^{2+}	十二指腸，マクロファージ，肝臓（Kupffer細胞），胎盤，腎臓	2q32	ヘモクロマトーシス4型
ABCトランスポーターファミリー						
ABCB7	ABCB7	752	ヘム鉄	ミトコンドリア	Xq13.3	X-linked sideroblastic anemia with ataxia（ASAT）

ポーターファミリーのトランスポーターである。DMT1のFe²⁺に対するK_m値は，2μMと高親和性である。卵母細胞を用いた検討では，電位依存性であり，H⁺の電気化学的勾配と共役して二価金属イオンを輸送する[16]。DMT1の全身ノックアウトマウスは強度の貧血と成長障害により生後1週間で死亡することや，小腸特異的ノックアウトマウスでは，離乳直後から急速に肝臓の鉄含有量が低下し，極度の貧血を呈するようになる[16]。このことから，DMT1は，鉄代謝に重要なトランスポーターであると考えられている。

Nramp1はDMT1と61%相同性を有する550アミノ酸（ヒト）からなるトランスポーターであり，Fe²⁺に対する親和性もK_m値が2μM程度とDMT1とほぼ同等と考えられている[18]。一方，Nramp1は，二価金属イオンを輸送するが基質特異性がやや異なる（表11－2）。マクロファージや好中球など貪食細胞のファーゴリソームに発現し細胞内でのこれらのイオンの輸送を介して

鉄のリサイクリングにかかわると考えられている[19]。Nramp1 の欠損マウスでは，急激な溶血性貧血を誘導するとトランスフェリンの鉄飽和度およびヘマトクリット値が有意に低下する[19]。また，慢性の溶血性貧血を生じさせると，肝臓や脾臓での鉄含有量が上昇し，巨脾症，網状赤血球増加症の病態を示す[19]。これは，Nramp1 が細胞内でファーゴリソソームから細胞質へ鉄を輸送していることを示している。

（3）HCP-1

HCP-1（SLC46A1）は，ヘム鉄を輸送するトランスポーターとして 2005 年に Shayeghi らによって同定された[20]。459 アミノ酸（ヒト）からなり，推定膜貫通領域は 9 回である。ヘムに対する K_m 値は，125 μM である。HCP-1 mRNA の発現は，十二指腸において極めて高く，回腸ではほとんど発現しない。免疫組織化学的には，HCP-1 タンパク質は十二指腸粘膜刷子縁膜に発現することが確認されている。ところが，その後，Qiu らによって HCP-1 は葉酸のトランスポーター（PCFT）であることが報告された[21]。彼らの報告では，HCP-1/PCFT の葉酸に対する K_m 値は，pH5.5 のとき 1.3 μM，pH7.5 のとき 56.2 μM であり，ヘム鉄に比べて，葉酸に対する親和性が極めて高いとされている。HCP-1/PCFT の異常により遺伝性の葉酸吸収不良症を呈することも示されている[21]ことから，HCP-1/PCFT は，生理学的には消化管における重要な葉酸トランスポーターとして機能している（第 9 章参照）。ヘム鉄の吸収機構および鉄代謝における生理学的役割についてはさらなる検討が必要である。

（4）HRG-1

2008 年，Rajagopal らは，*Caenorhabditis elegans* より新たなヘム鉄トランスポーターとして，HRG-1（SLC48A1）を同定した[22]。HRG-1 は，*C. elegans* からヒトまで保存されており，*C. elegans* と脊椎動物とではアミノ酸レベルで 25％の相同性が認められている。ヒト HRG-1 は，146 アミノ酸からなるタンパク質で 4 回膜貫通領域を有する。ヒトでは，HRG-1 mRNA の発現量は，脳，

心臓，骨格筋，腎臓で高く，小腸や肝臓，肺，胎盤などでは発現量は多くない。C. elegans では環境中のヘム鉄濃度により HRG-1 の発現が制御されていることや，ゼブラフィッシュで HRG-1 を欠損させると極度の貧血を呈することなどから，鉄代謝の恒常性維持に HRG-1 が重要な働きを担っていることが示されている[22]。また，insulin-like growth factor 1（IGF-1）により発現が誘導され vacuolar H^+-ATPase の活性を調節することから，腫瘍の増殖やがんの進行にも関与していることが報告されている[23]。しかし，ヒトのヘム鉄代謝における HRG-1 の役割については未だ不明な点が多い。

（5）ferroportin（FPN1/MTP-1/IREG1）

Ferroportin（SLC40A1）は，3つの異なるグループにより同定された細胞内から細胞外へと鉄を排出するトランスポーターである[24-26]。ヒトの ferroportin は，571個のアミノ酸からなる9回膜貫通領域を有するトランスポーターであり[27]，Fe^{3+} よりも Fe^{2+} を基質とする[25,26]。哺乳類では，ferroportin の mRNA の発現は，十二指腸で極めて高く，他の DMT1 や HCP-1 といった鉄トランスポーターの発現部位と類似する[26]。DMT1 や HCP-1 が小腸粘膜上皮細胞刷子縁膜に発現するのに対し，ferroportin は基底膜に発現する[25,26]。また，先述のとおり，Xenopus oocyte で発現させると鉄排泄を促進する[26]ことから，ferroportin は小腸粘膜上皮細胞における鉄の経細胞輸送過程において細胞質から血液側への排泄を司る重要なトランスポーターであることが明らかとなっている。その他の主要な発現部位はマクロファージ，とりわけ赤脾髄細胞または肝 Kupffer 細胞であり，貪食した赤血球のヘモグロビンから鉄を回収する役割がある[15,27]。一方，ferroportin の遺伝子異常により常染色体優性ヘモクロマトーシスを発症する[28]。また，鉄代謝調節因子である hepcidin は，ferroportin と結合し，細胞内へのエンドサイトーシスを促進させ，鉄排出を抑制する[28]。体内の鉄の量が増加すると血中 hepcidin が上昇し，ferroportin を抑制することで消化管からの鉄吸収を抑制する。しかしながら，hepcidin や ferroportin に異常が生じると鉄吸収抑制機構が障害され，消化管からの鉄吸

収過剰状態となり，ヘモクロマトーシスを引き起こす．

4．銅のトランスポーター

(1) 銅の吸収・代謝

銅は，ミトコンドリアの酸化的リン酸化反応，フリーラジカルの除去，色素形成，神経伝達物質の合成，鉄代謝など多くの銅依存性の生体反応に必須の栄養素である．ヒトでは体内に 70〜100 mg の銅が存在する．銅は，1日に2〜5 mg 消化管より吸収される．血清中の銅の 70% はセルロプラスミンに結合し，残りはアルブミンやヒスチジンなどと結合して循環している．各臓器の細胞が利用できるのは，これらの非セルロプラスミン結合銅である．銅は必須の栄養素であるため輸送系の障害により消化管からの吸収や組織への移行が障害されるとメンケス病と呼ばれる銅欠乏症を呈する．一方，過剰の銅は生体にとって有害である．銅の輸送系の障害により銅の排出機構が障害されるとウィルソン病と呼ばれる銅過剰症を呈する．このように生体内にとってわずかな量ではあるが，銅の過不足は生体機能の恒常性維持に重要な役割があり，その代謝動態は，主にトランスポーターの働きによって調節されている[29]．ここでは，SLC ファミリーの銅トランスポーターである CTR1 および CTR2 と P-タイプ ATP 加水分解酵素のファミリーのトランスポーターである ATP7A および ATP7B について紹介する（表 11-3）．

(2) CTR1 および CTR2

生体内での銅代謝動態は，高親和性の CTR1 (SLC31A1)，低親和性の CTR2 (SLC31A2)，細胞内銅シャペロンタンパク質（CCS, Atox1, Cox17, SCO1, SCO2）および銅排出トランスポーター ATP7A および ATP7B によって恒常性が保持されている[29]．CTR1 および CTR2 は，ともに SLC31 ファミリーを構成するトランスポーターであり，最初に酵母で同定された[30]．その後，酵

表11-3 ヒト銅トランスポーター

ヒト遺伝子名	タンパク質名	構成アミノ酸数	基質	主な発現部位	遺伝子座	遺伝子疾患
SLC31 ファミリー						
SLC31A1	CTR1/COPT1	190	Cu^{2+}, シスプラチン	ubiquitus	9q31-q32	
SLC31A2	CTR2/COPT2	143	Cu^{2+}, シスプラチン	ubiquitus	9q31-q32	
P-type ATPase ファミリー						
ATP7A	ATP7A/Copper-transporting ATPase1	1,500	Cu^{2+}	肝臓以外の組織(ゴルジ体)	Xq22.1	メンケス病
ATP7B	ATP7A/Copper-transporting ATPase2	1,465	Cu^{2+}	肝臓, 腎臓, 脳	13q14.3	ウィルソン病

母のCTRをもとにヒト[31]や植物[32]のCTRが同定されている。ヒトCTR1は，190個のアミノ酸からなり，N末端を細胞外に，C末端を細胞内に位置する3回膜貫通領域を有する膜タンパク質である。細胞膜上ではホモ3量体を形成して機能していると考えられている[33]。Cu^{2+}に対する親和性は，1～5 μMと非常に高く，エネルギー非依存性でカリウム依存性であることが示されている[34]。CTR1は，ほとんどの組織に恒常的に発現しているが，特に脳の脈絡叢，尿細管細胞，目の結合組織，卵巣，精巣で発現量が高い[35]。また，CTR1の全身欠損マウスは，胎児性致死となる[35]。このような症状は重篤な銅欠乏で見られる症状と同一であり，CTR1による銅輸送は，胎児の組織形成や発育に極めて重要な役割を持つと考えられる。

　銅の栄養学的意義から，CTR1は消化管での吸収における役割が注目されてきた。ところが，腸管上皮細胞におけるCTR1の細胞内局在はよくわかっていない[36]。腸管特異的なCTR1欠損マウスでは，腸管におけるCu^{2+}の吸収が阻害され，全身性の銅欠乏状態となる[36]。このマウスでは，腸管上皮細胞へのCu^{2+}の流入は障害されていないが，腸管上皮細胞内に銅が蓄積し，細胞内の銅シャペロンタンパク質を介した輸送経路が障害され，血液側に輸送されないために生じているものと考えられている[36]。また，近年の研究では，刷子

縁膜でのCu^{2+}輸送にCTR1はほとんど関与していないこと，むしろ基底膜側に発現しCu^{2+}の取り込みに関与すること，細胞内小胞に局在すること，細胞表面ビオチン化試験ではCTR1が標識されないことが報告されている。したがって，CTR1の機能は，細胞内小胞に取り込まれたCu^{2+}を細胞質へ輸送し，銅シャペロンタンパク質に受け渡すことだと考えられている[29]。CTR1は消化管での銅吸収に極めて重要ではあるが，単に細胞膜内外の輸送を担っているだけではないと考えられる。

CTR1は，銅以外にも白金の取り込みと排泄にかかわる[37,38]。白金を持つ抗がん剤シスプラチンに抵抗性のある細胞では，CTR1の発現が高く，CTR1がCu^{2+}だけでなく，シスプラチンの輸送にも関与すること，また，CTR1の発現量がシスプラチンの薬理作用を決定する重要な因子であることが明らかとなり，新たな薬剤のターゲットとしても注目されている[37,38]。

一方のCTR2は，143個のアミノ酸からなり，CTR1に比べてN末端が短いが，銅輸送に必要な膜貫通領域はCTR1と比べて良く保存されている[31]。近年の研究から，CTR2は，細胞内小胞の低親和性銅トランスポーターと考えられている[39]が，その役割はまだよくわかっていない。

(3) ATP7AおよびATP7B

生体内の銅代謝動態に重要な他のトランスポーターとしてATP7AおよびATP7Bがある。これらは，P-タイプATP加水分解酵素のファミリーのメンバー（P_{IB}-subtype）であり，加水分解反応により生じたエネルギーを使って銅を細胞内から細胞外へ排出するトランスポーターである[40]。これらのトランスポーターの発見は，前述の先天性銅代謝異常疾患であるメンケス病とウィルソン病の原因遺伝子の同定によるものである。メンケス病は，X連鎖性銅欠乏症であり，消化管から門脈への銅輸送に重要なATP7Aの欠損により生じる[41]。一方，ウィルソン病は，常染色体劣性銅過剰症であり，肝臓から胆汁中への銅排泄機構にかかわるATP7Bの欠損により生じる[42]。ATP7Aは1,500アミノ酸，ATP7Bは1,465アミノ酸からなり，8回膜貫通領域を有する。両

者は約60％の相同性を有する。いずれも6個のGMxCxxCからなるmetal-binding siteを含む大きなN末端細胞内領域を有する。ATP7AとATP7Bの発現部位は，相互に補完されており，ATP7Aが肝臓以外のほとんどの組織に発現するのに対して，ATP7Bの発現は肝臓など一部の組織に限られている[40]。ATP7AおよびATP7B両者とも通常はtrans-golgi network (TGN) に局在し，小胞内のCu^{2+}を銅要求性酵素に供給する役割を担っているが，細胞内のCu^{2+}濃度が上昇すると細胞膜上へ移行し，Cu^{2+}を細胞外へ排出する[40]。

ATP7AもATP7Bは，小腸や腎臓に発現し，銅の吸収・再吸収にかかわる。消化管での銅吸収には，ATP7Aが必須であり，腸管上皮細胞の基底膜において細胞質から血液側へCu^{2+}を輸送する[43]。ATP7Bは，腸管上皮細胞のアピカル側に局在し，細胞内にたまった過剰なCu^{2+}を細胞外へ排出することで，腸管での銅吸収の総量を調節する[44]。一方，腎臓においては，いずれも近位および遠位尿細管に発現する。ATP7Aは，基底膜側においてCu^{2+}を細胞外へ排出することで銅蓄積による細胞障害から保護する作用を有する。ATP7Bは，細胞内小胞への銅輸送を行うことで細胞内Cu^{2+}の量をコントロールしていると考えられている[45]。ATP7B欠損マウスは，ウィルソン病と同様に銅の過剰蓄積を示すだけでなく，母乳中への銅移行が障害されることで，仔マウスが銅欠乏症状を示す[46]。これらの解析で示されているように，ATP7AおよびATP7Bは消化管や肝臓，腎臓だけでなく，全身への銅輸送にかかわる重要なトランスポーターである。さらには，CTR1と同様にシスプラチンの輸送も行うことから，薬物代謝にも重要であることが明らかとなってきている[47]。

5．亜鉛のトランスポーター

(1) 亜鉛の吸収・代謝

亜鉛は，必須微量元素の1つであり，およそ300にのぼる酵素の活性中心を形成する補因子として，また，Znフィンガー型転写因子に代表されるような

5. 亜鉛のトランスポーター

亜鉛要求性タンパク質の構成成分として機能する。哺乳類においては，初期発生，皮膚代謝，生殖機能，味覚機能，嗅覚機能，神経機能など多くの生体機能の維持に重要な役割を果たしている。ヒトでは体内に約 2～3 g の亜鉛を含んでいる。そのうち 90％以上は骨格筋と骨に存在する。体内の亜鉛総量を維持するには，1 日に約 7 mg の亜鉛を食事から摂取する必要がある。亜鉛欠乏が生じると食欲低下，発育障害，脱毛，創傷治癒不全，味覚低下，免疫機能低下，耐糖能低下などが見られる。亜鉛は，消化管から吸収され，あらゆる組織へ運ばれる。また，細胞レベルでは，全細胞における亜鉛のうち 30～40％が核内に，50％が細胞質に，残りが細胞膜に局在する。このような亜鉛の吸収，全身分布，細胞内分布は，トランスポーターを介して行われており，亜鉛代謝においてその役割は重要である。ここでは，亜鉛のトランスポーターである ZnT ファミリーと ZIP ファミリーについて概説する。

(2) ZnT ファミリー

ZnT（SLC30）ファミリーは，促通拡散型亜鉛トランスポーターである。表 11－4 のように，哺乳類では ZnT ファミリーには 10 種類のトランスポーターが同定されている。いずれも，N 末端と C 末端が細胞質側にあり，6 回膜貫通領域を持つ[48, 49]。ZnT ファミリーの亜鉛トランスポーターは，主に細胞質から細胞内小器官へ，および細胞内から細胞外へと Zn^{2+} を輸送することから，細胞質の亜鉛濃度を低減させる役割を担っていると考えられている。ZnT1（SLC30A1）は，ほとんどの組織に発現する。小腸上皮細胞では基底膜側に発現しており，管腔側から吸収された細胞質内の Zn^{2+} を血液側に輸送している[50]。また，亜鉛摂取量の増加によりその mRNA およびタンパク質発現量が抑制されることから，消化管における Zn^{2+} 吸収量の恒常性維持にかかわると考えられている[51, 52]。一方，ZnT5（SLC30A5）は，小腸上皮細胞の刷子縁膜側に発現し，ZnT1 と同様に亜鉛摂取量の増加に伴い発現量が低下する[51]。ZnT ファミリーは亜鉛排出トランスポーターと考えられてきたが，ZnT5 は小腸刷子縁膜における Zn^{2+} の取り込みにも関与していると考えられている。

表 11 − 4 ヒト亜鉛トランスポーター

ヒト遺伝子名	タンパク質名	構成アミノ酸数	基質	主な発現部位	遺伝子座	遺伝子疾患
SLC30 ファミリー						
SLC30A1	ZnT1	507	Zn^{2+}	広範囲に発現, 小腸	1q32.3	
SLC30A2	ZnT2	323	Zn^{2+}	広範囲に発現, 小胞・リソソーム膜	1p35.3	低亜鉛乳
SLC30A3	ZnT3	388	Zn^{2+}	グルタミン酸刺激性ニューロン	2p23.3	
SLC30A4	ZnT4	429	Zn^{2+}	広範囲に発現, 分泌顆粒	15q21.1	
SLC30A5	ZnT5	765	Zn^{2+}	広範囲に発現, β 細胞, 肝臓, 腎臓	5q13.1	
SLC30A6	ZnT6	461	Zn^{2+}	広範囲に発現, 脳, 結腸, 目, 肺	2p22.3	
SLC30A7	ZnT7	376	Zn^{2+}	広範囲に発現, ゴルジ体	1p21.2	
SLC30A8	ZnT8	369	Zn^{2+}	膵 β 細胞, 脂肪細胞, 脳, 肝臓	1q41	糖尿病
SLC30A9	ZnT9	568	Zn^{2+}	不明	4p13	
SLC30A10	ZnT10	485	Zn^{2+}	胎児肝臓, 胎児脳	1q41	
SLC39 ファミリー						
SLC39A1	ZIP1	324	Zn^{2+}	広範囲に発現	1q21	
SLC39A2	ZIP2	309	Zn^{2+}	前立腺, 子宮内膜	14q11.1	
SLC39A3	ZIP3	314	Zn^{2+}	広範囲に発現	19p13.3	
SLC39A4	ZIP4	674	Zn^{2+}	腎臓, 小腸 (空腸, 十二指腸), 胃, 結腸	8q24.3	Acrodermatitis enteropathica
SLC39A5	ZIP5	539	Zn^{2+}	腎臓, 肝臓, 膵臓, 小腸, 結腸, 脾臓, 胎児肝臓, 胎児腎臓	12q13.13	
SLC39A6	ZIP6	755	Zn^{2+}	乳房, 前立腺, 胎盤, 腎臓, 下垂体, 脳梁, 心臓	18q12.1	
SLC39A7	ZIP7	469	Mn^{2+}, Zn^{2+}	胎盤, 肺, 腎臓, 膵臓	6p21.3	
SLC39A8	ZIP8	460	Zn^{2+}	胸腺, 胎盤, 肺, 肝臓, 膵臓, 脾臓, 前立腺, 卵巣, 小腸, 結腸	4q22-q24	
SLC39A9	ZIP9	307	Zn^{2+}	広範囲に発現	14q24.1	
SLC39A10	ZIP10	831	Zn^{2+}	乳がん細胞	2q33.1	
SLC39A11	ZIP11	342	Zn^{2+}	広範囲に発現	17q25.1	
SLC39A12	ZIP12	691	Zn^{2+}	脳, 網膜, 肺, 精巣	10p12.33	
SLC39A13	ZIP13	371	Zn^{2+}	結合組織, 骨, 軟骨, 歯, 皮膚, 目, 骨芽細胞, 象牙芽細胞, 軟骨細胞, 繊維芽細胞	11p11.12	Ehlers-Danlos 症候群様 spondyocheir-odysplasia (SCD-EDS)
SLC39A14	ZIP14	492	Zn^{2+}	広範囲に発現	8p21.2	

ZnTファミリーの亜鉛トランスポーターについてもいくつかの遺伝子欠損マウスや変異モデルが樹立されている。ZnT1欠損マウスでは，胎生致死となる[52]。ZnT4（SLC30A4）の変異（機能欠損）マウスでは，母乳中の亜鉛含量が低下し，これらのマウスの母乳を飲んだ仔マウスは亜鉛欠乏により死に至る[53]。この母乳は lethal milk と呼ばれ，ヒトでは，ZnT2（SLC30A2）の変異により同様の先天疾患を引き起こす[54]。ZnT5欠損マウスは，成長障害，骨量低下，筋肉量低下などの症状を示す[55]。ZnT8（SLC30A8）は，膵ランゲルハンス島に特異的なトランスポーターとして同定されており，インスリン小胞に局在することから，当初よりインスリン分泌や糖尿病との関連性が指摘されていた[56]。ZnT8欠損マウスで耐糖能障害が認められるほか，ヒトにおいて2型糖尿病の発症と関連するSNP（325番目のトリプトファンの多型）が同定されている[57,58]。

(3) ZIPファミリー

ZIPファミリー（SLC39ファミリー）も亜鉛を輸送する金属イオントランスポーターのファミリーであり，現在までに14種類が同定されている[49,59]。多くが8回の膜貫通領域を有し，N末端，C末端ともに細胞外に位置する構造を持つ。3番目と4番目の膜貫通領域の間に大きなループがあり，この部位にヒスチジンを多く含む領域があり，その近傍となる4番目と5番目の膜貫通領域が二価金属イオンを輸送する部位であると考えられている[59]。

表11-4のとおり，ZIP2，ZIP4，ZIP5，ZIP12が比較的発現組織が限局されているが，それ以外のトランスポーターの発現は，広範囲に認められる。ZnTファミリーのトランスポーターがZn^{2+}を細胞内から細胞外へ排出するのに対して，ZIPファミリーのトランスポーターは，細胞外から細胞内へZn^{2+}を取り込むように働く。ZIPファミリー亜鉛トランスポーターの輸送機構は，未だ十分に明らかとはなっていないが，ZIP2については細胞膜内外のHCO_3^-の濃度勾配を利用して輸送していることが示唆されている[60]。

ZIPファミリーのトランスポーターも生命機能維持に重要であり，ZIP1，

ZIP2, ZIP3 の各欠損マウスは，亜鉛摂取制限下で初期発生異常を引き起こす[61-63]。また，ZIP4 の欠損は，胎生致死に至る[64] ほか，ヒトでは ZIP4 は，先天性腸性肢端皮膚炎（acrodermatitis enteropathica）の原因遺伝子であり，ZIP4 の変異により小腸からの亜鉛吸収の障害によって発育不全や免疫低下を伴う重篤な皮膚病変を発症する[65]。さらに，興味深いことに，ZIP13のノックアウトマウスでは，骨や歯に異常を呈する[66]。すなわち，このノックアウトマウスでは，骨芽細胞と軟骨細胞の分化および機能の異常が生じ，正常な骨形成ならびに歯根形成が行われない[66]。また，皮膚や眼球におけるコラーゲン繊維の脆弱性がみられ，線維芽細胞の分化，結合組織の形成も障害を受けている[66]。ヒトにおいても皮膚の過伸長，脆弱化などコラーゲン組織の形成異常を伴う Ehlers-Danlos 症候群が ZIP13 の遺伝子異常により生じることが示されている[67]。ZIP13 は，骨芽細胞や線維芽細胞においてはゴルジ体に存在し，ゴルジ体から細胞質へ Zn^{2+} を輸送する。ZIP13 ノックアウトマウスの細胞では，ゴルジ体内の Zn^{2+} 量が増加するとともに，BMP/TGF-β の細胞内シグナル伝達に重要な Smad の核内移行が障害されることが示されている[66]。一方，細胞内亜鉛総量や血清亜鉛レベルは健常者と患者で違いは見られず，単に量的な過不足だけでなく，細胞内の Zn^{2+} の分布が細胞機能の維持に重要であることを示唆するとされており[66]，栄養学的にも興味深い。

6. おわりに

鉄，銅，亜鉛などの重金属イオンは，生体にとって毒物であるとともに生体構成成分として，また，様々な酵素や転写因子などの補因子として必須である。生体は，これらの重金属イオンが毒性を発揮しない量に抑えつつ，必要な場所で必要な生理機能が発揮できるように，トランスポーターを介し体内総量，体内分布，細胞内分布を巧みにコントロールしている。また，亜鉛のトランスポーター研究で明らかになってきたように，単に亜鉛イオンの細胞内濃度を制御するだけでなく，増殖因子などの細胞内シグナルの調節にも重要である

ことが明らかにされつつある。さらに、これらのトランスポーターの異常が糖尿病や骨疾患など生活習慣病の発症にも関与することも示されてきている。今後、これらのトランスポーターの研究を基に、生活習慣病予防を目指した微量元素の栄養学研究が発展することが期待される。

文 献

1) Dai L. J., Ritchie G., Kerstan D. et al : Magnesium transport in the renal distal convoluted tubule. Physiol Rev 2001 ; 81 ; 51-84.
2) Schweigel M., Martens H. : Magnesium transport in the gastrointestinal tract. Front Biosci 2000 ; 5 ; D666-677.
3) Schlingmann K. P., Weber S., Peters M. et al : Hypomagnesemia with secondary hypocalcemia is caused by mutations in TRPM6, a new member of the TRPM gene family. Nat Genet 2002 ; 31 ; 166-170.
4) Walder R. Y., Landau D., Meyer P. et al : Mutation of TRPM6 causes familial hypomagnesemia with secondary hypocalcemia. Nat Genet 2002 ; 31 ; 171-174.
5) Schmitz C., Perraud A. L., Johnson C. O. et al : Regulation of vertebrate cellular Mg^{2+} homeostasis by TRPM7. Cell 2003 ; 114 ; 191-200.
6) Schmitz C., Dorovkov M. V., Zhao X. et al : The channel kinases TRPM6 and TRPM7 are functionally nonredundant. J Biol Chem. 2005 ; 280 ; 37763-37771.
7) Quamme G. A. : Laboratory evaluation of magnesium status : Renal function and free intracellular magnesium concentration. Clin Lab Med 1993 ; 13 ; 209-223.
8) Groenestege W. M., Hoenderop J. G., van den Heuvel L. et al : The epithelial Mg^{2+} channel transient receptor potential melastatin 6 is regulated by dietary Mg^{2+} content and estrogens. J Am Soc Nephrol 2006 ; 17 ; 1035-1043.
9) Nijenhuis T., Renkema K. Y., Hoenderop J. G. et al : Acid-base status determines the renal expression of Ca^{2+} and Mg^{2+} transport proteins. J Am Soc Nephrol 2006 ; 17 ; 617-626.
10) Goytain A., Quamme G. A. : Functional characterization of human SLC41A1, a Mg^{2+} transporter with similarity to prokaryotic MgtE Mg^{2+} transporters. Physiol Genomics 2005 ; 21 ; 337-342.

11) Kolisek M., Launay P., Beck A. et al : SLC41A1 is a novel mammalian Mg^{2+} carrier. J Biol Chem 2006 ; 283 ; 16235-16247.
12) Simon D. B., Lu Y., Choate K. A. et al : Paracellin-1, a renal tight junction protein required for paracellular Mg^{2+} resorption. Science 1999 ; 285 ; 103-106.
13) Weber S., Schneider L., Peters M. et al : Novel paracellin-1 mutations in 25 families with familial hypomagnesemia with hypercalciuria and nephrocalcinosis. J Am Soc Nephrol 2001 ; 12 ; 1872-1881.
14) Balkovetz D. F. : Claudins at the gate : Determinants of renal epithelial tight junction paracellular permeability. Am J Physiol Renal Physiol 2006 ; 290 ; F572-579.
15) Anderson G. J., Vulpe C. D. : Mammalian iron transport. Cell Mol Life Sci 2009 ; 66 ; 3241-3261.
16) Gunshin H., Mackenzie B., Berger U. V. et al : Cloning and characterization of a proton-coupled mammalian metal-ion transporter. Nature 1997 ; 388 ; 482-488.
17) Fleming M. D., Romano M. A., Su M. A. et al : Microcytic anaemia mice have a mutation in Nramp2, a candidate iron transporter gene. Nat Genet 1997 ; 16 ; 383-386.
18) Forbes J. R., Gros P. : Iron, manganese, and cobalt transport by Nramp1 (Slc11a1) and Nramp2 (Slc11a2) expressed at the plasma membrane. Blood 2003 ; 102 ; 1884-1892.
19) Soe-Lin S., Apte S. S., Andriopoulos B. Jr. et al : Nramp1 promotes efficient macrophage recycling of iron following erythrophagocytosis in vivo. Proc Natl Acad Sci USA 2009 ; 106 ; 5960-5965.
20) Shayeghi M., Latunde-Dada G. O., Oakhill J. S. et al : Identification of an intestinal heme transporter. Cell 2005 ; 122 ; 789-801.
21) Qiu A., Jansen M., Sakaris A. et al : Identification of an intestinal folate transporter and the molecular basis for hereditary folate malabsorption. Cell 2006 ; 127 ; 917-928.
22) Rajagopal A., Rao A. U., Amigo J. et al : Haem homeostasis is regulated by the conserved and concerted functions of HRG-1 proteins. Nature 2008 ; 453 ; 1127-1131.
23) O'Callaghan K. M., Ayllon V., O'Keeffe J. et al : Heme-binding protein HRG-1 is induced by insulin-like growth factor I and associates with the vacuolar H^+-ATPase to control endosomal pH and receptor trafficking. J Biol Chem 2010 ;

285 ; 381-391.
24) Abboud S., Haile D. J. : A novel mammalian iron-regulated protein involved in intracellular iron metabolism. J Biol Chem 2000 ; 275 ; 19906-19912.
25) Donovan A., Brownlie A., Zhou Y. et al : Positional cloning of zebrafish ferroportin 1 identifies a conserved vertebrate iron exporter. Nature 2000 ; 403 ; 776-781.
26) McKie A. T., Marciani P., Rolfs A. et al : A novel duodenal iron-regulated transporter, IREG1, implicated in the basolateral transfer of iron to the circulation. Mol Cell 2000 ; 5 ; 299-309.
27) McKie A.T., Barlow D. J. : The SLC40 basolateral iron transporter family (IREG1/ferroportin/MTP1). Pflugers Arch Eur J Physiol 2004 ; 447 ; 801-806.
28) Pietrangelo A. : Hereditary hemochromatosis : pathogenesis, diagnosis, and treatment. Gastroenterology 2010 ; 139 ; 393-408.
29) Gupta A., Lutsenko S. : Human copper transporters : mechanism, role in human diseases and therapeutic potential. Med Chem 2009 ; 1 ; 1125-1142.
30) Dancis A., Yuan D. S., Haile D. et al : Molecular characterization of a copper transport protein in S. cerevisiae : an unexpected role for copper in iron transport. Cell 1994 ; 76 ; 393-402.
31) Zhou B., Gitschier J. : hCTR1: a human gene for copper uptake identified by complementation in yeast. Proc Natl Acad Sci USA 1997 ; 94 ; 7481-7486.
32) Kempfenkel K., Kushnir S., Babiychuk E. et al : Molecular characterization of a putative Arabidopsis thaliana copper transporter and its yeast homologue. J Biol Chem 1995 ; 270 ; 28479-28486.
33) Petris M. J. : The SLC31 (Ctr) copper transporter family. Pflugers Arch Eur J Physiol 2004 ; 447 ; 752-755.
34) Lee J., Pena M. M., Nose Y. et al : Biochemical characterization of the human copper transporter Ctr1. J Biol Chem 2004 ; 277 ; 4380-4387.
35) Kuo Y. M., Zhou B., Cosco D. et al : The copper transporter CTR1 provides an essential function in mammalian embryonic development. Proc Natl Acad Sci USA 2001 ; 98 ; 6836-6841.
36) Nose Y., Kim B. E., Thiele D. J. : Ctr1 drives intestinal copper absorption and is essential for growth, iron metabolism, and neonatal cardiac function. Cell Metab 2006 ; 4 ; 235-244.
37) Katano K., Kondo A., Safaei R. et al : Acquisition of resistance to cisplatin is

38) Ishida S., Lee J., Thiele D. J. et al : Uptake of the anticancer drug cisplatin mediated by the copper transporter CTR1 in yeast and mammals. Proc Natl Acad Sci USA 2002 ; 99 ; 14298–14302.
39) van den Berghe P. V., Folmer D. E. et al : Human copper transporter 2 is localized in late endosomes and lysosomes and facilitates cellular copper uptake. Biochem J 2007 ; 407 ; 49–59.
40) Lutsenko S., Barnes N. L., Bartee M. Y. et al : Function and regulation of human copper-transporting ATPases. Physiol Rev 2007 ; 87 ; 1011–1046.
41) Chelly J., Tumer Z., Tonnesen T. et al : Isolation of a candidate gene for Menkes disease that encodes a potential heavy metal binding protein. Nature Genet 1993 ; 3 ; 14–19.
42) Bull P. C., Thomas G. R., Rommens J. M. et al : The Wilson disease gene is a putative copper transporting P-type ATPase similar to the Menkes gene. Nature Genet 1993 ; 5 ; 327–337.
43) Nyasae L., Bustos R., Braiterman L. et al : Dynamics of endogenous ATP7A (Menkes protein) in intestinal epithelial cells : copper-dependent redistribution between two intracellular sites. Am J Physiol Gastrointest Liver Physiol 2007 ; 292 ; G1181–1194.
44) Weiss K-H., Wurz J., Gotthardt D. et al : Localization of the Wilson disease protein in murine intestine. J Anat 2008 ; 213 ; 232–240.
45) Barnes N. L., Bartee M. Y., Braiterman L. et al : Cell-specific trafficking suggests a new role for renal ATP7B in the intracellular copper storage. Traffic 2009 ; 10 ; 767–769.
46) La Fontaine S., Ackland M. L., Mercer J. F. B. : Mammalian copper-transporting P-type ATPases, ATP7A and ATP7B : emerging roles. Int J Biochem Cell Biol 2010 ; 42 ; 206–209.
47) Furukawa T., Komatsu M., Ikeda R. et al : Copper transport systems are involved in multidrug resistance and drug transport. Curr Med Chem 2008 ; 15 ; 3268–3278.
48) Palmiter R. D., Huang L. : Efflux and compartmentalization of zinc by members of the SLC30 family of solute carriers. Pflugers Arch Eur J Physiol 2004 ; 447 ; 744–751.
49) Lichten L. A., Cousins R. J. : Mammalian zinc transporters : Nutritional and

physiologic regulation. Annu Rev Nutr 2009 ; 29 ; 153-176.
50) McMahon R. J., Cousins R. J. : Regulation of the zinc transporter ZnT-1 by dietary zinc. Proc Natl Acad Sci USA 1998 ; 95 ; 4841-4846.
51) Cragg R. A., Phillips S. R., Piper J. M. et al : Homeostatic regulation of zinc transporters in the human small intestine by dietary zinc supplementation. Gut 2005 ; 54 ; 469-478.
52) Andrews G. K., Wang H., Dey S. K. et al : Mouse zinc transporter 1 gene provides an essential function during early embryonic development. Genesis 2004 ; 40 ; 74-81.
53) Huang L., Gitschier A. : A novel gene involved in zinc transport is deficient in the lethal milk mouse. Nat Genet 1997 ; 17 ; 292-297.
54) Chowanadisai W., Lonnerdel B., Kelleher S. L. : Identification of mutation in SLC30A2 (ZnT-2) in women with low milk zinc concentration that results in transient neonatal zinc deficiency. J Biol Chem 2006 ; 281 ; 39699-39707.
55) Inoue K., Matsuda K., Itoh M. et al : Osteopenia and male-specific sudden cardiac death in mice lacking a zinc transporter gene, ZnT5. Hum Mol Genet 2002 ; 11 ; 1775-1784.
56) Chimienti F., Devergnas S., Favier A. et al : Identification and cloning of a beta-cell-specific zinc transporter, ZnT-8, localized into insulin secretory granules. Diabetes 2004 ; 53 ; 2330-2337.
57) Nicolson T. J., Bellomo E. A., Wijesekara N. et al : Insulin storage and glucose homeostasis in mice null for the granule zinc transporter ZnT8 and studies of the type 2 diabetes-associated variants. Diabetes 2009 ; 58 ; 2070-2083.
58) Burton P. R., Clayton D. G., Cardon L. R. et al : Genome-wide association study of 14,000 cases of seven common diseases and 3,000 shared controls. Nature 2007 ; 447 ; 661-678.
59) Eide D. J. : The SLC39 family of metal ion transporters. Pflugers Arch Eur J Physiol 2004 ; 447 ; 796-800.
60) Gaither L. A., Edie D. J. : Functional expression of the human hZIP2 zinc transporter. J Biol Chem 2000 ; 275 ; 5560-5564.
61) Dufner-Beattie J., Huang Z. X. L., Geiser J. et al : Mouse ZIP1 and ZIP3 genes together are essential for adaptation to dietary zinc deficiency during pregnancy. Genesis 2006 ; 44 ; 239-251.
62) Peters J. L., Dufner-Beattie J., Xu W. et al : Targeting of the mouse Slc39a2 (Zip2) gene reveals highly cell-specific patterns of expression, and unique

functions in zinc, iron, and calcium homeostasis. Genesis 2007 ; 45 ; 339-352.
63) Dufner-Beattie J., Huang Z. L., Geiser J. et al : Generation and characterization of mice lacking the zinc uptake transporter ZIP3. Mol Cell Biol 2005 ; 25 ; 5607-5615.
64) Dufner-Beattie J., Weaver B. P., Geiser J. et al : The mouse acrodermatitis enteropathica gene Slc39a4 (Zip4) is essential for early development and heterozygosity causes hypersensitivity to zinc deficiency. Hum Mol Genet 2007 ; 16 ; 1391-1399.
65) Wang K., Zhou B., Kuo Y. M. et al : A novel member of a zinc transporter family is defective in acrodermatitis enterophathica. Am J Hum Genet 2002 ; 71 ; 66-73.
66) Fukada T., Civic N., Furuichi T. et al : The zinc transporter SLC39A13/ZIP13 is required for connective tissue development ; its involvement in BMP/TGF-β signaling pathways. PLoS ONE 2008 ; 3 ; e3642.
67) Giunta C., Elcioglu N. H., Albrecht B. et al : Spondylocheiro dysplastic form of the Ehlers-Danlos syndrom-An autosomal recessive entity caused by mutations in the zinc transporter gene SLC39A13. Am J Hum Genet 2008 ; 82 ; 1290-1305.

第12章　機能性食品成分とトランスポーター

薩　秀夫*

1. はじめに

　1990年代より食品の3次機能（生体調節機能）に社会の注目が集まり，今日では非常に多くの機能性食品・健康食品が開発・販売されている。また，科学的な有効性および作用機序が認められた食品に対しては，厚生労働省（現在は消費者庁へ移行）の認可により食品の効能を表示できる特定保健用食品といった制度も開始され[1]，これまでに認可された特定保健用食品の数は2010年11月25日時点で967品目と1,000品目にせまる勢いとなっている。このように食品の機能性が社会的に注目を集めているが，現在，販売されている機能性食品の中にはその機能性有効成分に関して体内での吸収・動態や作用機序が必ずしも十分に明らかにされていないものも存在する。

　これら機能性食品の機能性食品成分として用いられているのは，植物由来のフラボノイドを中心としたポリフェノール類，オリゴ糖，アミノ酸・ペプチド類，乳酸菌をはじめとするプロバイオティクスなどが挙げられる。食品機能性研究が開始された当初はこれらの食品成分をそのまま動物・細胞に添加して作用を評価する研究が中心であったが，近年では腸管をはじめとする各組織での吸収や代謝などにも焦点があてられるようになってきた[1]。特に，機能性食品成分が最初に接する腸管上皮細胞においては，図12-1に示すような吸収経路が，現在，示唆されている[2]。その中で植物由来フラボノイドはもともと生体内にはない外来異物であるため，当然ながらその吸収に際して内因性のトラ

---

*　東京大学大学院農学生命科学研究科

248　第 12 章　機能性食品成分とトランスポーター

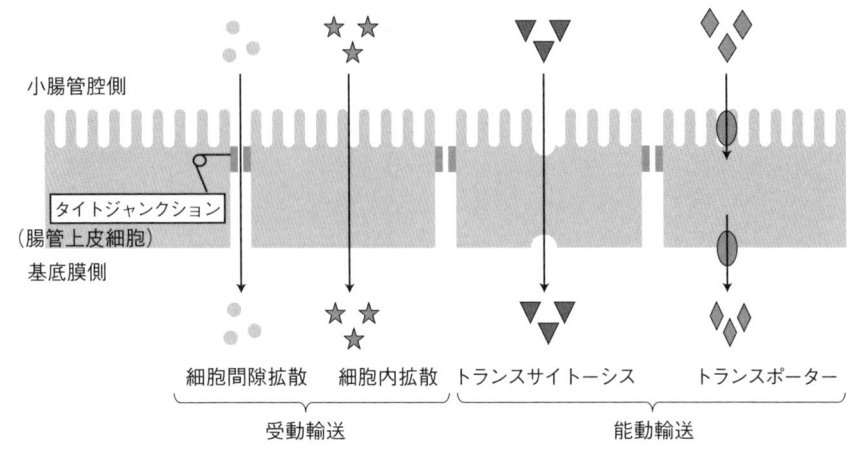

```
小腸管腔側

            タイトジャンクション
（腸管上皮細胞）
基底膜側

            細胞間隙拡散　細胞内拡散　トランスサイトーシス　トランスポーター
                    受動輸送                    能動輸送
```

図 12 − 1　腸管上皮細胞における機能性食品成分の透過経路

ンスポーターのような分子が存在するわけではない。また，フラボノイドはその疎水性の高い化学構造から，当初は単純拡散で細胞内を透過すると考えられてきた。しかしながら，近年，物質輸送を司るトランスポーターの研究分野が進展し，それに伴ってフラボノイドをはじめとする機能性食品成分の吸収とトランスポーターに関する研究も進みつつある。そこで本章では，様々な機能性食品成分の中でも特にフラボノイドなど非栄養素成分と呼ばれる植物性の二次代謝産物に注目し，トランスポーターとの相互作用について概説する。

2．フラボノイドについて

　分子内に複数のフェノール性ヒドロキシ基を持つ植物成分の総称をポリフェノールと呼ぶが，その中でもフラボノイドは C6（A 環）-C3-C6（B 環）を基本骨格とする化合物の総称である。フラボノイドは植物由来の二次代謝産物かつ色素成分であり，ポリフェノールの中で最も多くの数を占めるとされ，その総数は 6,500 とも 7,000 種類ともいわれる。さらに，その構造の違いからフラボン，フラボノール，フラバノン，イソフラボン，カルコンなどの基本骨格に分類さ

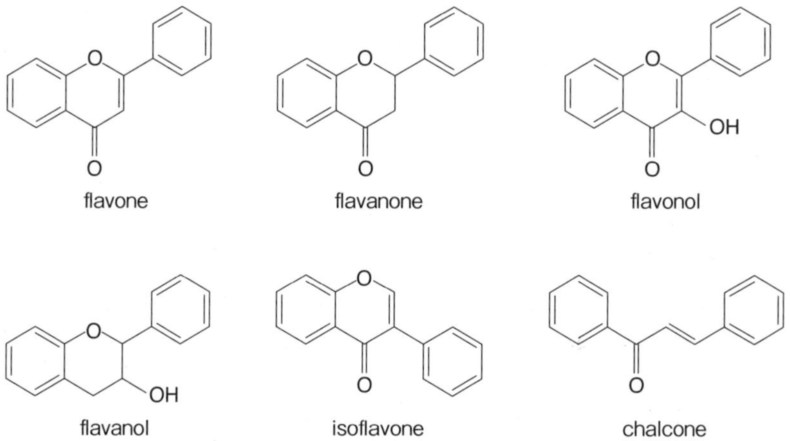

3. 腸管上皮細胞におけるフラボノイドの吸収・動態　249

図12−2　フラボノイドの基本骨格

れる[3]（図12−2）。フラボノイドは通常植物体の中では糖が結合した水溶性の配糖体の形で存在している。フラボノイドはもともと抗酸化能を有する食品成分として酸化ストレスなどに対する保護作用が知られていたが，抗酸化作用以外にも各種酵素活性への作用や遺伝子発現制御など多岐にわたる生理機能が報告されるようになり，病気に対する予防効果が注目されている[3,4]。したがって，今日では，機能性食品成分の素材として最も注目されている非栄養素成分の1つである。なお，フラボノイド以外の主要なポリフェノールとしては，コーヒーなどに多く含まれるクロロゲン酸などのフェノール酸，ウコンなどに含まれるクルクミン，赤ワインなどに含まれるレスベラトロールなどが挙げられる[4]。

3. 腸管上皮細胞におけるフラボノイドの吸収・動態

　上述のとおり，植物体の中ではフラボノイドは通常配糖体の形で存在している。配糖体は糖の種類やその付加された位置によって様々な構造のものが存在するが，その構造の違いが腸管における吸収にも影響を与えることが知られて

いる[5]。食品として摂取された配糖体フラボノイドは，腸管において腸内細菌あるいは腸管上皮粘膜上に存在するLPH（lactase-phlorizin hydrolase）によって加水分解された後，アグリコンとして腸管上皮細胞内に取り込まれるとされる[3,5]。この際にアグリコンは一般に単純拡散的に細胞内に取り込まれるとされるが，ヘスペレチンなどある種のフラボノイドはトランスポーターを介して取り込まれることが示唆されている[6]。また，一部のフラボノイドは，加水分解を受けずに配糖体のままグルコーストランスポーター（SGLT1など）によって細胞内に取り込まれる。しかしながら，配糖体のまま腸管上皮細胞内に取り込まれたフラボノイドの大半は，CBG（cytosolic β-glucosidase）によって加水分解されアグリコンとなると考えられる。細胞内のアグリコンフラボノイドのごく一部はそのまま単純拡散，あるいは基底膜に存在するトランスポーターを介して基底膜側に排出される。また，その一部は，管腔側に発現する異物排出トランスポーターであるMDR1（multidrug resistance）やBCRP（breast cancer resistance protein）によって再び管腔側へ排出される。しかしながら，アグリコンの大半は，UGT（UDP-glucuronosyltransferase）やSULT（sulfotransferase）などの第二相薬物代謝酵素によってグルクロン酸抱合体あるいは硫酸抱合体となり，MRP2（multidrug-resistance-associated protein 2）などによって管腔側に再び排出される。また，一部の抱合体は，基底膜側に発現するMRP3（multidrug-resistance-associated protein 3）やMRP1（multidrug-resistance-associated protein 1）などによって基底膜側にも排出される。上記の内容を図12-3の模式図に示した。

このように，腸管上皮細胞におけるフラボノイドの吸収・代謝にはトランスポーター分子が関与している。トランスポーターはSLCファミリー（SGLT1など）とABCトランスポーターファミリー（MDR1，MRPsなど）の2種類の遺伝子ファミリーに大別される（詳細は序章参照）。以下では，フラボノイドとそれぞれのトランスポーターファミリーに属する個々のトランスポーターとの相互作用について概説する。

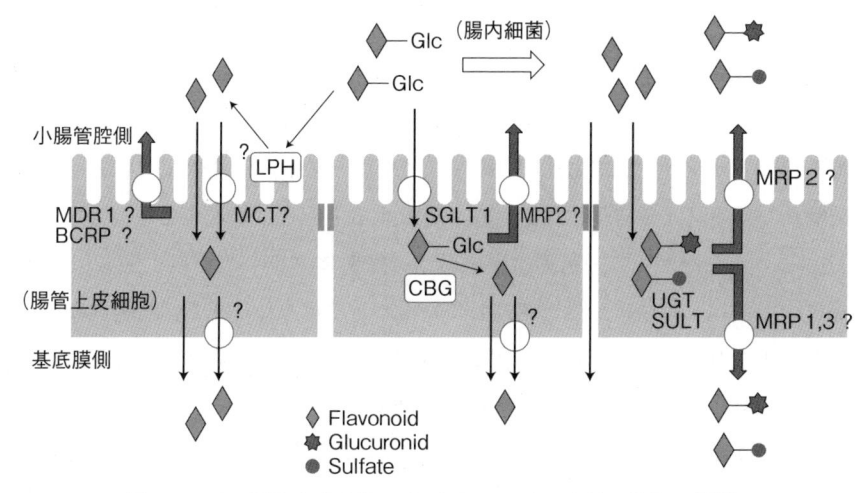

図12−3 腸管上皮細胞におけるフラボノイドの吸収・代謝

4. フラボノイド（図12−4, 5）とSLCトランスポーターの相互作用

（1）グルコーストランスポーター

　グルコーストランスポーターは単糖の吸収を司るトランスポーターであり，遺伝子レベルでは2種類のトランスポーターファミリーに分類され，ナトリウムと共輸送される能動輸送型のSGLT（SLC5A）ファミリーと促通拡散型のGLUT（SLC2A）ファミリーに分類される（詳細は第1章参照）。フラボノイドは水溶性の高い配糖体の状態で食品として摂取されるため，一部のフラボノイド配糖体は加水分解されずに配糖体のままグルコーストランスポーターを介して腸管上皮細胞内に取り込まれることが報告されている。腸管上皮細胞においては管腔側ではNa^+依存型グルコーストランスポーターSGLT1(SLC5A1)が，基底膜側ではGLUT2（SLC2A2）がそれぞれ発現しておりグルコースの吸収に関与しているとされているが，特に管腔側に発現するSGLT1はフラボノイドの一種であるケルセチンの各種配糖体を選択的に輸送するキャリヤーと

して複数の報告がなされている[7-10]。また，同様にGLUT2に関しても腸管上皮モデルCaco-2細胞を用いた解析で，ケルセチン-3-O-β-グルコシドがGLUT2によって輸送されることが報告されている[11]。しかしながら，一方で，配糖体フラボノイドはSGLT1に対してグルコース輸送活性は阻害するものの配糖体フラボノイド自体は輸送されないとする上記とは相反する報告もなされている[12]。したがって，腸管上皮における配糖体フラボノイドとSGLT1の関係については，完全に知見が確定しているわけではない。また，配糖体だけではなくアグリコンのフラボノイドがSGLT1活性を阻害するという報告も存在し，例えば，エピカテキンガレートやエピガロカテキンガレートといったガレート基を有するカテキン類がSGLT1活性を特異的に阻害することが報告されている[13]。また，GLUT2に対しても，ケルセチンアグリコンがグルコース輸送活性を阻害するものの自らは基質として輸送されないといった報告もある[14, 15]。

その他のグルコーストランスポーターとフラボノイドの関係については，ほぼすべての組織で発現することが知られるGLUT1（SLC2A1）について，GLUT1を高発現したCHO細胞を用いた解析よりGLUT1をケルセチンやイソラムネチンなどフラボノイド類が阻害するという報告がなされているが，ケルセチン自体がGLUT1の基質となっているかについては明らかではない[16]。一方，GLUT4（SLC2A4）は筋肉や脂肪組織に発現しインスリン刺激によって活性化することが知られているトランスポーターであるが，ミリセチン，ケルセチン，カテキンガレートといったフラボノイドによってそのグルコース輸送活性が阻害される[17]。一方でケルセチンの脂肪細胞への取込量はインスリン刺激によってグルコース同様に増加し，その取り込みはグルコースあるいはサイトカラシンBによって濃度依存的に抑制されることから，ケルセチンもGLUT4によって輸送されることが示唆されている[17]。

（2）モノカルボン酸トランスポーター

モノカルボン酸トランスポーター（MCT；monocarboxylic transporter；SLC16）は細胞膜内外のH$^+$濃度差を駆動力としてC2からC5程度の短鎖脂肪

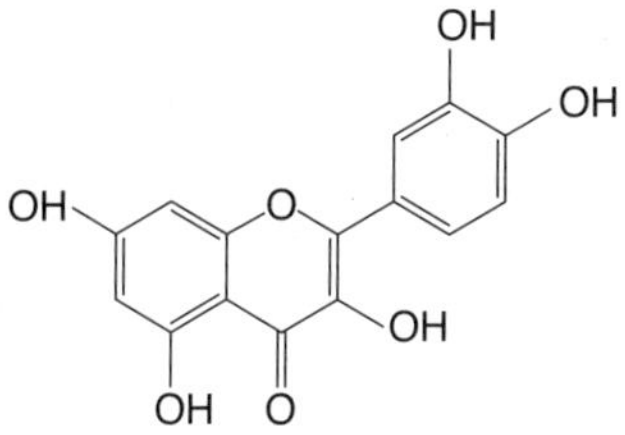

4. フラボノイドと SLC トランスポーターの相互作用   253

ケルセチン
(quercetin)

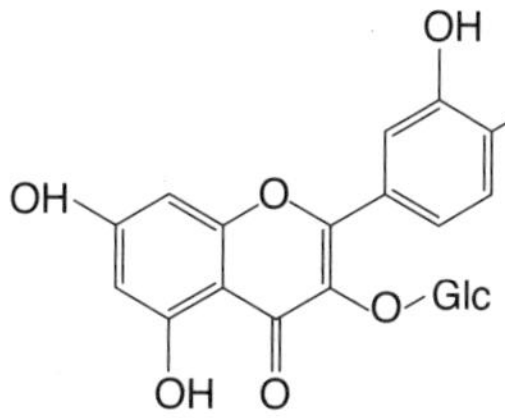

ケルセチン-3-*O*-β-グルコシド
(quercetin-3-*O*-β-glucoside)

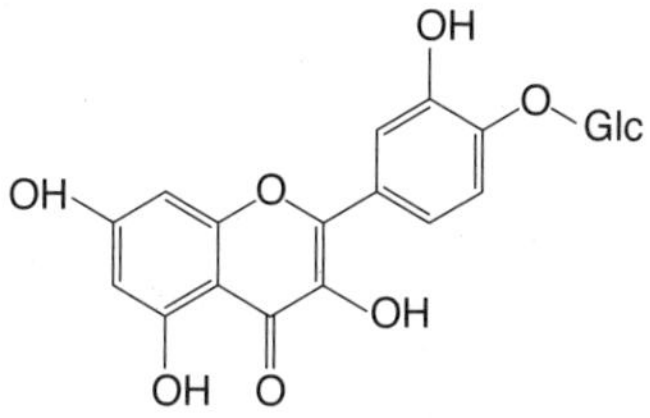

ケルセチン-4'-*O*-β-グルコシド
(quercetin-4'-*O*-β-glucoside)

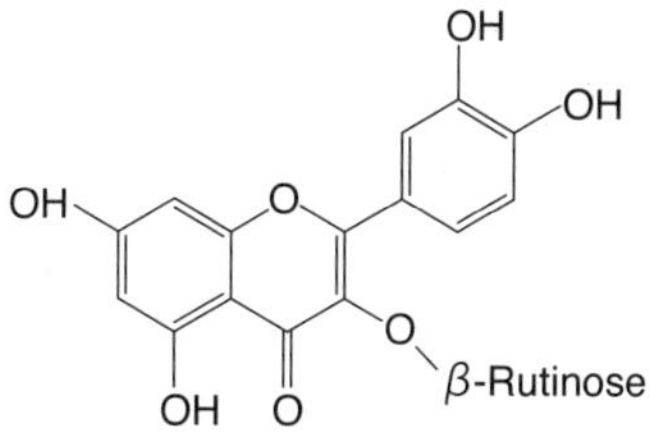

ルチン（ケルセチン-3-ルチノシド）
(rutin (quercetin-3-rutinoside))

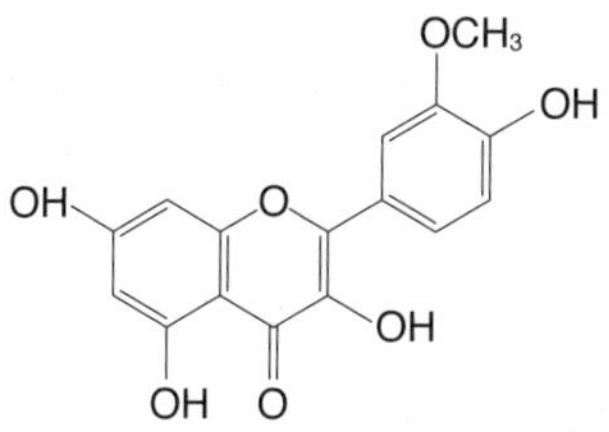

イソラムネチン
(isorhamnetin)

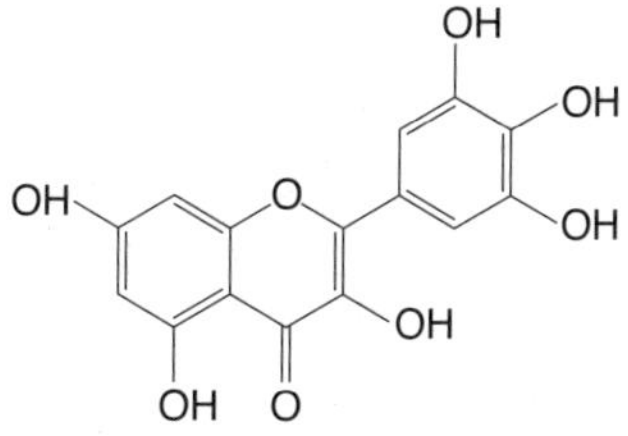

ミリセチン
(myricetin)

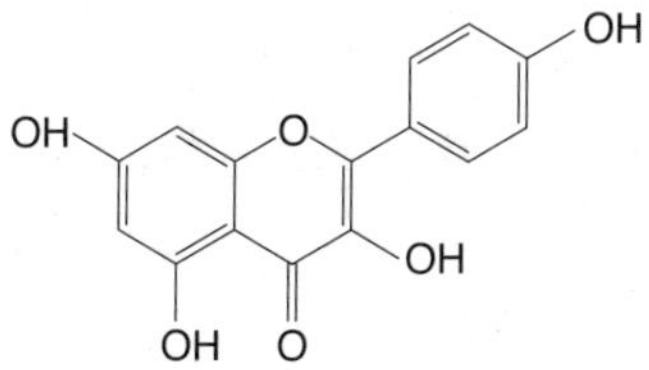

ケンフェロール
(kaempferol)

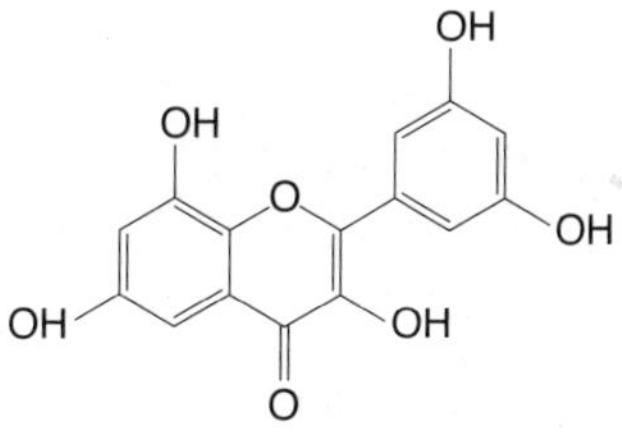

モリン
(morin)

図 12-4 主要なフラボノイドの構造（その 1）

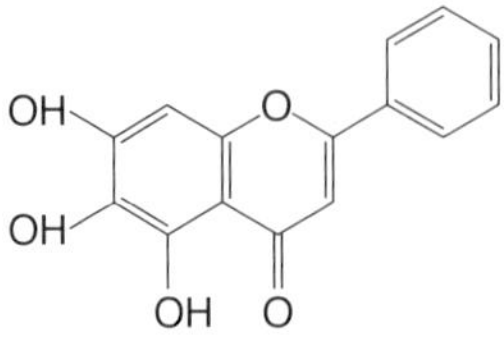

バイカレイン
(baicalein)

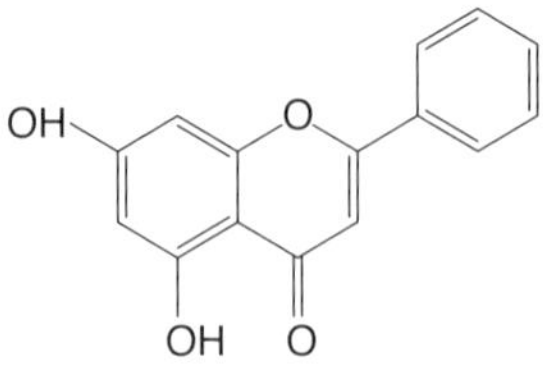

クリシン
(chrysin)

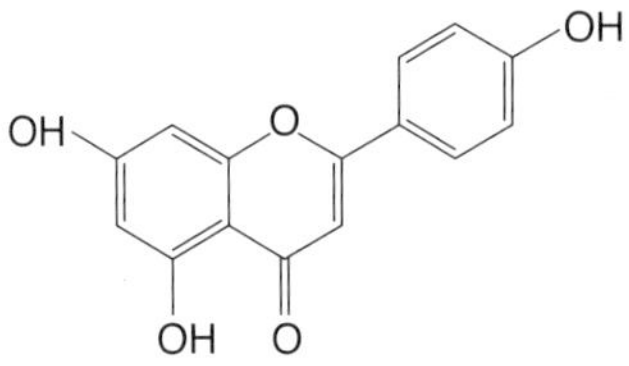

アピゲニン
(apigenin)

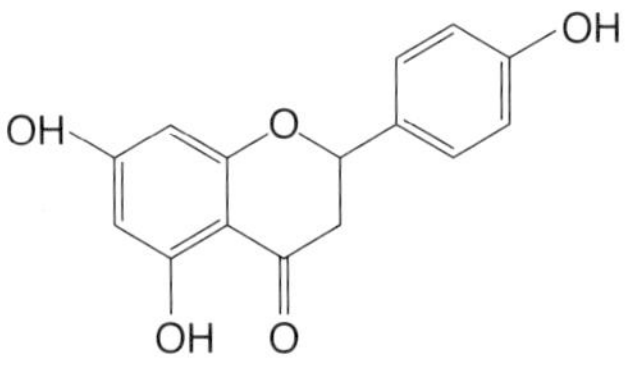

ナリンゲニン
(naringenin)

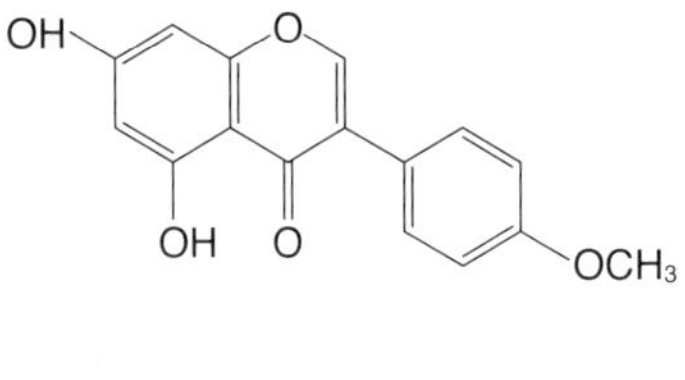

ビオカニンA
(biochanin A)

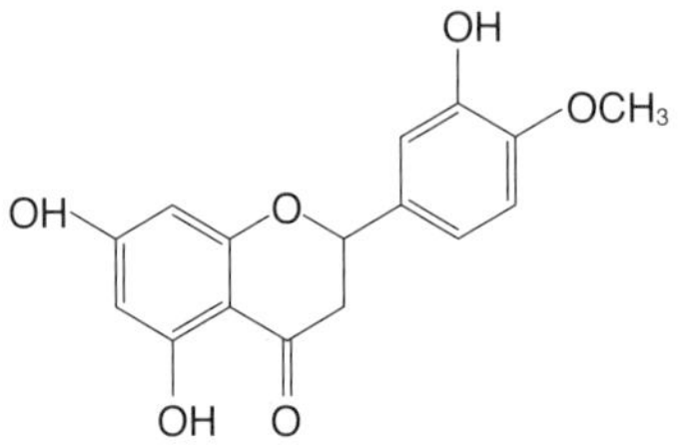

ヘスペレチン
(hesperetin)

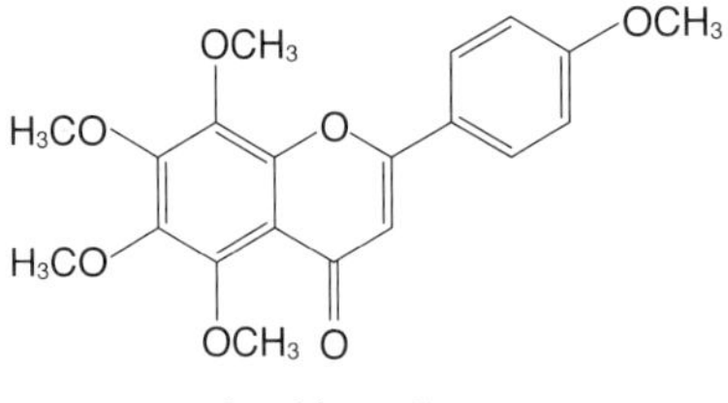

タンジェレティン
(tangeretin)

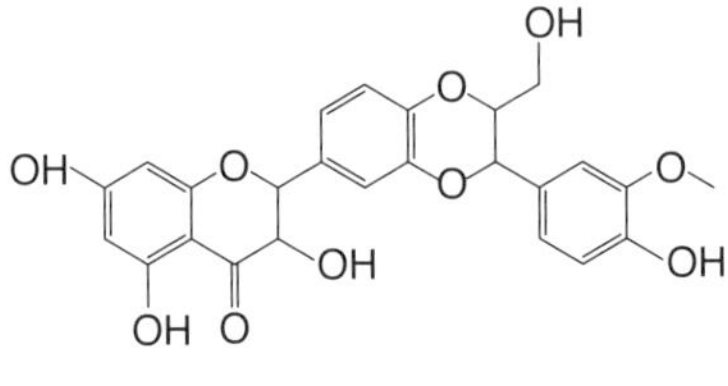

シリビン
(silybin)

図12-4　主要なフラボノイドの構造（その2）

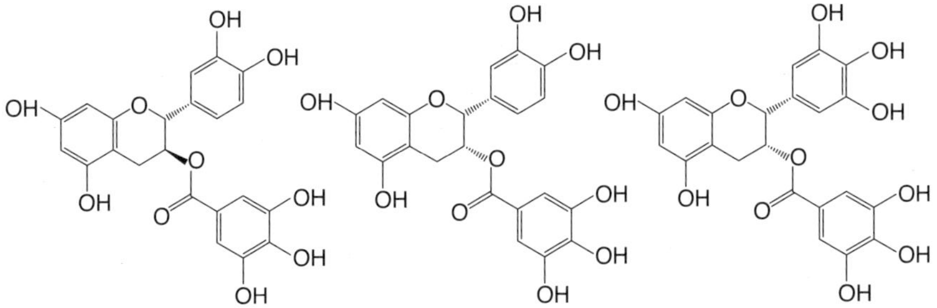

4. フラボノイドと SLC トランスポーターの相互作用   255

カテキンガレート　　　エピカテキンガレート　　　エピガロカテキンガレート
（catechin gallate）　　（epicatechin gallate）　　（epigallocatechin gallate）

図12－5　主要なフラボノイド（カテキン類）の構造

族モノカルボン酸を内因性基質とするトランスポーターであり，酢酸，プロピオン酸や酪酸，また，ピルビン酸や乳酸などが基質に含まれる[18]。内因性の有機酸に加えて MCT は薬物吸収にも関与し，アニオン性 β-ラクタム抗生物質ベンジルペニシリンや抗てんかん薬バルプロ酸，安息香酸，γ-ヒドロキシ酪酸などの薬物も認識し輸送する。また，フラボノイド類もその構造の類似性から，一部のフラボノイドは MCT ファミリーによって輸送されることが予想される。MCT ファミリーは1から14まで存在するがその性質などがよく解析されているのは MCT1－4までであり，後半についての機能的解析は進んでいないのが現状である。その中で MCT1 は最もよく解析されている MCT ファミリーであり，ほぼすべての組織に発現しているとされる。酢酸，プロピオン酸や酪酸，またピルビン酸や乳酸などを基質とし，α-シアノ-4-ヒドロキシ桂皮酸（α-CHC）は MCT1 に結合するが輸送されないため，MCT1 選択的な阻害剤として用いられる。

　MCT1 に対してはケンフェロールなど様々なフラボノイドがその輸送活性を阻害することが *in vitro* および *in vivo* で報告されており，その阻害様式は競合阻害となっている[19]。しかしながら，ケンフェロールやビオカニン A 自体は MCT1 を介した輸送活性はみられず，MCT1 の基質とはならない[19]。ま

た，腸管上皮モデル Caco-2 細胞を用いた解析では，ナリンゲニンおよびシリビンが MCT1 を介した安息香酸の細胞内取り込みを阻害するが，ナリンゲニン自体は MCT1 で取り込まれない[20]。一方で Bharathi らは，カテキン類の一種であるエピカテキンガレートが MCT1 を介して腸管上皮モデル Caco-2 細胞に取り込まれると報告している[21]。また，肝臓や腎臓などで高い発現がみられる MCT2 についても，ケルセチンによってその輸送活性が阻害されることが報告されている[22]。

(3) 有機アニオントランスポーターおよび有機アニオントランスポーターペプチド

有機アニオントランスポーター (organic anion transporter；OAT；SLC22A6) および有機アニオントランスポーターペプチド (organic anion transporting polypeptide；OATP；SLCO/SLC21) はともに有機アニオンの輸送を司るトランスポーターであり，多くの組織で発現がみられるが，特に腎臓における薬剤の再吸収に大きく関与している[23,24]。OAT に関しては hOAT1(SLC22A6) の輸送活性を複数のフラボノイドが阻害し，そのうちモリンとシリビンは hOAT1 の基質として輸送もされることが示されている[25]。一方，OATP に対してはビオカニン A をはじめ多くのフラボノイドによってその輸送活性が阻害されるが，ビオカニン A 自身は OATP1B1 によっては輸送されず基質とはならないことが報告されている[26]。同様に OATP1A2 と OATP2B1 についても，その輸送がアピゲニン，ケンフェロールおよびケルセチンによって競合的に阻害されるという報告も最近なされている[27]。

5．フラボノイドと ABC トランスポーターの相互作用

腸管上皮におけるフラボノイドの動態で述べたように，腸管上皮細胞内に取り込まれたフラボノイドアグリコンは薬物代謝酵素の修飾を受け，CYP など第一相薬物代謝酵素による酸化反応，UGT や SULT など第二相薬物代謝酵素

による抱合化反応を受けた後，MRP をはじめとする ABC トランスポーターである第三相薬物代謝酵素によって管腔側あるいは基底膜側に排出される。なかでも第三相薬物代謝酵素は，腸管上皮細胞では管腔側には MRP2，MDR1，BCRP が発現しており，一方，基底膜側では MRP1 および MRP3 が発現しているとされる[28]。ここでは，ABC トランスポーターでも腸管上皮の管腔側に発現することが知られる MDR1，MRP2，BCRP の3種とフラボノイド類の相互作用についてこれまでの知見を概説する。

(1) MDR1

MDR1（ABCB1；P 糖タンパク質）は多剤耐性がん細胞に高発現する原因遺伝子として 1986 年に単離・同定された 1,280 アミノ酸からなる ABC タンパク質で，12 回の膜貫通 α-ヘリックスと2つの ATP 結合ドメインを持つ[29]。MDR1 は腸管や肝臓，腎臓などで疎水性の外来異物を体外へ排出する機能を有しているが，そのほか血液脳関門などにも発現し，異物の侵入を抑制している。MDR1 によって輸送される基質は分子量が 300〜2,000 と実に幅広く，特に構造にも特異性がない。医薬品は疎水性外来異物であることから，MDR1 によって基質として認識され，腸管上皮細胞や標的細胞において排出される。植物の二次代謝産物であるフラボノイドも外来異物であることから MDR1 と相互作用することが知られ，実際にフラボノイド類をはじめ様々な植物性食品成分が MDR1 活性を制御するという多くの報告がなされている[28,30,31]。Kitagawa らは，MDR1 を高発現する KB-C2 細胞を用いて，エピカテキンガレートやエピガロカテキンガレートなどのカテキン類，ケンフェロールやケルセチン，バイカレイン，ミリセチンなどのフラボノイドによって MDR1 活性が阻害され，一方，ケルセチンの配糖体（ケルセチン-3-O-β-グルコシドやルチン）はまったく阻害しないことを示している[32,33]。また，ミリセチンなどよりも疎水性の高いナリンゲニン（C 環の 2, 3 位に二重結合を持たない）はまったく阻害しなかったことから，MDR1 に対する阻害活性はフラボノイドの疎水度よりも平面構造など化学構造の方が重要であると示唆している[33]。また，フラ

ボノイドが基質として MDR1 によって輸送されるかどうかについては，Wang らはイチョウ葉に多く含まれるフラボノイドであるケルセチン，ケンフェロール，イソラムネチンはいずれも MDR1 の基質として細胞外へ排出され，これらフラボノイドの生体内利用性に影響を与えているとしている[34]。さらに，MDCK 細胞を用いた解析では，MDR1 の特異的阻害剤である PSC-833 を添加することによって細胞内のエピカテキンガレート量が有意に増加することから，エピカテキンガレートは MDR1 によって排出されていると考えられる[21]。

なお，その他のフラボノイド以外のポリフェノールでは，唐辛子に含まれるカプサイシンやウコンの色素成分であるクルクミン，赤ワインなどに含まれるレスベラトロールも MDR1 活性を阻害することが報告されている[35]。

また，MDR1 に関しては，フラボノイドによる遺伝子発現レベルでの制御に関する解析も進んでいる。その一例としてタンジェレチンやバイカレインなどのフラボノイドは核内受容体である Pregnane X receptor（PXR）を活性化し，それによって MDR1 のプロモーター活性を亢進し，その結果，MDR1 の発現および活性を増加させることが報告されている[36]。

（2）MRP2

MRP2（cMOAT, ABCC2）は肝臓，小腸，腎臓を中心に発現する ABC トランスポーターであり，ラットにおいて Mrp2 は十二指腸で最も発現が多く，小腸下部では発現が少ないこと，また，Villus の先端部分に多く発現し，下部の crypt 細胞においては発現が少ないことが報告されている[37,38]。MRP2 は 17 回膜貫通領域を持つことが推測され，ATP 結合領域を 2 つ持ち，また，その特徴として NH_2 が細胞外に露出されていることが挙げられる。小腸における発現パターンは第二相薬物代謝酵素の発現パターンと類似しており，小腸において第二相薬物代謝酵素と MRP2 は協奏的に働いていると考えられている。すなわち，MRP2 は，第二相薬物代謝酵素により代謝を受けたグルクロン酸抱合体などを速やかに排出することで，第二相薬物代謝酵素の活性が代謝物の蓄積により低下することを防いでいる。したがって，MRP2 は主としてグルクロ

ン酸により抱合化されたフラボノイドを，管腔側に排出するトランスポーターとして機能していると考えられる[37, 39]。

実際に腸管上皮モデル Caco-2 細胞において，フラボノイドの一種であるクリシンは腸管上皮細胞内に取り込まれた後，その大半はグルクロン酸および硫酸の抱合体へと代謝され，MRP2 によって管腔側へ再び排出される[40]。また，エピカテキンガレートについては，腸管上皮細胞内に取り込まれたアグリコンが MRP2 あるいは MDR1 によって一部管腔側へ排出されることが示されており，特に MRP2 については MDCKII 細胞に MRP2 を高発現した細胞株を用いた解析でも確認されている[21]。一方，配糖体のまま腸管上皮細胞内に取り込まれたケルセチン配糖体が MRP2 によって管腔側に排出されることも報告されている[41]。

(3) BCRP

BCRP（ABCG2）は ABCG ファミリーに分類されるが，他の ABCG ファミリーが脂質関係を基質とするのに対し，多くの薬剤や硫酸抱合体など幅広い基質特異性を有する点で大きく異なっている[42]。BCRP は ATP 結合部位を 1 つしか持たないハーフトランスポーターであり，各種組織の頂端膜上で分子間ジスルフィド結合により形成されるホモ 2 量体として機能している。多くの組織で発現がみられ，腸管においては消化管の管腔側へ排出する，すなわち消化管吸収を抑制する方向で作用することが知られている。

BCRP とフラボノイドの関係では，Zhang らはクリシンやビオカニン A をはじめいくつかのフラボノイドが BCRP の輸送活性を強く阻害するとしている[43]。また，BCRP はケルセチンの動態にも関与することが報告されており[44]，BCRP 阻害剤である FTC を添加することによって，MRP2 欠損ラットの血中ケルセチン量およびそのメチル化代謝物であるイソラムネチン量が増加する。さらに FTC を添加することによってケルセチンのグルクロン酸抱合体の管腔側への排出量が減少することから，ケルセチンおよびその代謝物の動態にBCRP が関与している，すなわち，ケルセチンおよびその代謝物は BCRP に

よって輸送される基質であることが示唆されている。

6．フラボノイドと相互作用するその他のトランスポーター

(1) Bilitranslocase

近年，従来のトランスポーターの遺伝子ファミリーとは異なる Bilitranslocase がある種のフラボノイドの輸送担体として機能していることが報告されている[45]。Bilitranslocase は当初は bilirubin を基質とするトランスポーターとして見いだされたが[46]，血管内皮細胞などではケルセチンやアントシアニンなどを輸送するトランスポーターとして機能することが報告されている[47,48]。

7．おわりに

本章では，機能性食品成分とトランスポーターの相互作用について，主にフラボノイドに焦点をあてて概説した。上述のとおり，フラボノイドは植物由来の二次代謝産物であり，他の食品栄養素とは異なり内因性のトランスポーターが存在するわけではない。したがって，フラボノイドは，元来，他の内因性基質を輸送するトランスポーターの基質特異性のあいまいさを利用することによって輸送されるものと思われる。しかしながら，フラボノイドが実際に基質としてトランスポーターによって輸送されているのか，単にトランスポーター活性を阻害するだけで自身は輸送されないのかという点については各組織による違いなど相反する報告も多く，今後のさらなる研究が必要と思われる。

様々な非栄養素食品成分が機能性食品の素材として注目される今日，フラボノイドをはじめその腸管吸収・体内動態をトランスポーターの観点から明らかにすることは，食品の機能性に科学的エビデンスを付与するうえで非常に意義があることと思われる。今後，さらなる研究の進展が期待される。

文 献

1) 清水誠：これからの特定保健用食品．化学と生物 2010；48；749-756.
2) 薩秀夫：食品成分の腸管上皮吸収機構およびその生理機能．食品加工技術 2009；29；6-16.
3) Walle T.：Absorption and metabolism of flavonoids. Free Radic Biol Med 2004；36；829-837.
4) Kitagawa S.：Inhibitory effects of polyphenols on p-glycoprotein-mediated transport. Biol Pharm Bull 2006；29；1-6.
5) 室田佳恵子，寺尾純二：フラボノイドの腸管における吸収代謝機構．機能性食品と薬理栄養 2010；6；115-121.
6) Kobayashi S., Konishi Y.：Transepithelial transport of flavanone in intestinal Caco-2 cell monolayers. Biochem Biophys Res Commun 2008；368；23-29.
7) Hollman P. C., de Vries J. H., van Leeuwen S. D. et al：Absorption of dietary quercetin glycosides and quercetin in healthy ileostomy volunteers. Am J Clin Nutr 1995；62；1276-1282.
8) Walgren R. A., Lin J. T., Kinne R. K. et al：Cellular uptake of dietary flavonoid quercetin-4'-beta-glucoside by sodium-dependent glucose transporter SGLT1. J Pharmacol Exp Ther 2000；294；837-843.
9) Day A. J., Gee J. M., DuPont M. S. et al：Absorption of quercetin-3-glucoside and quercetin-4'-glucoside in the rat small intestine：the role of lactase phlorizin hydrolase and the sodium-dependent glucose transporter. Biochem Pharmacol 2003；65；1199-1206.
10) Wolffram S., Blöck M., Ader P.：Quercetin-3-glucoside is transported by the glucose carrier SGLT1 across the brush border membrane of rat small intestine. J Nutr 2002；132；630-635.
11) Chen C. H., Hsu H. J., Huang Y. J. et al：Interaction of flavonoids and intestinal facilitated glucose transporters. Planta Med 2007；73；348-354.
12) Kottra G., Daniel H.：Flavonoid glycosides are not transported by the human Na^+/glucose transporter when expressed in *Xenopus laevis oocytes*, but effectively inhibit electrogenic glucose uptake. J Pharmacol Exp Ther 2007；322；829-835.
13) Kobayashi Y., Suzuki M., Satsu H. et al：Green tea polyphenols inhibit the sodium-dependent glucose transporter of intestinal epithelial cells by a competitive mechanism. J Agric Food Chem 2000；48；5618-5623.

14) Kwon O., Eck P., Chen S. et al : Inhibition of the intestinal glucose transporter GLUT2 by flavonoids. FASEB J 2007 ; 21 ; 366 − 377.
15) Song J., Kwon O., Chen S. et al : Flavonoid inhibition of sodium-dependent vitamin C transporter 1 (SVCT1) and glucose transporter isoform 2 (GLUT2), intestinal transporters for vitamin C and glucose. J Biol Chem 2002 ; 277 ; 15252 − 15260.
16) Vera J. C., Reyes A. M., Velásquez F. V. et al : Direct inhibition of the hexose transporter GLUT1 by tyrosine kinase inhibitors. Biochemistry 2001 ; 40 ; 777 − 790.
17) Strobel P., Allard C., Perez-Acle T. et al : Myricetin, quercetin and catechingallate inhibit glucose uptake in isolated rat adipocytes. Biochem J 2005 ; 386 ; 471 − 478.
18) 中西猛夫, 玉井郁巳：第1章 SLC 5. SLC16A1. 薬物トランスポーター　活用ライブラリー（乾賢一編），羊土社，2009，p43 − 44.
19) Wang Q., Morris M. E. : Flavonoids modulate monocarboxylate transporter-1-mediated transport of gamma-hydroxybutyrate in vitro and in vivo. Drug Metab Dispos 2007 ; 35 ; 201 − 208.
20) Shim C. K., Cheon E. P., Kang K. W. et al : Inhibition effect of flavonoids on monocarboxylate transporter 1 (MCT1) in Caco-2 cells. J Pharm Pharmacol 2007 ; 59 ; 1515 − 1519.
21) Bharathi J., Vaidyanathan J. B., Walle T. : Cellular uptake and efflux of the tea flavonoid (-) epicatechin-3-gallate in the human intestinal cell line Caco-2. J Pharmacol Exp Ther 2003 ; 307 ; 745 − 752.
22) Bröer S., Bröer A., Schneider H. P. et al : Characterization of the high-affinity monocarboxylate transporter MCT2 in *Xenopus laevis oocytes*. Biochem J 1999 ; 341 ; 529 − 535.
23) 増田智先：第1章 SLC 8. SLC22A6 (OAT1). 薬物トランスポーター　活用ライブラリー（乾賢一編），羊土社，2009，p84 − 86.
24) 宮島真理, 楠原洋之：第1章 SLC 7. SLC21/SLCO (SLCO1A2). 薬物トランスポーター　活用ライブラリー（乾賢一編），羊土社，2009，p50 − 52.
25) Hong S. S., Seo K., Lim S. C. et al : Interaction characteristics of flavonoids with human organic anion transporter 1 (hOAT1) and 3 (hOAT3). Pharmacol Res 2007 ; 56 ; 468 − 473.
26) Wang X., Wolkoff A. W., Morris M. E. : Flavonoids as a novel class of human organic anion-transporting polypeptide OATP1B1 (OATP-C) modulators.

Drug Metab Dispos 2005；33；1666-1672.
27) Mandery K., Bujok K., Schmidt I. et al：Influence of the flavonoids apigenin, kaempferol, and quercetin on the function of organic anion transporting polypeptides 1A2 and 2B1. Biochem Pharmacol 2010；80；1746-1753.
28) Alvarez A. I., Real R., Pérez M. et al：Modulation of the activity of ABC transporters (P-glycoprotein, MRP2, BCRP) by flavonoids and drug response. J Pharm Sci 2010；99；598-617.
29) 木村泰久, 植田和光：第2章 ABC 1. MDR/TAP (ABCB). 薬物トランスポーター 活用ライブラリー (乾賢一編), 羊土社, 2009, p127-130.
30) Morris M. E., Zhang S.：Flavonoid-drug interactions：effects of flavonoids on ABC transporters. Life Sci 2006；78；2116-2130.
31) Konishi T., Satsu H., Hatsugai Y. et al：Inhibitory effect of a bitter melon extract on the P-glycoprotein activity in intestinal Caco-2 cells: monoglyceride as an active compound. Br J Pharmacol 2004；143；379-387.
32) Kitagawa S., Nabekura T., Kamiyama S. et al：Inhibition of P-glycoprotein function by tea catechins in KB-C2 cells. J Pharm Pharmacol 2004；56；1001-1005.
33) Kitagawa S., Nabekura T., Takahashi T. et al：Structure-activity relationships of the inhibitory effects of flavonoids on P-glycoprotein-mediated transport in KB-C2 cells. Biol Pharm Bull 2005；28；2274-2278.
34) Wang Y., Cao J., Zeng S.：Involvement of P-glycoprotein in regulating cellular levels of Ginkgo flavonols：quercetin, kaempferol, and isorhamnetin. J Pharm Pharmacol 2005；57；751-758.
35) Nabekura T., Kamiyama S., Kitagawa S.：Effects of dietary chemopreventive phytochemicals on P-glycoprotein function. Biochem Biophys Res Commun 2005；327；866-870.
36) Satsu H., Hiura Y. Mochizuki, K. et al：Activation of the Pregnane X Receptor and Induction of MDR1 by Dietary Phytochemicals. J Agric Food Chem 2008；56；5366-5373.
37) 伊藤晃成, 鈴木洋史：第2章 ABC 2. CFTR/MRP (ABCC). 薬物トランスポーター 活用ライブラリー (乾賢一編), 羊土社, 2009, p140-142.
38) Mottino A. D., Hoffman T., Jennes L. et al：Expression and localization of multidrug resistant protein mrp2 in rat small intestine. J Pharmacol Exp Ther 2000；293；717-723.
39) Williamson G., Aeberli I., Miguet L. et al：Interaction of positional isomers of

quercetin glucuronides with the transporter ABCC2 (cMOAT, MRP2). Drug Metab Dispos 2007 ; 35 ; 1262-1268.
40) Walle U. K., Galijatovic A., Walle T. : Transport of the flavonoid chrysin and its conjugated metabolites by the human intestinal cell line Caco-2. Biochem Pharmacol 1999 ; 58 ; 431-438.
41) Walgren R. A., Karnaky K. J. Jr, Lindenmayer G. E. et al : Efflux of dietary flavonoid quercetin 4'-beta-glucoside across human intestinal Caco-2 cell monolayers by apical multidrug resistance-associated protein-2. J Pharmacol Exp Ther 2000 ; 294 ; 830-836.
42) 高田龍平,鈴木洋史:第2章 ABC 3. White (ABCG). 薬物トランスポーター活用ライブラリー (乾賢一編), 羊土社, 2009, p153-155.
43) Zhang S., Yang X., Morris M. E. : Flavonoids are inhibitors of breast cancer resistance protein (ABCG2) -mediated transport. Mol Pharmacol 2004 ; 65 ; 1208-1216.
44) Sesink A. L., Arts I. C., de Boer V. C. et al : Breast cancer resistance protein (Bcrp1/Abcg2) limits net intestinal uptake of quercetin in rats by facilitating apical efflux of glucuronides. Mol Pharmacol 2005 ; 67 ; 1999-2006.
45) Passamonti S., Terdoslavich M., Franca R. et al : Bioavailability of flavonoids : a review of their membrane transport and the function of bilitranslocase in animal and plant organisms. Curr Drug Metab 2009 ; 10 ; 369-394.
46) Sottocasa G. L., Lunazzi G. C., Tiribelli C. : Isolation of bilitranslocase, the anion transporter from liver plasma membrane for bilirubin and other organic anions. Methods Enzymol 1989 ; 174 ; 50-57.
47) Maestro A., Terdoslavich M., Vanzo A. et al : Expression of bilitranslocase in the vascular endothelium and its function as a flavonoid transporter. Cardiovasc Res 2010 ; 85 ; 175-183.
48) Passamonti S, Vrhovsek U, Mattivi F. : The interaction of anthocyanins with bilitranslocase. Biochem Biophys Res Commun. 2002 ; 296 ; 631-636.

第13章　食品生産におけるトランスポーター

藤原　徹*
三輪京子**

1．元素循環と食品

(1) 栄養と生物

　すべての生物は外界から「栄養」を取り入れて生存している。どのような物質を「栄養」として取り入れるかは生物種によって異なる。独立栄養生物である植物は無機物のみを栄養として生育することができるが，従属栄養生物は植物等の合成した有機物を取り入れる必要がある。いうまでもなくヒトは従属栄養生物であり，エネルギー源である糖類や油脂をはじめ，タンパク質やビタミンなどを無機栄養（ミネラル）とともに摂取する必要がある。ヒトの摂取する糖類や油脂，タンパク質は，直接または間接に植物の合成したものを食品として摂取していることになり，ヒトの栄養を考えるうえで植物の栄養や代謝について知ることは重要である。ヒトをはじめとする動物はある種のビタミン類やアミノ酸を合成することができない。これらのアミノ酸やビタミンは植物が合成したものを摂取していることが多く，ヒトは栄養を量的（エネルギー等）だけでなく，質的（必要とされる成分）にも植物に依存している。

(2) 栄養摂取と元素循環

　植物やヒトの栄養をより広い目で見ると，生物による栄養摂取は地球の物質

---

*　東京大学大学院農学生命科学研究科
**　北海道大学創成研究機構

第13章　食品生産におけるトランスポーター

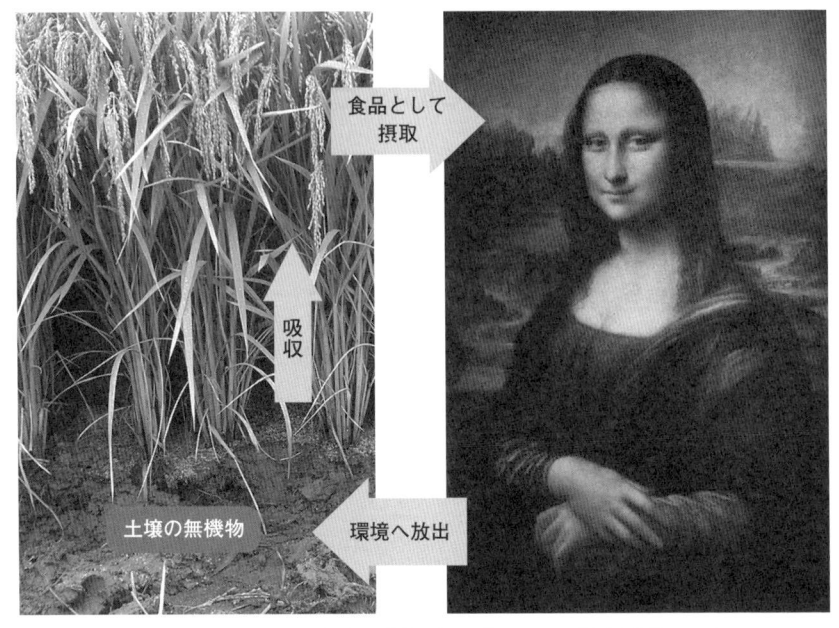

図 13 − 1　植物と動物（ヒト）による元素循環
植物は独立栄養生物であり土壌から必要な無機元素を吸収して食料を作ることができる。動物（ヒト）は食品として直接間接に植物を摂取し，環境に不要物を排出する。植物と動物（ヒト）の栄養摂取は地球の大きな元素循環を形作っている。

循環の重要な一段階であると見ることができる。植物は土壌に存在する無機栄養を選択的に吸収し地上部へ輸送し，代謝に用いる。植物が吸収した無機栄養や光合成等の代謝で合成された様々な有機物をヒトや動物は直接間接に摂取し，化学形態を変化させて環境に排出している（図 13 − 1）。つまり，植物による養分吸収と動物による摂取は，土壌や水の中の元素を選択的に移動させ，化学形態を変えて環境に放出する営みである。環境に排出された無機栄養や有機物は環境中の微生物等に取り込まれ，分解されたり，風雨等によって移動していき，環境を変化させていく。近年では，世界人口が増加し国際的な食料の取引が行われるようになっており，「栄養摂取」を通じた物質の移動は地球規模で起こるようになっている。植物のトランスポーターはこの地球上の元素循環において重要な一段階を担っている。ヒトの栄養に果たすトランスポーター

の役割については他章に詳述されているので，本章では植物のトランスポーターについての最新の知見を紹介しつつ，植物のトランスポーターが食料生産に役立つだけでなく，食品成分に重要な影響を持っていることを中心にして述べることとする。

2．植物の必須元素と動物の必須元素，有害元素

（1）植物の必須元素

植物性食品はもとより，動物性食品も間接的に植物が作り出した有機物由来である。植物は一次生産者として生態系を支えている。それは植物が土壌に根を伸ばし，土壌の中にある養分を"食べて"生育する能力を持っているからである。植物は無機物だけに依存して生育することができる独立栄養生物である。現在植物の必須元素としては 17 種類の元素が知られている[1]。必須元素とは，その元素がないと生物が生活環を完結できない元素であり，他の元素で代替することができない元素である。酸素，水素，炭素，窒素，リン，硫黄，カリウム，マグネシウム，カルシウム，鉄，銅，マンガン，亜鉛，ホウ素，塩素，ニッケル，モリブデンが植物の必須元素として認められている（図 13 - 2）。炭素，酸素，水素を除く元素については，植物は土壌鉱物や肥料に含まれるこれらの元素を土壌溶液を介して吸収している。植物が吸収する必須元素は，土壌の化学組成や施肥に影響を受ける。

（2）動物の必須元素と植物の必須元素

植物の必須元素は動物で認められている必須元素よりも少ない。動物の必須元素は種類によっても違い，また，いくつかの元素については必須性に議論があり，必須元素のリストが確定しているわけではないものの，ヨウ素，コバルト，ナトリウム，クロム，セレンは動物の必須元素であることが認められているが，植物では必須元素としては認められていない元素である。ホウ素は植

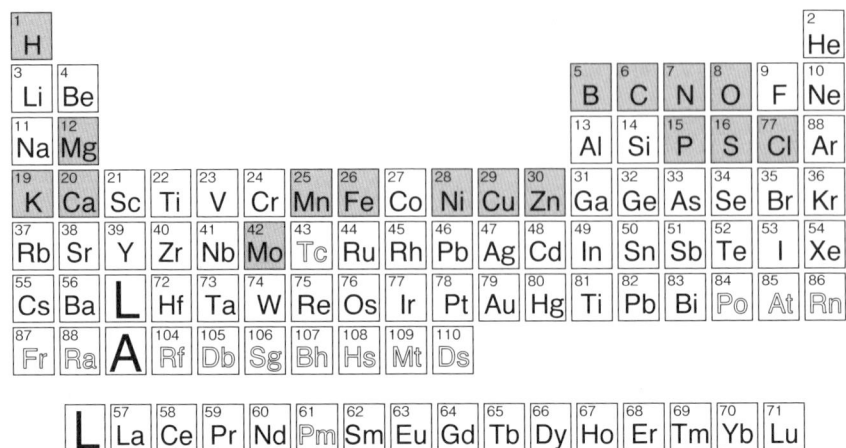

図 13-2　植物の必須元素

植物の必須元素とされている 17 元素を灰色で示した。表中，L はランタノイド，A はアクチノイド，白ヌキ元素は放射性元素である。

の必須元素であり，最近，アフリカツメガエルやマスなどの動物での必須性が報告されている[2,3]が，ヒトでは有用性を示唆するデータはあるものの必須性は一般的には認められていない。

　植物と動物の必須元素が異なることに伴った問題が生じる場合がある。セレンはその代表的なものである。生物は一般に必須元素を積極的に吸収しようとするが，不必要な元素は積極的に吸収しないことが多い。セレンは動物の必須元素であるが，植物の必須元素ではない。セレンが必須元素でない植物はセレンが少ない土壌でも問題なく成育するが，体内のセレン含量の低い植物体になる。一方，動物が摂取するセレンは植物由来のものが重要であり，土壌のセレン濃度が低い地域（中国などに存在する）では，牧草などの植物由来の飼料を摂取する動物（家畜）がセレン欠乏症になってしまうことが知られている。

　また，逆の例としてはホウ素が挙げられる。ホウ素は植物の必須元素で，植物組織中のホウ素濃度は土壌や飲料水中のホウ素濃度より一般的に高い。動物はホウ酸を摂取すると速やかに体外に排出するため，動物性食品中のホウ素濃

度は極めて低く，ヒトの摂取するホウ素は植物由来のものが多い。これまで，ホウ素摂取とヒトの健康についての知見はなかったが，この10年間程度の間に米国で疫学調査が行われ，ホウ素の摂取量とある種のがんの発生率に負の相関があるとの報告がなされている。植物が蓄積するホウ素はヒトに有益な効果をもたらしている可能性が示唆されている。

（3）植物によるミネラルの蓄積と食品

植物性食品の必須アミノ酸組成が動物性食品に比べて劣ることが多いことと同様に，植物と動物の共通の必須元素であっても，その可食部への蓄積量はヒトの要求量を満たさないことがある。白米は鉄や亜鉛濃度が低い。これらのミネラルは野菜や肉類などに含まれており，先進国では一定量摂取されるが，発展途上国では食生活は植物性食品に大きく依存し，通常，摂取する食品の種類が比較的少ない傾向がある。このような状況では，鉄や亜鉛の摂取量が十分でなく，貧血症や発達障害が高頻度に発生する。このような問題を防ぐ1つの方法として，鉄や亜鉛含量の高い品種の開発が進められている。

（4）植物による有害金属の吸収

植物は必須元素だけでなく，不必要な有害元素を吸収してしまう場合がある。カドミウムやヒ素は有害元素であり，日本を含む世界各地で汚染が問題になることがある。これらの有害金属は植物にとっても有害であるものの，植物の持つ必須元素のトランスポーターはこれら有害元素を必須元素と区別できずに取り込んでしまうことが知られている。取り込まれた有害金属は可食部に蓄積してしまう。有害元素は植物自身にとっても有害であり高濃度に汚染された地域では作物が生育せず，食品に有害元素が混入する可能性は低いが，カドミウムやヒ素の場合には，植物の生育に影響を及ぼさない程度の汚染でも，可食部にはこれらの元素が蓄積してしまい，食品として長期間摂取すると体内に蓄積し健康被害をもたらしてしまう。日本ではカドミウムを 0.4 ppm 以上含むコメは食品としては流通させないことになっている。食料貿易が盛んな昨今で

は，世界的にも食品中のカドミウム濃度の許容基準が設けられている。

このように植物の土壌からの元素吸収は，食料生産の根本であるだけでなく，食品の質を左右する要因でもある。植物が土壌中の様々な元素をどのように吸収し可食部に蓄積させるかについての理解を深めることが，食品の質を高めるために重要である。

3．植物による必須元素の吸収と地上部への輸送

（1）植物による必須元素の吸収とトランスポーター

土壌から吸収される必須元素はホウ素を除いてすべてイオンとして吸収される。ホウ素はホウ酸（H_3BO_3）という電荷を持たない分子として吸収される。イオンは細胞膜（脂質二重層）を透過しにくく，単純拡散では細胞の要求を満たすことは不可能である。また，環境に存在する無機元素組成はほとんどの場合に生物が要求する組成とは異なっており，必要な元素はより積極的に吸収し，不必要な元素は吸収しないようにする必要がある。これらの要求を満たすために，すべての生物はトランスポーターを用いて外界の物質を選択的に吸収している。

植物の場合には，すべての必須元素に対して，それを輸送する植物のトランスポーター遺伝子が少なくとも1つは見つかっている。ほとんどのトランスポーターは基質特異性が高く1種類の基質しか輸送しないが，一部のトランスポーターは複数の元素を輸送する性質がある。基質特異性の高いトランスポーターとしては，硝酸，アンモニア，リン酸，硫酸，ホウ酸などのトランスポーターを挙げることができる。一方で二価金属である亜鉛，鉄，銅などは共通のトランスポーターで輸送されることがある[1]。

（2）栄養条件に応じた栄養輸送能力の調節とトランスポーター

動物と同様に植物の適切な生育にはこれらの栄養元素が適当な割合で吸収さ

れる必要がある。動物とは違って、植物は移動能力がないため、発芽した土壌や与えられる水に含まれる養分にのみ依存して生育しなければならない。植物は、このために、栄養条件を感知して、必要な栄養をより積極的に取り込み、不必要な栄養はあまり取り込まないように調節している[1]。つまり、土壌中の栄養が少ないと、トランスポーターの発現を高めたり活性化させたりして吸収速度を高めるが、栄養が十分にあると、不必要に取り込まないようにしている。このような傾向は、一般的に土壌中の含量が低く植物の要求量の高い、硝酸、硫酸、カリウム、リン酸などに顕著に認められる。このような能力を持つために、植物は比較的幅広い栄養条件で生育することができる。植物は水さえあればどこにでも生えるといってもよいほどであるが、それは植物が高い栄養適応能力を持っているためである。

(3) 植物のエネルギー依存的な栄養吸収

植物は土壌中に存在する水に溶解した栄養を吸収するが、土壌中の無機栄養素は多くの場合、低濃度でしか存在していない。栄養素の濃度は細胞内の濃度に比べてほとんどの場合、低い。したがって、濃度勾配に逆らった吸収をする必要があり、これにはエネルギーが必要である[4]。植物細胞にも動物と同じように負の膜電位が存在していて、この電位差が各種栄養素の輸送に利用されている。膜電位の維持には動物と同じようにATPが使われるが、動物ではNa-ATPase（ナトリウムATPアーゼ）によって、ATPのエネルギーを利用して細胞内外にナトリウムイオンの濃度勾配をつけるのに対して、植物細胞の場合にはH-ATPase（プロトンATPアーゼ）細胞内外にプロトンの濃度勾配をつけて膜電位を維持している。一般には、植物においては細胞外（細胞壁のある空間）のpHは5程度、細胞内のpHは7を超える程度といわれている。また、植物は栄養条件の変化に対応するために同じ基質に対して基質特異性の異なるトランスポーターを持っていることが知られている。例えば、硝酸の吸収は基質濃度が低い条件では高親和性のトランスポーターが発現して吸収を担うのに対して、基質濃度が高くなると低親和性のトランスポーターが発現して効率よ

く（速い速度で）硝酸を吸収するようになる[5]。

(4) 細胞を横切る栄養輸送の仕組み

　植物の養分吸収においてもう1つ重要なことは，植物が根から養分を吸収し地上部へ輸送するためには，植物細胞が養分を吸収するだけでは不十分で，細胞を横切る輸送を行わなければならないことである。多細胞生物である植物において輸送が効率よく行われるには，根の表皮細胞が吸収した栄養分を隣接する細胞へと受け渡し，導管の存在する根の中心部まで運ばなければならない。このような細胞を横切る輸送を効率よく行うには，細胞内へ養分を取り込む輸送体を細胞の片側に，細胞内から細胞外へ（隣接する細胞側へ）養分を送りだす輸送体をその反対側に蓄積させると都合がよい。筆者らの研究対象であるホウ素のトランスポーターの場合には細胞内へ取り込むためのトランスポーターは根の細胞の土壌に面した側に，導管方向へとホウ素を輸送するためのトランスポーターは導管に面した側に蓄積している[6]（図13-4；p.278参照）。

　もう1つ，栄養輸送については植物に固有の原形質連絡を考える必要がある。植物細胞間には原形質連絡と呼ばれる細胞壁を貫通する筒状の構造体がある。原形質連絡は細胞膜によって裏打ちされた構造をしており，隣接する細胞の細胞膜は原形質連絡を通じて連続している[7]。原形質連絡の内部は細胞質である。実際に栄養素が原形質連絡を通じて輸送されていることを直接的に示す実験的な根拠があるわけではないが，その構造的特徴と低分子の蛍光物質が細胞外に出ることなく隣接する細胞に移動することができることの2つに基づき，無機イオンも原形質連絡を通じて自由に輸送されると考えられている。しかし，原形質連絡を通じた細胞間の栄養輸送が根の栄養輸送にどの程度の貢献をしているかは明らかにされていない。

(5) 導管を通じた栄養の輸送

　根の細胞を横切った水や養分は地上部へと運ばれることになる。地上部へ水と養分を運ぶ管である導管は「死んだ」細胞の細胞壁からなる構造体である。

つまり，導管は細胞の外にある構造であり，根から地上部への栄養の輸送は細胞外を通って行われていることになる。根の細胞に取り込まれた水や養分は，導管へと積み込まれる前に細胞の外へと排出されて地上部へ送られることになる[7]。

(6) 光合成産物の輸送と篩管

葉に運ばれてきた無機栄養素を利用して植物は光合成を行う。葉で合成された有機物は必要に応じて糖，デンプン，脂質，アミノ酸等に変換されるとともに，根や植物の生長部分へと運ばれていく。植物体の中で食糧として供される部分は，種子や塊茎などの光合成産物が蓄積している部分が多い。このような部分には炭水化や脂質，タンパク質が蓄積しており，食糧としての価値が高い。植物は種子や塊茎に自分自身や次世代の植物の栄養源として光合成産物を蓄積する。このような蓄積は植物の生存にも極めて重要な性質であり，葉で合成された光合成産物はトランスポーターを介して巧妙に制御され種子や塊茎に輸送され，蓄積される。光合成産物のトランスポーターは極めて重要な役割を果たしている[7]。

光合成は葉の葉緑体で行われ，代謝を受けながら細胞質へと輸送され，さらに植物の生長しつつある部分や貯蔵組織に運ばれていく。このプロセスにかかわるトランスポーターの全貌については，紙面の関係上，ここでは述べることはできないが，このうち特に重要な糖の篩管を通じた輸送に関与するトランスポーターについて述べることとする。

このような有機物の植物体内での長距離輸送は主に篩管を通じて行われる[7]。篩管は導管とは異なり，細胞膜を保持した「生きた」組織であり，長距離輸送される有機物はトランスポーターによって積み込まれる必要がある。篩管の中を流れる液（篩管液）は植物種によっても差があるものの，高濃度（数百 mM）のショ糖を含んでいる。葉などの光合成を盛んに行い光合成産物を植物体の他の部分へと供給する役割を担う組織（ソース組織という）の篩管にはショ糖トランスポーターの働きによってショ糖が濃度勾配に逆らって積み込

まれる。この積み込みにはプロトン勾配のエネルギーが利用される。これによってソース組織では篩管のショ糖濃度が高まる。その一方で、貯蔵組織は生長している組織（シンク組織という）ではショ糖が積み下ろされて消費されたり、貯蔵物質の合成に利用される。これによって、シンク組織では篩管液中のショ糖濃度が低下することになる。ソース組織での篩管のショ糖濃度が高く、シンク組織でのショ糖濃度が低いことによって、ショ糖はソース組織からシンク組織へと移動していくことになり、それに伴って篩管液は流動すると考えられている。この篩管の長距離輸送の原理は圧流説と呼ばれている。つまり、植物において光合成産物が種子や塊茎への輸送は、シンク組織のショ糖トランスポーターが濃度勾配に逆らってショ糖を篩管へ積み込むことが原動力となっていると考えることができる。植物においてもトランスポーターは物質の選択的な輸送を可能にするだけでなく、物質の長距離輸送の原動力となっている。

4．無機元素トランスポーターの研究例―ホウ素を例に

（1）ホウ素の生理機能と分布

本節ではトランスポーター研究の具体例として、筆者らが研究してきているホウ素のトランスポーターについて述べることとする。

ホウ素は植物の無機必須元素であり、その生理機能は細胞壁のペクチンを架橋し細胞壁の構造を安定化することであると考えられている[1]。必須元素であると同時に、ホウ素は高濃度に存在すると生物一般に対して毒性を示す。したがって、植物がうまく生育するためには土壌中のホウ素濃度は低すぎずかつ高すぎない適当な濃度範囲にある必要がある。土壌中のホウ素濃度は土壌の種類や気候等によって影響を受け、様々であるが、一般的には砂質土壌で降雨量が高い地域のホウ素濃度は低く、半乾燥地などでは高い傾向がある。土壌中のホウ素はホウ酸として植物に供給されるが、ホウ酸は比較的水溶性が高く、中性水溶液中では電荷を持たない分子として存在するため、土壌に吸着されにく

い。このため、日本のような多雨地域では、雨によって土壌中のホウ酸は流亡してしまうため、土壌中のホウ素濃度が低い。逆に、半乾燥地などでは地下水等に含まれるホウ素が水分の蒸発に伴って土壌表面に集積し、土壌中のホウ素濃度が高まっていく傾向がある。世界にはホウ素欠乏地域と過剰地域が分布しているが、ホウ素欠乏地域は多雨地域（日本、中国、東南アジアなど）が多く、過剰地域（南オーストラリア、トルコ、カリフォルニア、チリなど）は半乾燥地帯が多い。ホウ素欠乏地帯ではホウ素を施肥することが重要であるが、後に述べるようにホウ素は植物に常に供給され続ける必要があるとともに過剰に施肥すると過剰障害を引き起こしやすく、施肥管理には注意を要する。ホウ素過剰地帯では作物の生育が抑制されてしまうが、土壌からホウ素を効率的に取り除く方法は知られていない。

（2）植物によるホウ酸吸収と再転流の特徴

ホウ素はホウ酸として植物に吸収される。ホウ酸は pK_a が 9.25 であり、中性水溶液中では主に電荷のない分子として存在しており、細胞膜の透過性がイオンに比べて高い。ホウ素は長らく受動的に吸収されると考えられてきたが、筆者らの研究によりホウ素輸送体が複数同定され、それらの環境中のホウ素濃度に応じた発現制御と生理的機能には密接な関係があることが明らかになってきている。また、ホウ素は一般的には植物体内で再転流されにくい。窒素は土壌中の濃度が下がると、葉などのタンパク質を分解し、若い組織に送ることが知られている。いわば古い葉を犠牲にして新しい組織の生長を維持するために、一度吸収され転流した窒素を改めて若い組織へと再転流するのであるが、ホウ素の場合にはこのような現象が起こらず、一度、葉に蓄積されたホウ素が、若い生長する組織へと転流することはあまりない。このため、ホウ素は植物の生育期間中常に土壌から供給され続けなければならないことになる。

（3）ホウ素トランスポーターの同定

農業生産におけるホウ素のこのような厄介な性質を改善する1つの方法とし

ては，ホウ素トランスポーターを利用して植物のホウ素吸収を制御することであるが，10年ほど前までは生物界でホウ素を輸送するトランスポーターは知られていなかった。筆者らの研究グループではシロイヌナズナの変異株を利用してホウ素輸送に関与するトランスポーターを同定することに成功した。

シロイヌナズナの bor1-1 変異株は正常な生育に高濃度のホウ素を要求する変異株である[8]。この原因遺伝子は劣性の一遺伝子によるもので，生理学的な実験から，bor1-1 変異株は地上部へのホウ素輸送能が野生型植物よりも低下していることが明らかになった。原因遺伝子を同定したところ，BOR1 遺伝子（bor1-1 変異株の原因遺伝子）は細胞膜のタンパク質をコードしており，酵母で BOR1 遺伝子を発現させると細胞内のホウ素濃度が低下することが明らかになった。これらのことから，BOR1 はホウ素の排出型のトランスポーターであり，導管周辺の細胞で発現して導管へとホウ素を積み込むことに重要な役割を担っていることが明らかになった[9]。BOR1 は真核生物に広く存在しており，イネの BOR1 遺伝子に変異が入るとシロイヌナズナの場合と同様に，ホウ素欠乏条件での生育が悪くなる[10]（図13－3）。

また，マイクロアレイ実験を通じて，ホウ素の吸収に関与するトランスポーターNIP5;1 を同定した。NIP5;1 の発現はホウ素欠乏処理したシロイヌナズナの根で数倍に上昇する。NIP5;1 はホウ素の吸収を促進する細胞膜のトランスポーターであり，根の表

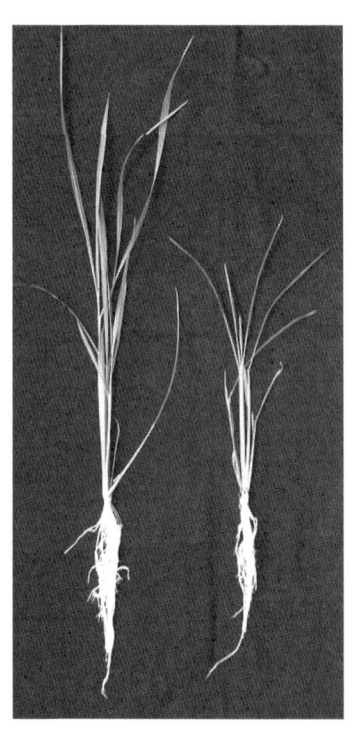

野生型株　　bor1-1 変異株

図13－3　ホウ素トランスポーター BOR1 を欠損するイネの生育
野生型のイネと，ホウ素トランスポーター BOR1 を欠損する bor1-1 変異株をホウ素欠乏条件で栽培した写真。bor1-1 変異株では生育が抑制されている。bor1-1 変異株はホウ素を十分に与えると野生型株と同様に生育することから，BOR1 がホウ素欠乏条件での生育（ホウ素輸送）に重要な役割を担っていることがわかる。

皮に主に発現している[11]。また，興味深いことに，NIP5;1やBOR1を発現する根の細胞では，NIP5;1やBOR1は細胞膜に均一に存在しているわけではなく，NIP5;1は根の表皮細胞の土壌に面した側の細胞膜に，BOR1は根の細胞の導管に面した側の細胞膜に局在していることが明らかになった[6]。栄養が土壌から吸収され導管へと積み込まれていくためには，根の細胞を横切って栄養が輸送されていく必要があるが，吸収に関与するトランスポーターを土壌に面した側に，排出（隣接細胞への）に関与するトランスポーターを導管側に局在させることによって，ホウ素は細胞を横切って土壌側から導管へと運ばれていくことになる（図13-4）。

（4）ホウ素トランスポーターの応答と制御

BOR1とNIP5;1はいずれもホウ素の吸収や地上部への輸送を促進する働きを持っている。先に述べたように高濃度のホウ素は毒であり，土壌中のホウ素濃度が高いときにBOR1やNIP5;1がホウ素をさらに濃縮して地上部へ輸送してしまうと植物がホウ素毒性にさらされる危険が高まる。BOR1もNIP5;1も土壌のホウ素濃度が低いときにのみ発現し，ホウ素濃度が高いときには発現しないように調節を受けているが，その制御機構は異なっている。BOR1タンパク質の場合には，*BOR1*mRNAの蓄積量は培地（土壌）のホウ素濃度によって影響を受けないが，培地のホウ素濃度が高くなると細胞膜から選択的にエンドソームを介して液胞に輸送され分解される[12]。一方，*NIP5;1*はmRNAの蓄積量が培地のホウ素濃度が高まると減少する[11]。いずれの場合も培地のホウ素濃度が低い条件で発現が高まり，根から効率よくホウ酸を吸収し導管にローディングする一方で，ホウ素濃度が高い時には発現させないことで地上部へのホウ酸輸送効率を低下させ，地上部への過剰なホウ素蓄積を防ぐことになる。植物の無機栄養のトランスポーターは，一般に，土壌の栄養の濃度に応じて発現が調節されていることが多い。栄養が少なくなるとトランスポーターを発現させ，より吸収効率を高めることで，低栄養条件に耐えようとする。しかし，このホウ素の例のように異なる2つの機構で輸送体を調節している例は珍

しい。なぜ，植物がこのような一見複雑な調節機構でホウ酸輸送を制御しているのかは現時点では不明であるが，他の栄養と同様に植物はホウ素濃度を何らかの方法で感知し，それに応じてトランスポーターの発現を調節するという反応を行っていることは確かである。

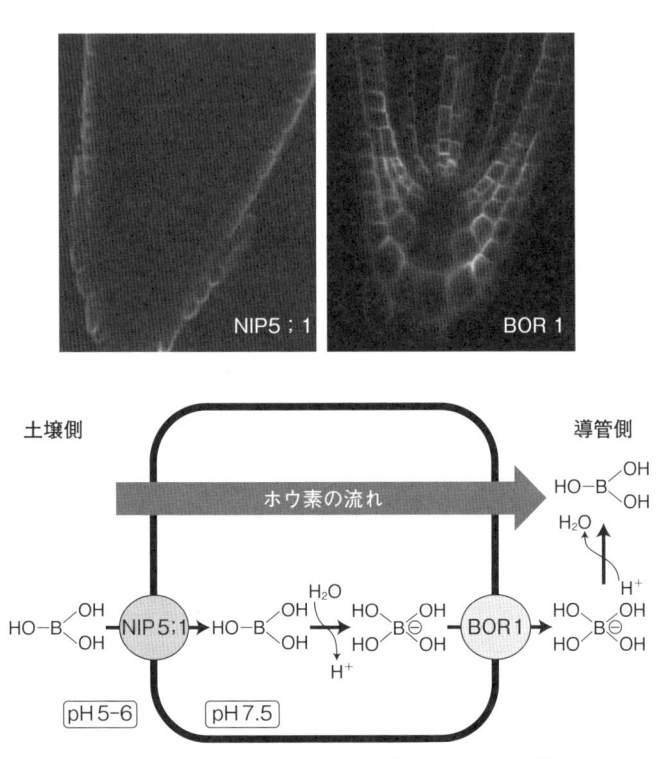

図 13 − 4 ホウ素トランスポーターの細胞内局在と細胞を横切るホウ素の流れ
上：ホウ素吸収に関与する NIP5;1 と導管への輸送に関与する BOR1 のそれぞれを GFP に連結したものをシロイヌナズナに導入し，根の先端の GFP 蛍光を観察したもの。NIP5;1 は根の表皮細胞の土壌側に面した細胞膜に局在し，内側の細胞膜には局在していない。BOR1 は逆に根の中心に近い側に局在している。
下：根の細胞を横切るホウ素の流れの模式図。根の細胞では土壌側にホウ素の細胞内への吸収に関与する NIP5;1 が存在し，細胞外のホウ素を細胞内へと取り込む。取り込まれたホウ素は導管側に存在する BOR1 によって，細胞内から細胞外へと輸送され，全体としては細胞を横切るホウ素の流れができる。植物では細胞外の pH は 5 程度であり，細胞内は 7.5 程度である。ホウ酸（$B(OH)_3$）の pKa は 9.25 であり，細胞外のホウ素はほとんどホウ酸（$B(OH)_3$）として存在し，細胞内ではホウ酸アニオン（$B(OH)_4^-$）の割合が増える。NIP5;1 はホウ酸を基質とし，BOR1 はホウ酸アニオン（$B(OH)_4^-$）を基質としており，ホウ素の細胞を横切る輸送に都合がよいと考えられる。

5. トランスポーターを利用した植物の生育改善やミネラル蓄積の改善

(1) ホウ素トランスポーターを利用した植物生産の向上

　上述のように植物は栄養条件を感知してトランスポーターの発現を調節し，低栄養条件での栄養吸収を促進するとともに，高栄養条件での栄養吸収を抑制する仕組みを持っている。このような仕組みを人為的に強化することができれば，栄養欠乏により強い植物を作出することができると考えられる。BOR1の発現を高めたシロイヌナズナは，地上部の生育がホウ素欠乏条件でも野生型植物よりも良くなる[13]。さらにBOR1に加えてNIP5;1の発現を高めたシロイヌナズナを作出したところ，野生型の植物やBOR1だけを過剰発現する植物に比べて低濃度のホウ素でも生育し結実する植物を作出することができた（図13-5）[14]。また，シロイヌナズナの*BOR1*の相同遺伝子*BOR4*を過剰発現させることで，10 mMという極めて高いホウ酸濃度でも良好に生育する植物を得ることにも成功した[15]。BOR4はBOR1と同様に細胞内のホウ素を細胞外へ排出する活性を持っているが，BOR1とは対照的に表皮細胞の土壌に面した側に局在しており，土壌から根の細胞内へ流入するホウ素を土壌へ排出することによって，細胞内のホウ素濃度を低下させ，植物に過剰のホウ素に対する耐性を付与していると考えられる。

　これらの輸送体の人為的な発現調節によって植物の生育特性を改善できることは，トランスポーターやその制御機構が，今も進化の過程にあり，環境条件によっては改善の余地があることを示している。ホウ素以外の元素についても植物の持つ巧みな輸送体の発現調節機構や生理機能を明らかにし，人為的な発現調節を行うことによって，植物の生育改善すなわち作物の収量増加に結びつく可能性があると考えられる。

(2) 鉄と亜鉛の含量を増やす試み

植物が可食部に蓄積する無機栄養はヒトの要求を満たすとは限らない。精白された穀類の鉄や亜鉛の含量はヒトの要求量よりも少ないことが多く，発展途上国などでの貧血や発育障害の原因となっている。鉄は $Fe(OH)_3$ の溶解度が極めて低いことから，特にアルカリ性の土壌では可溶性の Fe^{3+} の濃度が極めて低い。植物は鉄を吸収するための戦略を持っており，双子葉植物では根の表面に Fe^{3+} を可溶性の高い Fe^{2+} に還元する酵素を持っており，還元された

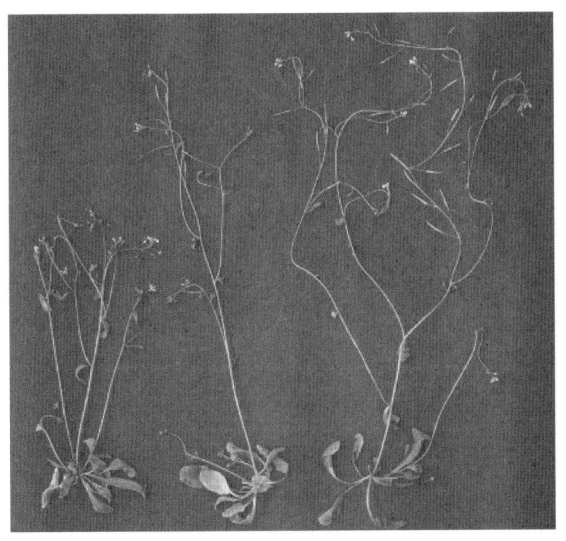

野生型株　　　BOR1　　　BOR1, NIP5;1
　　　　　　過剰発現株　　過剰発現株

図13-5　ホウ素トランスポーターを用いたホウ素欠乏耐性植物の作出

ホウ素欠乏での根へのホウ素の取り込みに関与する NIP5;1 と導管への積み込みに関与する BOR1 を過剰発現するシロイヌナズナを作出し，ホウ素欠乏条件で水耕栽培したもの。野生型株ではホウ素欠乏の影響で頂芽優性が失われ枝分かれが多く花がうまく咲かなくなっている。BOR1 だけを過剰発現させた植物では茎がよく伸びているが，結実が悪くなっている。BOR1 と NIP5;1 の両方を発現させた植物ではホウ素を十分に与えて育てた場合と同様の結実が見られる。

Fe^{2+}を吸収している。イネ科植物ではムギネ酸と呼ばれる鉄のキレーターを土壌中に放出し，鉄を可溶化して吸収する仕組みを持っている。ムギネ酸は文字通りムギの根から出る酸として岩手大学の高城らによって発見されたアミノ酸の一種で，現在では生合成経路や生合成に関与する遺伝子がイネなどから明らかにされている[1]。鉄や亜鉛のトランスポーターはシロイヌナズナやイネですでに複数同定されており，これらのトランスポーターの発現を増加させたり，鉄のキレーターの合成を高めることで，イネの鉄や亜鉛含量を高めることができることが報告されている。

(3) 有害金属を減少させる試み

これまでに述べてきたように，植物はトランスポーターの持つ基質特異性と発現制御機構によって，環境条件に応じて必要なときに必要な元素を選択的に取り込み，植物体内で分配していることが明らかになりつつある。しかしながら，土壌中にはヒトの健康に有毒な金属が含まれている場合があり，これらの金属は必須元素とともに輸送体を介して植物に吸収・蓄積されてしまうことがある。ヒ素やカドミウムはその典型例で，これら毒性元素を高濃度に蓄積した作物（食品）の摂取は，ヒトの健康に悪影響を及ぼす。これらの金属は植物にとっても有害であるが，厄介なことに，植物の生育に影響が出ない程度の低濃度の汚染でも，可食部に蓄積した金属は長期摂取によりヒトの健康に問題になる。ここではヒ素とカドミウムを取り上げて，トランスポーターがこれらの有害元素の吸収にかかわるのか，また，吸収低減の可能性について述べてみたい。

1) ヒ素

世界には土壌や地下水にヒ素を高濃度で含む地域がある。ベンガル地方のヒ素汚染は，特に大規模で，この地域では1,000万人もの人がヒ素中毒の危険にさらされているとの報告もある。この地域のヒ素は地下水由来であり，これを飲用した場合や，汚染水を利用して栽培した作物を摂取することによる健康被害が報告されている。

土壌中に主に存在するヒ素の化学形態は，ヒ酸［As(V)］と亜ヒ酸［As(III)］である。湛水条件下の水田土壌は還元状態にあり，亜ヒ酸が比較的多いが，畑状態にすると，酸化が進んでヒ酸の比率が増える。ヒ酸，亜ヒ酸のいずれもトランスポーターを介して植物体内に取り込まれるが，その経路は異なる。ヒ酸の化学的特徴はリン酸と似ており，中性条件下ではリン酸と同様に陰イオンとして存在する。ヒ酸が土壌に存在すると，植物はリン酸トランスポーターによってヒ酸を吸収してしまう。シロイヌナズナのリン酸の取り込みはPhtファミリーによって行われているが，このうち，*Pht1;1*と*Pht1;4*は根で多く発現しており，根におけるリン酸吸収の75%を担っている。これら遺伝子の二重破壊株はヒ酸耐性を示すことから，ヒ酸の吸収にかかわっていると考えられている[16]。

一方，亜ヒ酸のpK_aは9.2であり，中性のpHでは無電荷の状態（$As(OH)_3$）として存在する。酵母やヒトでは，亜ヒ酸はグリセロールなどの電荷を持たない低分子を輸送基質とするアクアグリセロポリンにより輸送される。植物でも亜ヒ酸の取り込みにはアクアグリセロポリンが関与している。イネではOs NIP2;1がシロイヌナズナにおいてはAt NIP1;1が亜ヒ酸の吸収に関与していることが示されている[16]。いずれもNIPと呼ばれるアクアポリンのサブファミリーに属している。NIPは植物特有のアクアポリンのサブファミリーで，ホウ素の吸収に関与するNIP5;1もこのファミリーに属する。NIPサブファミリーに属するトランスポーターは，ケイ素，グリセロール，酪酸などの輸送に関与していることが知られている。興味深いことに，イネのOs NIP2;1とシロイヌナズナのAt NIP1;1では亜ヒ酸輸送や亜ヒ酸耐性に対する効果が異なっている。イネのOs NIP2;1を欠損させると，欠損させた変異株では亜ヒ酸の吸収は半分程度に下がるものの，亜ヒ酸に対する耐性は付与されない。一方で，シロイヌナズナのAt NIP1;1を欠損させると，欠損させた変異株では亜ヒ酸の吸収は10―20％下がる程度であるが，亜ヒ酸に対する極めて高い耐性を示すようになる[17]。このような違いがどのような理由で表れるのか，さらなる解析が必要である。NIP1;1はリンやヒ素と同族元素であり，かつ毒性を

5. トランスポーターを利用した植物の生育改善やミネラル蓄積の改善

持つ亜アンチモン酸も輸送する[18]。

これらヒ素のトランスポーターが同定され、その欠損によって植物体内のヒ素濃度を低下させることができるようになってきているが、ヒ素のトランスポーターは必須元素や有用元素も輸送するため、欠損によって生育に悪影響が及んでしまう。このような悪影響を出すことなくヒ素の吸収を抑制することが今後の課題である。

2) カドミウム

カドミウムはイタイイタイ病の原因物質であり、人体に蓄積して骨軟化症等の深刻な症状を引き起こす。富山県神通川流域でのイタイイタイ病は1950年代にその存在が知られるようになり、1960年代にカドミウムが原因物質であることが認められたが、神通川流域のカドミウム汚染水田は1,600 haに上り、その浄化（客土）事業は、ようやく今年（2011年）終結する見込みである。このような人為的な極度の汚染だけでなく、各地の水田や畑地土壌には低レベルのカドミウム汚染が見られる。このような汚染は、作物の生育に影響を与えることはないが、生育した作物にはヒトへの健康影響が無視できないレベルのカドミウムが蓄積し得る。日本人のカドミウム摂取量は各国と比較して高く、そのおよそ半分はコメに由来している。植物のカドミウム吸収に関与するトランスポーターが同定され解析が進められつつある。

カドミウムは、亜鉛や鉄の輸送体によって吸収されると考えられている。例えば、鉄のトランスポーター IRT1 は、カドミウムを輸送してしまうことがシロイヌナズナやイネで示されている[16]。シロイヌナズナのトランスポーター AtNramp3 は鉄の輸送活性を持っているがカドミウム吸収にも関与することが示されている。吸収されたカドミウムの地上部への輸送には、最近のシロイヌナズナ、イネ、およびカドミウムや亜鉛の超蓄積植物である *Arabidopsis halleri*（シロイヌナズナの近縁種）を用いた研究で、P_{1B}-type の ATPase である HMA ファミリーのトランスポーターが重要な役割を担っていることが示されている[16]。植物は一般に HMA ファミリーのトランスポーターを複数持っており、種によってカドミウム輸送に関与する遺伝子やその役割が異なってい

るが,細胞膜に局在して導管へのカドミウムの積み込みに関与するものや,液胞膜に存在してカドミウムの液胞への蓄積を促進するものなどが同定されている。また,地上部へ輸送されたカドミウムが子実へ蓄積することに関与するトランスポーターもイネにおいて同定されている。イネにおいては,長香穀といぅ品種が地上部に高濃度のカドミウムを蓄積することが知られており,土壌からのカドミウム除去に利用されつつある。カドミウム輸送に関与するトランスポーターの欠損や過剰発現によってイネをはじめとする植物のカドミウム蓄積を制御することが可能になりつつある。

文　献

1) 間藤徹,馬建鋒,藤原徹:植物栄養学　第2版,文永堂出版,2010,p63-197.
2) Eckhert C.D.：Boron stimulates embryonic trout growth. J. Nutr. 1998；128；2488-2493.
3) Fort D. J., Propst T. L., Stover E. L. et al：Adverse reproductive and developmental effects in *Xenopus* from insufficient boron. Biol Trace Elem Res 1998；66；237-259.
4) 杉山達夫,岡田清孝,内藤哲ら:植物の生化学・分子生物学,学会出版センター,2005,p101-141.
5) 杉山達夫,岡田清孝,内藤哲ら:植物の生化学・分子生物学,学会出版センター,2005,p715-772.
6) Takano J., Tanaka M., Toyoda A. et al：Polar localization and degradation of Arabidopsis boron transporters through distinct trafficking pathways. Proc Natl Acad Sci USA 2010；17；5220-5225.
7) 杉山達夫,岡田清孝,内藤哲ら:植物の生化学・分子生物学,学会出版センター,2005,p663-712.
8) Noguchi K., Yasumori M., Imai T. et al：*bor1-1*, an *Arabidopsis thaliana* mutant that requires a high level of boron. Plant Physiol 1997；115；901-906.
9) Takano J., Noguchi K., Yasumori M. et al：*Arabidopsis* boron transporter for xylem loading. Nature 2002；420；337-340.
10) Nakagawa Y., Hanaoka H., Kobayashi M. et al.：Cell-type specificity of the expression of Os *BOR1*, a rice efflux boron transporter gene, is regulated in response to boron availability for efficient boron uptake and xylem loading.

Plant Cell 2007 ; 19 ; 2624-2635.
11) Takano J., Wada M., Ludewig U. et al. : The Arabidopsis major intrinsic protein NIP5;1 is essential for efficient boron uptake and plant development under boron limitation. Plant Cell 2006 ; 18 ; 1498-1509.
12) Takano J., Miwa K., Yuan L. et al. : Endocytosis and degradation of BOR1, a boron transporter of *Arabidopsis thaliana*, regulated by boron availability. Proc Natl Acad Sci USA 2005 ; 102 ; 12276-12281
13) Miwa K., Takano J., Fujiwara T. : Improvement of seed yields under boron-limiting conditions through overexpression of BOR1, a boron transporter for xylem loading, in *Arabidopsis thaliana*. Plant J 2006 ; 46 ; 1084-1091.
14) Kato Y., Miwa K., Takano J. et al. : Highly boron deficiency tolerant plants generated by enhanced expression of NIP5;1, a boric acid channel. Plant Cell Physiol 2009 ; 50 ; 58-66.
15) Miwa K., Takano J., Omori H. et al. : Plants tolerant of high boron levels. Science 2007 ; 318 ; 1417.
16) 神谷岳洋, 浦口晋平, 藤原徹 : 植物の無機元素の輸送と環境応答. 細胞工学 2011（印刷中）
17) Kamiya T., Fujiwara T. : NIP1;1, an Aquaporin homolog, determines the arsenite sensitivity of *Arabidopsis thaliana*. J Biol Chem 2009 ; 284 ; 2114-2120.
18) Kamiya T., Fujiwara T. : Arabidopsis NIP;1 Transports antimonite and determines antimonite sensitivity. Plant Cell Physiol 2009 ; 50 ; 1977-1981.

付表1	ABCトランスポーターファミリー
サブファミリーA (ABC1ファミリー)	ABCA1(ABC1), ABCA2, ABCA3, ABCA4(ABCR), ABCA5, ABCA6, ABCA7, ABCA8, ABCA9, ABCA10, ABCA11, ABCA12, ABCA13
サブファミリーB (MDR/TAPファミリー)	ABCB1(MDR1), ABCB2(TAP1), ABCB3(TAP2), ABCB4(MDR2/3), ABCB5, ABCB6, ABCB7(ABC7), ABCB8, ABCB9, ABCB10, ABCB11(SPGP/BSEP)
サブファミリーC (CFTR/MRPファミリー)	ABCC1(MRP1), ABCC2(MRP2), ABCC3(MRP3), ABCC4(MRP4), ABCC5(MRP5), ABCC6(MRP6), ABCC7(CFTR), ABCC8(SUR1), ABCC9(SUR2), ABCC10(MRP7), ABCC11(MRP8), ABCC12, ABCC13
サブファミリーD (ALDファミリー)	ABCD1(ALDP), ABCD2(ALDR), ABCD3(PMP70), ABCD4
サブファミリーE (OABPファミリー)	ABCE1(OABP)
サブファミリーF (GCN20ファミリー)	ABCF1, ABCF2, ABCF3
サブファミリーG (Whiteファミリー)	ABCG1(White, ABC8), ABCG2(BCRP1), ABCG4(White2), ABCG5(White3), ABCG8(White4)

Human ABC transporters, http://nutrigene.4t.com/humanabc.htm を参照

付表2	SLCトランスポーターファミリー
SLC1	高親和性グルタミン酸および中性アミノ酸トランスポーターファミリー
SLC2	促通拡散型グルコーストランスポーターファミリー
SLC3	ヘテロ2量体アミノ酸トランスポーター重鎖サブユニット
SLC4	重炭酸トランスポーターファミリー
SLC5	ナトリウム依存性グルコーストランスポーターファミリー
SLC6	ナトリウムおよびクロライド依存性神経伝達物質トランスポーターファミリー
SLC7	カチオン性アミノ酸トランスポーターおよび糖タンパク結合型アミノ酸トランスポーターファミリー
SLC8	Na^+/Ca^+交換輸送体ファミリー
SLC9	Na^+/H^+交換輸送体ファミリー
SLC10	ナトリウム依存性胆汁酸トランスポーターファミリー
SLC11	H^+共役型金属イオントランスポーターファミリー
SLC12	電気的中性カチオン-クロライド共輸送体ファミリー
SLC13	ナトリウム依存性硫酸およびカルボン酸トランスポーターファミリー
SLC14	尿素トランスポーターファミリー
SLC15	H^+依存性オリゴペプチドトランスポーターファミリー
SLC16	モノカルボン酸トランスポーターファミリー
SLC17	小胞型グルタミン酸トランスポーターファミリー

SLC18	小胞型アミントランスポーターファミリー
SLC19	葉酸／チアミントランスポーターファミリー
SLC20	Ⅲ型ナトリウム依存性リン酸トランスポーターファミリー
SLC21	有機アニオントランスポーターファミリー
SLC22	有機カチオン／アニオン／双性イオントランスポーターファミリー
SLC23	ナトリウム依存性アスコルビン酸トランスポーターファミリー
SLC24	$Na^+/(Ca^{2+}-K^+)$ 交換輸送体ファミリー
SLC25	ミトコンドリアキャリアーファミリー
SLC26	多機能アニオン交換体ファミリー
SLC27	脂肪酸トランスポーターファミリー
SLC28	ナトリウム依存性ヌクレオシドトランスポーターファミリー
SLC29	促通拡散型ヌクレオシドトランスポーターファミリー
SLC30	亜鉛排出トランスポーターファミリー
SLC31	銅トランスポーターファミリー
SLC32	小胞型抑制性アミノ酸トランスポーターファミリー
SLC33	アセチル-CoA トランスポーターファミリー
SLC34	Ⅱ型ナトリウム依存性リン酸トランスポーターファミリー
SLC35	糖ヌクレオシドトランスポーターファミリー
SLC36	H^+ 依存性アミノ酸トランスポーターファミリー
SLC37	糖リン酸／リン酸交換輸送体ファミリー
SLC38	System A および N ナトリウム依存性中性アミノ酸トランスポーターファミリー
SLC39	金属イオントランスポーターファミリー
SLC40	側底膜鉄イオントランスポーターファミリー
SLC41	MgtE 様マグネシウムトランスポーターファミリー
SLC42	アンモニウムトランスポーターファミリー
SLC43	ナトリウム非依存性，System L 様アミノ酸トランスポーターファミリー
SLC44	コリン様トランスポーターファミリー
SLC45	推定糖トランスポーターファミリー
SLC46	葉酸トランスポーターファミリー
SLC47	多剤および毒素排泄体（MATE）ファミリー
SLC48	ヘムトランスポーターファミリー
SLC49	主要な促通拡散型トランスポーターファミリー
SLC50	糖排出トランスポーターファミリー
SLC51	ステロイド類化合物トランスポーターファミリー

The SLC Tables, URL: http://www.bioparadigms.org/slc/intro.htm を参照

索 引

＜ア＞

アクアグリセロポリン … 282
悪性腫瘍 … 12
足場タンパク質 … 14
アスコルビン酸トランス
　ポーター … 193
亜ヒ酸 … 282
アフリカツメガエル卵母細
　胞 … 41
アミノ酸トランスポーター
　　… 12, 39, 63
アミノ酸尿症 … 52
ありふれた疾患 … 145, 148
アルギニン … 14
α-TTP … 168
アンジオテンシン変換酵素2
　… 52
一酸化窒素合成酵素 … 14
イミノグリシン尿症 … 52
インスリン … 75
ウィルソン病 … 235
ウリカーゼ … 146
運動後急性腎不全 … 147
栄養適応能力 … 271
液胞 … 277
エグゼチニブ … 11
エゼチミブ … 170
エンドソーム … 277
オータコイド … 105, 106

＜カ＞

化学量論 … 8
がん … 208
がん細胞 … 12
基質特異性 … 271
基底膜 … 39
機能共役 … 14
共輸送 … 3, 41
極性細胞 … 40
虚血性心疾患 … 145, 161
近位曲尿細管 … 46
近位直尿細管 … 46
グルコース / ガラクトース
　吸収不全症 … 5
グルコーストランスポー
　ター … 4, 151, 251
グルタミン … 49
グルタミン酸 … 53
血液脳関門 … 45
血清尿酸値 … 148, 154
ケトン体 … 54
ゲノムワイド関連解析
　… 150, 154
元素循環 … 265
交換輸送 … 3, 41
高血圧 … 145, 161
光合成産物 … 273
抗酸化作用 … 146
高脂血症 … 161
甲状腺ホルモン … 75
高尿酸血症 … 145, 148
高リン血症 … 215
個人差 … 145, 161
個人差医療 … 161
骨粗鬆症 … 206
コレステロール … 167
コレステロール代謝 … 81

＜サ＞

再転流 … 275
刷子縁膜 … 39
篩管 … 273
シクロオキシゲナーゼ … 105
脂質異常症 … 170
シスチン尿症 … 52
システムバイオロジー … 15
脂肪酸のトランスポーター
　… 94
従属栄養生物 … 265
受動輸送 … 3
小腸上皮 … 45
上皮細胞 … 39
小胞型グルタミン酸トラン
　スポーター … 54
シンク組織 … 274
腎障害 … 145, 161
腎性低尿酸血症
　… 147, 150, 153
腎性低尿酸血症1型
　… 147, 153
腎性低尿酸血症2型
　… 147, 153
腎臓結石 … 206
腎尿細管 … 45
生活習慣病 … 145, 148, 157,
　160, 161, 162
ソース組織 … 273
促進拡散 … 44
促進拡散型核酸塩基トラン
　スポーター … 131

＜タ＞

対向輸送 … 41
代謝酵素 … 13
耐糖能異常 … 161
多因子疾患 … 148
胆汁酸のトランスポーター
　… 93
チアミントランスポーター
　… 185

索引 289

中枢神経系 … 45
中性脂肪 … 160
腸管上皮細胞 … 249
腸管粘膜障害 … 72
痛風 … 148, 154
低リン血症 … 216
テーラーメイド栄養指導 … 161
てんかん … 54
導管 … 272
銅トランスポーター … 233
糖尿病 … 12, 72, 160
独立栄養生物 … 265
土壌溶液 … 267
トランスポーター（定義） … 1
トランスポーター（植物） … 270
トランスポーター病 … 146, 147
トランスポートソーム … 13
トランスレーショナルリサーチ … 161

＜ナ＞

尿細管糸球体フィードバック … 110
尿酸 … 176
尿酸再吸収トランスポーター … 145, 149
尿酸トランスポーター … 14, 145
尿酸排泄トランスポーター … 145, 154
尿路結石 … 147, 161
粘膜上皮細胞 … 39
脳卒中 … 145
能動輸送 … 3
ノックアウトマウス … 15
上り坂輸送 … 3

＜ハ＞

ハートナップ病 … 52

ハイリスクグループ … 161
ハプロタイプ … 154
ヒ酸 … 282
必須アミノ酸 … 39
必須元素 … 267
フラボノイド … 248
プリン代謝 … 146
プロスタグランジン … 105
ヘテロダイマー型アミノ酸トランスポーター … 52
ペプチドトランスポーター … 39, 63
ベンズブロマロン … 145, 150
ポストゲノム … 16
ポルフィリン … 148, 154

＜マ＞

マグネシウムトランスポーター … 226
膜輸送 … 1
慢性腎臓病 … 71
ムギネ酸 … 281
メタボリック症候群 … 160
メタボローム … 15
メタボロミクス … 15
メチル水銀 … 55
メンケス病 … 235
モノカルボン酸トランスポーター … 252

＜ヤ＞

有害金属 … 269
有機アニオントランスポーター … 149, 256
輸送 … 1
葉酸吸収不良症 … 231
葉酸トランスポーター … 191

＜ラ＞

酪酸 … 75
リジン尿性タンパク質不耐症 … 52

リボフラビントランスポーター … 188
量的形質座位 … 156
リン脂質のトランスポーター … 93
リン代謝調節機構 … 209
リントランスポーター … 211
レニン分泌 … 110
レプチン … 74
連鎖不均衡 … 157
ロイコトリエン … 105
ロイシン … 49

＜A＞～＜D＞

ABC … 1
ABCA1 … 83, 167
ABCA7 … 86
ABCB1 … 257
ABCB4 … 171
ABCC2 … 258
ABCG1 … 86
ABCG2 … 147, 151, 176, 259
ABCG4 … 87
ABCG5 … 88
ABCG8 … 88
ABCタンパク質 … 111
ABCトランスポーター … 147
ACE2 … 52
alternating access model … 44, 56
antiport … 41
Arabidopsis halleri … 283
ASCT2 … 48
ATB$^{0,+}$ … 48
ATP7A … 235
ATP7B … 235
ATP-binding cassette … 1
ATP-binding cassette (ABC) transporter G2 … 147
b$^{0,+}$AT … 51
B^{0}AT1 … 52
BCRP … 147, 176, 250, 259

bilitranslocase 260	GWAS 150, 151, 154, 160	NaPi-Ⅱc 211, 214
Blood-placenta-barrier ... 45	H-ATPase 271	Neurontin 54
BOR1 276	HCP-1 231	Niemann-Pick C1-like1 .. 11
CAT1 45	HRG-1 231	NOS 14
Caトランスポーター .. 202	IREG1 232	NPC1L1 .... 11, 89, 167
CD36 93		NPT1 157
CD98/4F2hc 51	<L>～<O>	NPT4 .... 107, 111, 157
claudin-16 228	LAT1 .... 12, 45, 48	Nramp1 229
cMOAT 258	LAT2 45	Nramp2 229
CNT2 129	LAT3 48	OAT 107, 256
CNT3 130	L-dopa 54	Oat3 110
collectrin 52	LeuT 55	OAT4 .... 150, 151, 159
common disease	LeuT-fold 55	OATP 256
.... 145, 148, 154, 157	Levodopa 54	OATP2 116
COX 105, 106	LRP2 .... 151, 160	OATP8 116
CTR1 233	LRRC16A-SCGN .. 151, 159	OAT-PG 110
CTR2 233	LT 105, 114	OATs 109
DBP 171	LTC$_4$ 113, 114	obligate exchanger 44
DCT1 229	L-アミノ酸 50	OST α-OST β 107, 112
DMT1 229	Major Facilitator Superfamily	
D-アミノ酸 50	 56	<P>～<R>
	MCT 252	paracellin-1 228
<E>～<I>	MCT9 .... 151, 159	PCT 46
EAAC1 41	MDR1 .... 250, 257	PDZK1 .... 151, 159
ENT1 122	MDR3 171	PEPT1 65
ENT2 125	megalin 173	PEPT1の生理作用 76
ENT3 126	melphalan 55	PEPT1ノックアウトマウス
ENT4 127	MFS 56	 70
exchange transport 41	MRP1 .... 115, 250	PEPT1の日内変動 76
facilitate transport 44	MRP2 .... 250, 258	PEPT2 66
ferroportin 232	MRP3 250	PET 12
FPN1 232	MRP4 .... 107, 112	PG 105, 106
gabapentin 54	mTOR 50	PGE$_2$
GCKR 151, 159	mTORC1 50	... 106, 108, 109, 110, 111
Glucose transporter 9 147	MTP-1 232	PGF$_{2\alpha}$ 109
GLUT1 .... 4, 21, 152	Na$^+$依存性核酸塩基トラン	PGT 107
GLUT1欠損症候群 152	スポーター 131	PHT1 66
GLUT2 .... 22, 251	Na$^+$/グルコーストランス	PHT2 66
GLUT3 22	ポーター 5	PMAT 127
GLUT4 23	Na$^+$/グルコーストランス	positron emission tomog-
GLUT5 26	ポーター阻害薬 12	raphy 12
GLUT9 .... 27, 147, 150, 151	NaPi-Ⅱa 211, 212	proteogenic amino acids
GLUTファミリー 251	NaPi-Ⅱb 211	 39

索引

PST·················· 46
PXR·················· 176
QTL 解析·············· 156
RARs················· 173
rBAT················· 51
RBP·················· 173
RCFT················· 192
RFC1············ 191, 192
RFT1················· 189
RFT2················· 189
RFT3················· 189
RXRs················· 173

<S>～<Z>

SGLT ファミリー········ 251
SGLT1··········· 5, 7, 30, 251
SGLT2··············· 8, 31
SGLT3················ 31
SLC2A ファミリー······· 251
SLC2A1··············· 152
SLC2A2··············· 251
SLC2A9········ 147, 150, 151
SLC3 ファミリー········ 51
SLC5A ファミリー······· 251
SLC5A1··············· 251
SLC7 ファミリー········ 51
SLC11A1·············· 229
SLC11A2·············· 229
SLC16················ 252
SLC16A9·········· 151, 159
SLC17 ファミリー······· 45
SLC17A1·············· 157
SLC17A3·············· 157

SLC17A3·SLC17A1·SLC17A4
·················· 151
SLC19A1·············· 192
SLC19A2·············· 185
SLC19A3·············· 185
SLC21················ 256
SLC22A6·············· 256
SLC22A11······ 150, 151, 159
SLC22A12······ 147, 149, 150, 151, 159
SLC23A1·············· 193
SLC23A2·············· 193
SLC28A2·············· 129
SLC28A3·············· 130
SLC29A1·············· 122
SLC29A2·············· 125
SLC29A3·············· 126
SLC29A4·············· 127
SLC30 ファミリー······· 237
SLC30A1·············· 237
SLC30A2·············· 239
SLC30A4·············· 239
SLC30A5·············· 237
SLC30A8·············· 239
SLC31A1·············· 233
SLC31A2·············· 233
SLC34A1·············· 211
SLC34A2·············· 211
SLC34A3·············· 211
SLC39 ファミリー······· 239
SLC40A1·············· 232
SLC41A1·············· 227
SLC46A1·········· 192, 231

SLC48A1·············· 231
SLCO················· 256
SLC トランスポーター
··················· 147
SNP····· 150, 154, 156, 159, 160
SR-BI············ 93, 169
STRA6················ 175
sugar transport proteins
 signature············· 153
SVCT1················ 193
SVCT2················ 193
symport·············· 41
THTR1················ 185
THTR2················ 185
TMEM27··············· 52
TRPM6················ 226
TRPM7················ 226
TRPV5················ 202
TRPV6················ 202
UBIAD1··············· 176
URAT1······· 147, 149, 150, 151, 159
Urate transporter 1····· 147
VDR·················· 171
VGLUT················ 45
VKORC1··············· 176
ZIP ファミリー········· 239
ZnT ファミリー········· 237
ZnT1················· 237
ZnT2················· 239
ZnT4················· 239
ZnT5················· 237
ZnT8················· 239

[責任編集者]

竹谷　豊　（たけたに　ゆたか）　徳島大学大学院ヘルスバイオサイエンス研究部
薩　秀夫　（さつ　ひでお）　東京大学大学院農学生命科学研究科
伊藤美紀子　（いとう　みきこ）　兵庫県立大学大学院環境人間学研究科
武田英二　（たけだ　えいじ）　徳島大学大学院ヘルスバイオサイエンス研究部

[著　者]（執筆順）

金井　好克　（かない　よしかつ）　大阪大学大学院医学系研究科
保坂　利男　（ほさか　としお）　徳島大学大学院ヘルスバイオサイエンス研究部
永森　收志　（ながもり　しゅうし）　大阪大学大学院医学系研究科
宮本　賢一　（みやもと　けんいち）　徳島大学大学院ヘルスバイオサイエンス研究部
松尾　道憲　（まつお　みちのり）　京都大学大学院農学研究科
安西　尚彦　（あんざい　なおひこ）　獨協医科大学医学部
井上　勝央　（いのうえ　かつひさ）　名古屋市立大学大学院薬学研究科
松尾　洋孝　（まつお　ひろたか）　防衛医科大学校
高田　龍平　（たかだ　たっぺい）　東京大学医学部附属病院
米澤　淳　（よねざわ　あつし）　京都大学医学部附属病院
藤原　徹　（ふじわら　とおる）　東京大学大学院農学生命科学研究科

栄養・食品機能とトランスポーター

2011年（平成23年）5月10日　初版発行

監　修	日本栄養・食糧学会	
責　任編集者	竹　谷　　　豊ほ　か	
発行者	筑　紫　恒　男	
発行所	株式会社 建帛社 KENPAKUSHA	

〒112-0011　東京都文京区千石4丁目2番15号
　　　TEL (03) 3944-2611
　　　FAX (03) 3946-4377
　　　http://www.kenpakusha.co.jp/

ISBN978-4-7679-6154-5 C3047　　　あづま堂印刷／常川製本
© 竹谷ほか，2011.　　　　　　　　　　　Printed in Japan.
（定価はカバーに表示してあります）

本書の複製権・翻訳権・上映権・公衆送信権等は株式会社建帛社が保有します。
JCOPY＜(社)出版者著作権管理機構　委託出版物＞
本書の無断複写は，著作権法上での例外を除き禁じられています．複写される場合は，そのつど事前に，(社)出版者著作権管理機構 (TEL 03-3513-6969, FAX 03-3513-6979, e-mail : info@jcopy.or.jp) の許諾を得てください．